协和胸腹主动脉瘤实操经验及点评解析

主 编 郑月宏 叶 炜 王 磊

中国协和医科大学出版社

北 京

图书在版编目（CIP）数据

协和胸腹主动脉瘤实操经验及点评解析 / 郑月宏，叶炜，王磊主编. —北京：中国协和医科
大学出版社，2022.7

ISBN 978-7-5679-1967-9

Ⅰ.①协…　Ⅱ.①郑…②叶…③王…　Ⅲ.①胸腔疾病－主动脉瘤－外科手术 ②腹腔疾
病－主动脉瘤－外科手术　Ⅳ.①R732.2

中国版本图书馆CIP数据核字（2022）第060321号

协和胸腹主动脉瘤实操经验及点评解析

主　　编：郑月宏　叶　炜　王　磊
策划编辑：穆　红
责任编辑：李元君　戴小欢
封面设计：许晓晨
责任校对：张　麓
责任印制：张　岱

出版发行：中国协和医科大学出版社
　　　　　（北京市东城区东单三条9号　邮编100730　电话010-65260431）
网　　址：www.pumcp.com
经　　销：新华书店总店北京发行所
印　　刷：北京联兴盛业印刷股份有限公司

开　　本：787mm×1092mm　　　1/16
印　　张：14
字　　数：250千字
版　　次：2022年7月第1版
印　　次：2022年7月第1次印刷
定　　价：202.00元

ISBN 978-7-5679-1967-9

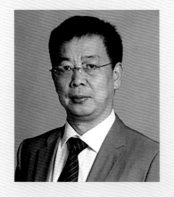

郑月宏，主任医师，教授，博士研究生导师，临床博士后导师，北京协和医院血管外科主任。

中国微循环学会周围血管疾病专业委员会主任委员，亚太血管学术联盟（APA）会员大会主席，白求恩公益基金会血管分会主任委员，欧美同学会血管医师分会主任委员。中国微循环学会副秘书长、北京医学会血栓与止血分会候任主任委员，北京医师学会血管分会副会长，澳门医学专科学院院士，协和九三支社主任委员。任核心期刊《血管与腔内血管外科杂志》主编，英文版杂志 *Translational surgery* 主编。

师从我国著名学者管珩教授，曾先后于澳门仁伯爵医院、美国 Cleveland Clinic、澳大利亚 Eppworth 医学中心等机构进行研修工作。擅长周围血管外科疾病的开放手术和介入治疗、对血管疑难重症和罕见病治疗有独特的见解和创新。对胸腹部大血管病变和侧颅底病变等腔内介入和手术诊治多有研究。在胸腹主动脉瘤、颈动脉体瘤、布-加综合征等方面开创改良新术式。主持包括国家自然基金、北京自然基金、中国医学科学院重大专项课题在内等多项科研基金课题。在中文核心期刊发表论著100余篇，发表SCI文章80余篇。主编书籍15部。已培养毕业和在读博士及硕士50余人。获中华医学科技奖、华夏医学科技奖等科技进步奖4项，多次获得包括北京协和医院医疗成果一等奖、院级优秀教师、北京优秀医师奖等荣誉称号。从医多年始终工作在临床一线，治病救人，倡导科普。致力于面向基层的微循环血管推展活动，并推动亚太血管学术联盟APA在东南亚和国际的学术交流。

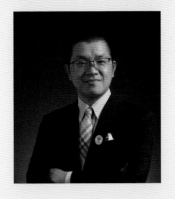

叶炜，毕业于中国协和医科大学临床医学专业，医学博士。北京协和医院血管外科副主任医师，静脉亚专业负责人，医疗团队组组长，硕士研究生导师。从事血管外科工作近20年，熟练掌握主动脉、外周动脉、大静脉和外周静脉的多种外科手术和介入治疗技术。近年来，科研上主攻下肢动脉腔内治疗、下肢静脉血栓的外科腔内治疗和综合化管理，以及下肢静脉曲张的多种微创治疗。管理多项国内、国际新器械和药物上市前的研究。任中国医疗保健国际交流促进会血管外科分会秘书长，中国微循环学会周围血管疾病专业委员会下肢静脉腔内治疗专业委员会主任委员等。

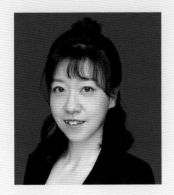

王磊，护理学硕士，公共卫生硕士，北京协和医院血管外科护士长，副主任护师。中华护理学会妇科专委会专家库成员，北京医学会血管外科分会护理学组副组长，中国微循环学会周围血管疾病专业委员会护理委员会主任委员，亚太血管学术联盟国际护理分会主任委员，亚太血管学术联盟委员。《护理学杂志》编委。专注于静脉血栓性疾病的防治研究，擅长血管外科疑难重症罕见病的临床护理实践，特别是在复杂胸腹主动脉瘤、颈动脉体瘤护理方面有独特的见解和创新。始终工作在临床一线，倡导科普，专攻延伸护理和院外患者管理，致力于患者的全程管理。主持多项北京协和医院重大专项课题及院外科研基金课题，主译、主编著作多部，发表学术论文20余篇。

北京协和医院（以下简称"协和"）是国内外最早开展血管外科疾病诊治的医疗机构之一。协和血管外科团队承载着前辈一个世纪的智慧和探索，始终站在医学发展最前沿，在临床诊疗、科研教学、学科建设等方面成果斐然。特别是在疑难重症和罕见病诊疗中，科室依托协和疑难重症和罕见病优势平台，打造以胸腹主动脉瘤（thoracoabdominal aortic aneurysm, TAAA）为代表的血管复杂疑难疾病和罕见病诊疗龙头。

一路务实笃行，一路创新突破。在主动脉疾病治疗领域，协和血管外科创新开展了多种手术术式，尤其在主动脉疾病介入治疗中贡献了大量实战经验，获得国内外专家的高度认可。本书编者郑月宏教授在主动脉疑难重症的诊治中不断探索实践，汇集前沿理论、形成治疗规范，组织血管外科的手术团队、护理团队、技师团队，共同完成了《协和胸腹主动脉瘤实操经验及点评解析》一书。该书以多学科的视角、病例解析的形式详细阐述了TAAA的介入诊疗过程，见经验亦见规范，见技术亦见体系，是一本值得专科医护人员学习的案头书。

"图难于其易，为大于其细。"站在新百年的起点上，相信协和血管外科团队一定能在TAAA诊疗上继续精益求精、攻坚克难，创造更多卓越成绩，为护佑人民生命健康作出新的更大的贡献。

张抒扬

2022年4月

血管疾病是一种古老的疾病，而血管外科却是一门新兴的"朝阳"学科。随着人口老龄化、疾病谱变化等问题的出现，外周血管疾病的防治也受到越来越多的关注。胸腹主动脉瘤（thoracoabdominal aortic aneurysm，TAAA）并发症多、死亡率高，已成为血管外科领域的疑难重症之一。伴随着TAAA的诊断、治疗、器械研发、转化等方面的发展，传统的开放手术在逐渐向微创治疗发展。近年来，TAAA的介入治疗以其创伤小、术后恢复快、适应证多等特点在血管疾病治疗领域得到了迅速发展与应用。但TAAA多累及内脏分支，其治疗过程仍然十分艰难。

事实上，TAAA的腔内治疗经历了多年的探索。早在1999年，格林伯格教授就率先使用"烟囱"支架技术治疗短瘤颈病变；2005年，格林伯格教授和丘特尔教授又通过改造支架来进行"开窗"和分支支架治疗短瘤颈、无瘤颈腹主动脉瘤甚至累及内脏动脉区的Ⅳ型TAAA。中国医学科学院北京协和医院（以下简称"协和医院"）自建院以来，一直引领着现代医学的发展。恰逢协和医院百年之际，血管外科率先建立了主动脉疾病全腔内治疗体系，并应用动物模型对脊髓缺血和肾缺血损伤进行深入研究，通过全景数据云平台的数据库构架，整合临床数据、血流仿真参数、组学分析结果，借助智能平台机器学习能力，建立TAAA精准诊疗体系。在该体系基础之上，优化疾病诊疗流程及患者院内外管理模式，改进腔内及手术技术，研发新药物治疗靶点，对TAAA的诊疗发展作出了突出的贡献。血管外科的医、护、技、助、研"五大团队"，秉承协和精神，在"血管六大体系"建设指引下，完成了《协和胸腹主动脉瘤实操经验及点评解析》一书，深入解析了胸腹主动脉病变的腔内诊疗中的重点和难点。

本书重点介绍了TAAA腔内治疗疑难病例的管理，包括手术方案的设计、围手术期的治疗，以及护理、院外随诊等，体现了协和医院多科协作的优势和协和血管外科团队的力量。此外，本书还邀请了国内从事TAAA治疗的医疗、护理专家，针对具体病例的重点和难点进行点评。希望本书能够为血管腔内治疗的发展提供重要参考依据，为研究生、青年医生了解血管外科提供途径，为血管专业医生提供临床借鉴，从而为更多患者带去健康。

由于血管外科处于快速发展阶段，新的治疗技术和方法不断涌现，目前对血管疾病诊疗过程的认知仍存在不足，欢迎广大读者朋友们提出宝贵意见和建议。本书由北京协和医院血管外科医生团队、护理团队、技师团队等共同倾力完成，感谢全书编者、点评专家、编辑所付出的心血和汗水！

郑月宏　叶　炜　王　磊

2022年4月

略语	英文全称	中文全称
ACL	anticardiolipin antibody	抗心磷脂抗体
Alb	albumin	白蛋白
ALT	alanine aminotransferase	丙氨酸转氨酶
ANA	antinuclear antibody	抗核抗体
ANCA	antineutrophil cytoplasmic antibody	抗中性粒细胞胞质抗体
AO	aorta	主动脉
ApoA1	apolipoprotein A1	载脂蛋白A1
APTT	activated partial thromboplastin time	活化部分凝血活酶时间
BUN	blood urea nitrogen	血尿素氮
Ca	calcium	钙
CA	coronary artery	冠状动脉
CK	creatine kinase	肌酸激酶
CK-MB	MB isoenzyme of creatine kinase	肌酸激酶同工酶
cLac	lactic acid	动脉血气全血乳酸
Cr	creatinine	肌酐
CRP	C-reactive protein	C反应蛋白
CT	computed tomography	计算机体层成像
CTA	computed tomography angiography	CT血管成像
cTnI	cardiac troponin	心肌肌钙蛋白
D-dimer	D-dimer	D-二聚体
ENA	extractable nuclear antigen	可提取性核抗原
EOS	eosinophil	嗜酸性粒细胞
ESR	erythrocyte sedimentation rate	红细胞沉降率
Fbg	fibrinogen	纤维蛋白原
FEU	fibrinogen equivalent units	纤维蛋白原当量
Glu	glutamic acid	谷氨酸
GFR	glomerular filtration rate	肾小球滤过率

1

续　表

略语	英文全称	中文全称
Hb	hemoglobin	血红蛋白
HbA1c	glycosylated hemoglobin	糖化血红蛋白
HCY	homocysteine	同型半胱氨酸
HCT	hematocrit	血细胞比容
HDL-C	high density lipoprotein-cholesterol	高密度脂蛋白胆固醇
HIV	human immunodeficiency virus	人类免疫缺陷病毒
hs-CRP	hypersensitive C reactive protein	超敏C反应蛋白
ICU	intensive care unit	重症监护病房
INR	international normalized ratio	国际标准化比值
K	potassium	钾
Lac	lactic acid	乳酸
LAD	left anterior descending branch	左前降支
LDH	lactate dehydrogenase	乳酸脱氢酶
LDL-C	low density lipoprotein-cholesterol	低密度脂蛋白胆固醇
LIMA	left internal thoracic artery	左侧胸廓内动脉
LY	lymphocyte	淋巴细胞
Na	natrium	钠
NEUT	neutrophilic granulocyte	中性粒细胞
NT-proBNP	N-terminal pro-B type natriuretic peptide	氨基末端脑钠肽前体
OM	obtuse marginal	钝缘支
PDA	posterior descending artery	后降支动脉
PCO_2	partial pressure of carbon dioxide	二氧化碳分压
PCT	procalcitonin	降钙素原
pH	hydrogen ion concentration	氢离子浓度指数
PLT	platelet	血小板
PLVB	posterior left ventricle branch	左室后支
PO_2	partial pressure of oxygen	氧分压
PT	prothrombin time	凝血酶原时间
RA	renal artery	肾动脉
RBC	red blood cell	红细胞
RCA	right coronary artery	右冠状动脉
SMA	superior mesenteric artery	肠系膜上动脉

续　表

略语	英文全称	中文全称
SO_2	saturation of blood oxygen	血氧饱和度
SV	saphenous vein	大隐静脉
TBil	total bilirubin	总胆红素
TC	total cholesterol	总胆固醇
TG	triglyceride	三酰甘油
TP	total protein	总蛋白
WBC	white blood cell	白细胞

目 录

理 论 篇

病 例 篇

理论篇

第一章

胸腹主动脉瘤治疗的历史

1952年12月31日，美国休斯敦卫理公会（Houston Methodist Hospital）收治了一位46岁的男性患者，他因下腹部和腹股沟区疼痛3个月，近来疼痛加重入院。当时靠着上消化道钡餐造影和胸腰椎X线检查，一个直径20cm的巨大动脉瘤被明确诊断。当时，医院有一位不幸的21岁年轻患者因外伤去世，动脉瘤患者的主治医生Michael E. DeBakey和Denton A. Cooley制定一个冒险的手术机会：他们先取了死亡的年轻患者一段15cm长的降主动脉，并将这段动脉在含有链霉素和青霉素的生理盐水中浸泡了6天；在1953年1月5日，他们采用胸腹联合切口，用前面准备好的主动脉将后来被证实为Crawford extent Ⅰ型的TAAA作了置换。这个手术，最初是按照胸主动脉瘤修复来描述的，但后来经过讨论，Cooley医生认为这应该是第一例胸腹主动脉瘤修复。

1955年，英国伦敦圣玛丽医院（London's St. Mary's Hospital）的Charles Rob教授[2]报道了他的一组病例，其中他提及了6例累及肾动脉以上的腹主动脉瘤。他采用经左侧第9肋的胸腹联合切口，解剖显露内脏动脉，在做完主动脉的置换后，再将内脏动脉作重建。在Rob教授的报道之后几个月，加利福尼亚州奥克兰荣民医院（Veteran's Hospital）的Samuel Etheredge医生也报道了一例腹主动脉上段的动脉瘤病例，这个动脉瘤之后被认为是Crawford extent Ⅳ型的TAAA。他采用了临时分流的方法，用同种移植置换作了动脉瘤的修复术。鉴于此，Rob教授和Etheredge医生被认为是首先进行了TAAA修复术。

1956年，DeBakey医生和小Oscar Creech医生以及小George Morris医生报道了一组累及胸腹主动脉的主动脉瘤的4个病例，文章明确指出这类动脉瘤区别于肾下腹主动脉瘤，描述了具体手术切口，进行了同种主动脉移植，并进行了有关内脏动脉的重建。值得注意的是，文章使用了"胸腹主动脉瘤"来描述类动脉瘤。

Stanley E. Crawford医师在1974年发表了一篇文章，文章中一共包括28例累及肾动脉、肠系膜上动脉、腹腔干的胸腹主动脉瘤病例。Crawford医师应用涤纶人工血管，在动脉瘤腔内进行主动脉原位重建；在人工血管对应内脏动脉开口位置开窗，将内脏动脉开口处保留补片形式，与人工血管进行吻合重建。他在术中采用序贯式横跨钳闭阻断来降低远端缺血的概率，并且他在人工血管重建主动脉后将主动脉壁包绕在人工血管周围以保护。这些患者的死亡率震惊的降到了7%，而之前报道的死亡率可达26%～50%。Crawford医师的手术方法，在他这次报道后的40多年内，仍在被大家沿用。

在之后的20多年里，Crawford医师继续改进胸腹主动脉瘤的手术方式和技巧，以降低手术手术并发症，提高患者预后。1978年发表的文章中，提出了以Crawford命名的胸腹主动脉瘤分型（Crawford extent Ⅰ～Ⅳ型），迄今还在TAAA的外科手术治疗中起到核心的指导作用。1986年他们又总结了605例胸腹主动脉瘤的病例，进一步明确了TAAA的分型及其指导下的手术方式效果。

动脉瘤的腔内修复治疗，是革命性的技术进展。自从1991年Parodi等首次报道了腹主动脉瘤腔内修复术后，由于其有效性、微创性、安全性，主动脉的腔内治疗技术得到了迅猛的发展，并逐渐向胸腹主动脉瘤领域延伸。1999年，Quinones-Baldrich首次报道了采用复合技术（杂交技术）来处理胸腹主动脉瘤。这是一例62岁男性患者，之前曾因两次肾下腹主动脉瘤破裂而进行开放手术治疗，此次明确为Ⅳ型胸腹主动脉瘤，并且内脏动脉（腹腔干、肠系膜上动脉、双肾动脉）近心端均扩张成瘤。内脏动脉重建和主动脉瘤的腔内修复被安排在一期进行：医师采用了人工血管进行内脏动脉的重建，再依次于胸腹主动脉内植入了2枚主动脉覆膜支架（Corvita Endoluminal Graft）。术后6月的增强CT和超声检查显示：胸腹主动脉瘤隔绝良好，未见内漏；所有重建的内脏动脉均保持血流通畅。

复合技术/杂交技术治疗胸腹主动脉瘤，虽然在术后并发症的发生率和死亡率方面较传统开放手术有所改善，但在脊髓缺血、肾衰竭的并发症问题上仍存在较大的争议。而且，复合手术在手术创伤方面虽然较传统手术有所降低，但对于高龄、合并心脑血管病变、合并肺功能不佳等高危患者而言，这类治疗方式仍然是一个巨大的挑战。

由此，全腔内技术治疗胸腹主动脉瘤的技术逐渐发展。目前，应用于TAAA的全腔内技术包括：分支型覆膜支架、开窗型覆膜支架、平行支架或"八爪鱼"技术。

分支型覆膜支架应用于TAAA的首次报道，见于Timothy A.M. Chuter等人2001年发表在Journal of Endovascular Therapy上的文章。从文章提供的影像资料来看，该76岁男性患者可能是Crawford Ⅲ型的TAAA。医生在降主动脉以及内脏动脉区域的腹主动脉部分植入带有分支的主动脉覆膜支架，然后分别选入腹腔干、肠系膜上动脉和双肾动脉给予重建，再向远端的腹主动脉瘤植入标准式的分叉型腹主动脉支架和髂支给予腔内隔绝。该患者在术后第2天突然发生截瘫，虽然复查增强CT提示：TAAA隔绝良好，各内脏动脉保持通畅，但笔者也认为，像这样的TAAA，采用全腔内治疗需要覆盖很长节段的降主动脉和腹主动脉全程，对脊髓供血动脉的影响较大，术后发生截瘫的风险应高度重视。

Anderson JL等人在2005年报道了一组4个TAAA的病例，该组病例采用COOK公司的定制主动脉开窗支架来处理TAAA。而在2011年，Karthik Kasirajan报道了一例采用"平行支架"技术处理的胸腹主动脉瘤病例。该患者为68岁女性，之前曾行TAAA的开放手术治疗。此次因背痛复查提示胸腹主动脉瘤，腹腔干、肠系膜上动脉、右肾动脉受累，左肾失功。医师采取了全腔内治疗的方式处理 TAAA，并予重建上述的三支内脏动脉。从文章描述情况来看，该方式现多描述为"八爪鱼"技术的平行支架技术。

而其他的一些平行支架技术，如"烟囱"支架技术，"潜望镜"支架技术，"三明治"技术，相对来讲在 TAAA 的全腔内治疗中较少单独应用，往往是根据 TAAA 的具体瘤体形态来个体化制定，配合前面所描述的几种方式（分支支架、"开窗"支架、"八爪鱼"技术）作为补充或误差纠正来应用。

北京协和医院血管外科很早即开展了主动脉瘤相关工作。管珩教授在1994年发表了一篇关于成功实施2例巨大胸腹主动脉瘤手术的报道。术者先将人工血管上端与胸主动脉作端端吻合，下端与腹主动脉作端侧吻合，然后阻断主动脉近端后切开动脉瘤，再将内脏动脉开口处以补片形式与人工血管吻合。采用该法可将肾脏及内脏缺血时间控制在17分钟之内。在此基础上，2002年协和血管团队再次发表了一组13例 TAAA 的治疗经验报道，手术团队采用上述的方式进行手术，有1例患者在手术即将完成时发生了致命性室颤，其余12例均获得了手术成功。笔者将此手术方法归纳为"改良的 Crawford 术式"。郑月宏教授在此工作基础上，再次进行术式改良，手术采用经左侧第10肋斜行切口，去除第10肋，自左侧腹膜后路径进入，近端可完全显露腹腔干以近的腹主动脉，远端可显露至髂动脉水平，腹腔干、肠系膜上动脉、左肾动脉均可良好显露；切除腹主动脉瘤，人工血管置换后，将左肾动脉进行重建。术者报道了3例病例，为累及左肾动脉的腹主动脉瘤，可归于 Crawford Ⅳ 型 TAAA，其中2例左肾动脉重建为开口处的补片形成吻合，1例采用人工血管搭桥的形式重建，术后复查均获得了良好的中期通畅率。该手术方式的最大优点是不进入胸腔，主动脉阻断部位在肾动脉水平，减少了对脊髓最大根动脉的影响，极大降低了手术创伤。

自腔内技术进入中国以后，国内的血管外科腔内治疗技术迅猛发展，主动脉瘤的腔内治疗技术也得到了长足进展。北京协和医院血管外科团队在胸腹主动脉瘤的治疗方面，与国外的发展一样，经历了全开放手术、杂交手术、全腔内技术的发展过程。目前，我们中心在 TAAA 的处理上，基本是以全腔内治疗为主。本文在后面的各个病例中，逐一向大家展现。

（宋小军）

第二章

胸腹主动脉瘤的腔内治疗的现状

胸腹主动脉瘤一般是指主动脉壁退行性变导致的动脉瘤样改变同时累及了胸主动脉和腹主动脉段。根据累及范围不同，Crawford分型一般分为5种类型（图1-1-1），其中Ⅱ型胸腹主动脉瘤累及范围更广。临床上也有部分累及弓部的动脉瘤也会被归入广义的胸腹主动脉瘤范畴。胸腹主动脉瘤约占主动脉瘤的10%，常累及多支内脏动脉和头臂动脉，从而导致其手术并发症和死亡率都显著高于标准的胸主动脉瘤或腹主动脉瘤。同时，除了常见的退行性瘤样变，感染性和结缔组织病相关、先天性弹力纤维层缺失以及主动脉夹层也可能因病变累及范围涉及此段，而将其归入广义的胸腹主动脉瘤中。

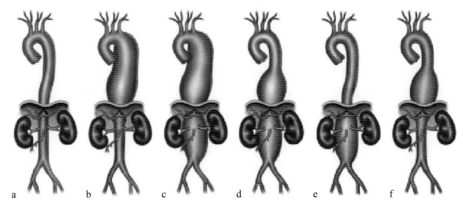

图1-1-1　Crawford分型示意

注：a.正常主动脉；b～f.从左至右分别为Ⅰ～Ⅴ型胸腹主动脉瘤。

在20世纪70年代就已经基本定型的Crawford根治术是治疗胸腹主动脉瘤的标准术式，虽然后来有多位术者对其进行了改良和改进，包括北京协和医院管珩教授也在20世纪80～90年代做出了自己的改良，但外科开放手术的并发症和死亡率仍居高不下，其中包括呼吸系统并发症（10%～25%）、肾衰竭（4%～15%）、截瘫（2%～14%），以及较高的心脏、出血事件发生率，都使得Crawford根治术的开展在国内举步维艰。20世纪90年代，在主动脉领域开展的腔内治疗迅速地得到了广泛重视和发展。20世纪末已开始有对于平肾动脉瘤进行"开窗"和"分支支架"治疗的尝试。虽然那时应用的大多为术者自行改制的主动脉支架，对于伦理推广提出了一定挑战，但其微创的方式与临床治疗优势，获得了众多血管外科医生的关注和尝试。

时至今日，虽然有多种改良的腔内治疗思路可用于胸腹主动脉瘤的治疗，其中不乏一些技术细节和手术器材的进步，但专用于胸腹主动脉瘤的支架仍无法在市场上直接获得，尤其在国内更是如此。不过目前已有多个国内厂家与国内知名专家、医院合作进行一些支架的临床试验，并报告了令人鼓舞的早期结果。虽然"开窗"-分支支架已经被欧洲血管外科和腔内血管外科推荐为用于肾上动脉瘤的首选治疗，但针对用于广泛治疗胸腹主动脉瘤的证据仍不能令人信服，因此尚无临床指南作出类似推荐。

较开放手术而言，腔内治疗具有毋庸置疑的优势，包括：①避免广泛切口，从而显著减少多脏器功能障碍；②显著降低主动脉和外周动脉的阻断时间，减少了相关缺血事件；③可使出血量显著减少，显著缩短ICU和住院时间。但仍有术者和学者对于一些细节提出广泛质疑，包括对于特殊解剖形态的挑战、广泛支架外血栓引起的弥散性血管内凝血（disseminated intravascular coagulation，DIC）、远期支架移位相关性内漏等。另外，对于本身就广布附壁血栓的动脉瘤，繁复的腔内治疗可能增加血栓栓塞的风险。同时，由于术者对支架主体的改造可能导致其本身实际的力学结构被破坏，从而引发一些问题，如对于"开窗"支架技术中桥接支架稳定性的影响等，都很值得关注和探讨。

在使用腹主动脉瘤腔内修复术（endovascular abdominal aortic repair，EVAR）进行治疗时，上述的问题都曾被质疑过，只是在胸腹主动脉瘤的治疗中，问题被"放大化"。伴随着治疗技术、产品的进步和迭代更新，我们将简要介绍一些目前常用技术的发展现状，这些技术大多都在本书的病例中有所展现。目前常见的各种分支、"开窗"支架的改良示意如图1-1-2所示。

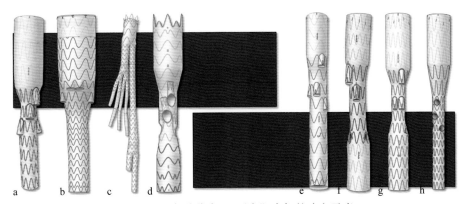

图1-1-2　各种分支、"开窗"支架的改良示意

注：a. T-Branch支架（COOK）；b、c.TAMBE支架（GORE）；d.E-nside支架（Medtronic）；e ～ h.定制分支支架（COOK）。

一、胸腹主动脉瘤腔内治疗的常用技术

针对内脏动脉分支的保护，常用的包括"开窗"支架、分支支架和术者改制支架技术。

由于目前国内定制"开窗"支架和分支支架都比较困难，通常术者改制支架会成为首选，有时囿于支架材料获得困难或解剖困难，杂交手术也会成为选择方案之一。

使用"开窗"支架技术对近肾动脉瘤进行治疗，开始于1995年。2001年，厂家根据患者解剖条件定制的"开窗"支架首次被用于Ⅰa型内漏的近端锚定；2005年，上述"开窗"支架被报道用于平肾腹主动脉瘤的治疗；2006年，又有报道将其用于肾上腹主动脉瘤，也可称为Ⅳ型胸腹主动脉瘤。目前，由COOK定制的"开窗"支架是国内外应用最广泛的，但是用于"开窗"桥接的球扩覆膜支架（iCast® 支架）目前在国内仍无法获得，国内术者多使用自膨覆膜支架，如Viabhan® 支架（GORE）或Fluncy® 支架（BARD）。限制国内"开窗"支架开展的原因，除了上述的支架获得困难，还因为"开窗"支架对于锚定区的动脉角度要求较高，否则容易出现"开窗"无法准确对位的问题，这对于术前准备与测量、术中的预案及调整均提出很多要求。"开窗"支架的技术成功率为90%～98%，30天死亡率为1.4%～7.8%，脊髓缺血发生率为2%～10%，内脏动脉的1年通畅率为90%～98%，2年的总体生存率为80%～92%。对于Ⅱ型胸腹主动脉瘤，单纯"开窗"支架是不被推荐的，其更多地被用于Ⅳ型或Ⅴ型患者中。由于定制"开窗"支架的主体和衔接支架之间的锚定区很短，因此，远期出现Ⅲ型内漏的发生概率也显著增加。1年免于再干预率为79%～96%，3年免于再干预率为63%～88%。

多分支支架率先应用于2001年，也是由术者进行改制后实现。市售的多分支支架于2008年上市，T-Branch支架（COOK）是其中应用最广泛的产品，但国内目前仍无法获得。多分支支架通常被用于重建腹腔干动脉、肠系膜上动脉和双侧肾动脉，约50%以上的胸腹主动脉瘤都可以通过多分支支架进行Ⅰ期治疗。目前的综述提示，多分支支架的30天死亡率为4%～9.1%，技术成功率为82%～98%。脊髓缺血发生率为3%～35.7%，内脏动脉1年通畅率为95%～99%。由于分支支架通过长段的覆膜支架连接，其远期因为Ⅲ型内漏导致再次手术的风险可显著降低，1年免于再干预率为79%～100%。

多分支支架较"开窗"支架的另一个好处是减少了双侧股动脉的缺血时间，能显著减少下肢缺血，但多分支支架覆盖主动脉的距离显著增加，可导致脊髓缺血风险显著增加。也有术者建议进行分期手术方案，逐渐减少脊髓缺血，相当于进行缺血预处理。为预防Ⅰ期支架植入后破裂的风险，建议在2～4周内植入分支支架。虽然减少了下肢缺血，但大多数分支选择通过双侧锁骨下动脉，使脑梗死的发生风险相应增加。尤其是需要从右侧锁骨下动脉进行操作的患者，对于其主动脉弓部斑块的扰动显然会增加脑梗死风险。

二、其他问题

1. 腹腔干动脉是否可以直接覆盖 对于复杂的胸腹主动脉瘤腔内治疗，有时术者为了减少手术时间和操作，会选择牺牲腹腔干动脉。因为肠系膜上动脉通常可以通过胰十二指肠动脉供应腹腔干动脉，但一般建议在牺牲腹腔干动脉之前，在肠系膜上动脉进行造影，进一步明确侧枝情况。部分文献也报告了覆盖腹腔干动脉可能会导致3%～6%的患者出现肠道缺血，故在术后需要密切观察患者腹部症状，必要时可以再次开腹重建腹腔干动脉。不过我们并不推荐常规进行内脏动脉去分支的杂交手术，因为这部分的开腹操作，仍有可能导致显著的并发症和死亡率。部分文献报道，去分支手术的30天死亡率高达12.3%～34.2%。

2. **脊髓缺血的保护**　较开放手术而言，腔内治疗可能降低脊髓截瘫风险，但脊髓供血动脉的隔绝，仍会导致一部分脊髓缺血的发生。目前认为的常见危险因素包括围手术期低血压、脊髓供血动脉侧支破坏（包括锁骨下动脉和髂内动脉的牺牲，器材操作导致的脊髓动脉栓塞）等。通过核磁共振可以发现，80%的胸腹主动脉瘤患者术后都有脊髓的微栓塞发生。有术者建议对于胸腹主动脉瘤患者可以考虑进行分期腔内治疗，即"先近心端再远心端"分期覆盖，可能可以减少50%的截瘫发生。腰大池引流可以作为截瘫的预防和治疗措施。另外，有效保证体循环压力也是减少截瘫发生和加重的重要因素。

3. **结缔组织病相关性动脉瘤的腔内治疗**　贝赫切特综合征、大动脉炎都是可能导致主动脉出现瘤样变的疾病，进而可导致以假性动脉瘤为主要表现形式的胸腹主动脉瘤。另外，还有以马方综合征、勒斯-迪茨综合征、埃勒斯-当洛综合征为表现的弹力纤维破坏导致的真性动脉瘤也并不罕见。由于患者的动脉壁不够健康，腔内治疗的锚定区域需要远远超出一般的长度要求。尽管如此，目前文献报道，上述疾病进行腔内治疗的1年内漏发生率为16%～65%，尤其以先天性结缔组织病相关性更为多见。故在对上述患者进行腔内治疗时，一方面要使用药物控制炎症，另一方面要对其进行密切且极为长期的观察，以及时纠正内漏。

4. **感染性动脉瘤的腔内治疗**　感染性动脉瘤约占主动脉瘤发生率的2%，目前暂时没有感染性动脉瘤腔内治疗的随机对照研究或大样本队列研究。术者对感染性动脉瘤患者进行腔内治疗多因处于急诊或没有开放手术机会所限。腹主动脉感染性动脉瘤患者通常还可以在腔内治疗后，进行积极的抗生素治疗和外科手术清创。但对于胸腹主动脉感染性动脉瘤患者，进行外科手术清创非常困难，因此，对于患者术后抗生素的使用时间和强度，术者需要极为重视。

三、总结

腔内治疗胸腹主动脉瘤仍处于探索阶段，由于患者的解剖形态差异过大，导致每次手术都需要术者花费很多的时间和努力去精心准备、测量、准备以及做好预案。每一次手术的成功对手术团队的提高都有很大帮助，也是促进外科医生不断进步的动力。

（叶　炜）

第三章

复杂胸腹主动脉瘤：青年医师的思考

　　胸腹主动脉瘤（thoracoabdominal aortic aneurysms，TAAAs）指累及到腹腔干、肠系膜上动脉及双肾动脉的降主动脉瘤，其部位既包含胸段主动脉，又包含腹段主动脉。目前胸腹主动脉瘤采用的是改良 Crawford 分型，根据累及部位不同，共分为5型。Ⅰ型 TAAAs 的起始部位位于第6胸椎近端的降主动脉或左侧锁骨下近端的主动脉弓，累及整段胸降主动脉，止于肾动脉上方；Ⅱ型 TAAAs 起始部位与Ⅰ型相同，但累及全段胸降主动脉及全段腹主动脉；Ⅲ型 TAAAs 起于第6胸椎及以远的胸降主动脉，累及部分胸降主动脉及全段腹主动脉；Ⅳ型 TAAAs 起自膈肌，累及内脏动脉及全段腹主动脉，髂动脉亦可累及；Ⅴ型 TAAAs 累及第6肋以远胸主动脉及肾动脉上方腹主动脉（图1）。由于以往单独纳入 TAAAs 病例的研究较少，TAAAs 多与胸主动脉瘤合并在一起讨论，缺乏单独关于 TAAAs 的指南或共识，仅在2017年 ESVS《降主动脉病变的实践指南》中有关于 TAAAs 的单独章节。在这版指南当中，建议对于瘤体较大（直径大于6cm，原发病为结缔组织病者可放宽）、生长速度较快（大于1cm/年）以及有症状的患者进行手术。对于无症状的 TAAAs，有研究者认为应该根据不同节段主动脉的直径决定手术治疗的指征（身高1.7～1.8米的成年男性，降主动脉近段、中段及远段的直径分别为：2.8cm、2.7cm、2.6cm），若超过正常主动脉直径的2倍应进行干预。部分研究者认为6cm为判断手术指征的阈值，超过则需接受手术治疗。其他被认为影响是否进行手术干

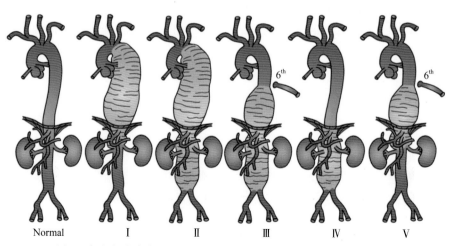

图1　胸腹主动脉瘤 Crawford 分型（源于卢瑟福血管外科学第9版）

预的因素包括病因、分型甚至身高。

由于累及范围广，内脏动脉重建难度大，TAAAs的治疗方式一直在是血管外科医生的难题。在过去很长一段时间里，传统开放手术是胸腹主动脉瘤的经典治疗方式，但胸腹联合切口、单肺通气创伤较大，术后心梗、呼吸衰竭及脑卒中的发生率较高，且因术中阻断近端主动脉时间较长，术后脊髓缺血、内脏缺血及肾脏缺血事件高发，围术期的死亡率也较高。因此，开放手术对于外科医生的手术技巧及团队的围术期管理要求很高。指南及专家建议，术前需要对患者是否能耐受开放手术进行全面的评估，并进行相应围术期处理，包括戒烟、呼吸功能锻炼、治疗已知的冠脉病变等。应用体外循环、减少主动脉完全阻断时间可改善内脏灌注；于病变累及节段较长的患者，尤其是Ⅰ、Ⅱ、Ⅲ型TAAAs，目前认为采取术前放置脑脊液引流，并在术中维持稍高的平均动脉压（90～100mmHg）、适度低温、神经监测等措施可有效预防脊髓缺血。

由于开放手术的高致残率与致死率，血管外科医生一直在进行关于TAAAs手术方式的探索，近些年来，随着腔内器械与技术的蓬勃发展，杂交手术与全腔内手术在TAAAs的治疗上显示了较好的疗效，在2017年ESVS《降主动脉病变的实践指南》中指出，不适于行开放手术的TAAAs患者，可考虑行腔内或杂交手术（Class Ⅱa/Level C）。杂交手术不用开胸，仅通过腹部切口逆向重建内脏动脉，既避免了开胸的巨大创伤，又缩短了主动脉阻断的时间，能较好的维持内脏与肾脏的血流灌注。杂交手术的另一个优势是可以分期进行，但是对于是否应行分期手术，目前存在争议。支持者认为分期手术可降低脊髓缺血与肾脏缺血的发生率和死亡率，而反对者认为分期手术等待二次手术时存在动脉瘤破裂风险。但是，杂交手术对解剖有一定要求，目前，指南只推荐用于既不适合全腔内手术也不适合行开放手术的患者。

TAAAs的全腔内修复术得益于近肾腹主动脉瘤的腔内修复术的经验积累，采用开窗/分支支架与平行支架技术，既避免了开放手术的创伤，又在不完全阻断主动脉血流的情况下实现内脏动脉与肾动脉的重建，目前已有很多来自单中心采用全腔内技术治疗TAAAs的报道，与既往传统手术报道的数据相比，全腔内修复术30天内死亡率要明显下降，但脊髓缺血、肾脏缺血与心肺并发症与开放手术基本相同。但这些结果可能与患者选择有关。一般来讲，传统手术患者相对年轻，选择腔内手术的患者合并症更多、更重。由于缺乏大样本量随机对照研究数据，目前除了前述ESVS指南推荐将腔内手术作为不适于开放手术患者的选择外，尚无其他权威指南或专家共识。但是已有越来越多的单中心报道证明腔内手术的安全性与有效性。术前精准测量并设计手术方案是腔内修复手术成功的关键。术前需进行全主动脉CTA，扫描范围自双侧股总动脉至主动脉弓上3分支动脉起始段，层厚不能超过1mm，且须提供可在专业软件上进行测量的电子数据文件（DICOM格式）。通过软件精确测量瘤颈长度及角度、内脏动脉及肾动脉的开口位置、直径及与主动脉夹角，瘤体不同部位直径、长度，断面扫描要清晰显示主动脉、瘤体、入路血管及需重建血管的钙化程度、附壁血栓、狭窄程度，3D重建多角度显示主动脉弓弓型及走形，内脏动脉及肾动脉位置及走形，髂股动脉的走形。这些都关系到手术能否成。欧美国家目前有多种定制（patient specific）或非定制（off the shelf）的开窗/分支支架，而国内大多中心国内大多中心采用自制移植物（physicia-modified endografs，PMEGs），这要求更加精准的测量。与开放手术相同，累及节段较长的Ⅰ型、Ⅱ型、Ⅲ型TAAAs患者术后脊髓缺血发生率较高，除采取与前述相同的围术期管理外，有研究者认为分期进行腔内修复手术可以明显降低脊髓缺血的发生率。

（刘志丽）

第四章

胸腹主动脉瘤的血流动力学分析
与手术仿真模拟

由于胸腹主动脉病变累及节段广泛、内脏动脉受累情况多变，患者临床合并症及基础心肺功能条件复杂，且手术治疗策略多样、手术方式个体化程度较高，其诊治难点常涉及对于复杂病例的精准评估和个体化诊疗方案规划。换言之，尽管随着手术技术理念的进步以及腔内介入器械的迭代，开放手术、杂交手术以及全腔内介入在胸腹主动脉瘤的治疗中均已证明了其充分的有效性，但对于具体的临床病例而言，手术方案的选择、内脏分支重建的策略、以及手术操作和腔内治疗的细节规划仍在极大程度上依赖着术者的经验判断。此外，在受限于患者队列规模的同时，由于病例以及手术方式的异质性，截至目前尚未能通过严格、标准化的临床随机对照试验对胸腹主动脉瘤手术治疗策略进行头对头的比较研究。因此，在继续扩大前瞻性专病队列构建、深入分析真实世界治疗经验的同时，聚焦于具体病例的个体化评估与临床决策理念将同样具有重要的临床意义。本章将浅析基于计算流体力学的主动脉血流动力学分析在胸腹主动脉瘤诊疗中的潜在应用。

一、主动脉血流动力学分析概述

对于涉及主动脉及其一级分支的大血管病变，血管腔内的血流状态与疾病的发生、进展密切相关。在动脉系统中，血压产生于心脏的每搏输出以及动脉壁的弹性形变，动脉壁内部及其内侧壁面均暴露在相应的周期性应力中；而血液流动对血管壁冲刷所产生的剪切应力，也随着血流量的变化而动态波动。与此同时，高血压是目前公认的多种血管病变的危险因素；另有大量基础研究表明，方向稳定的、生理水平的剪切应力有助于维持血管内皮细胞的正常形态与功能，而血管内皮功能紊乱则进一步涉及血栓形成、局部炎症、脂质异常沉积等一系列病理过程。由此来看，动脉壁的内部应力以及血管壁所处的剪切应力环境，与动脉壁结构及功能的完整性密切关联，而后者则是动脉疾病的重要病理生理基础。

在动脉分支处，以及狭窄、扩张等病变节段中，血管形态决定了局部血流的特征；血流状态的空间分布，也与动脉病变的空间异质性密切相关。目前临床常用的影像学评估手段尚无法对动脉内部任意部位的血流状态进行精准测定与分析，应用患者个体化影像资料、基于计算流体力学的血流仿真将有助于评估动脉内部的血流分布状态。

血液在血管内的流动服从流体力学的一般规律，通过将血液等效为理想牛顿流体或非牛顿流体，在给定的流腔形态和各出入口流量、压力等边界条件下，即可通过计算机求解流体力学偏微分方程来实现对流腔内部各处血液流速和方向的模拟。在实际应用中，通常需首先参照CTA、MRA等影像资料建立个体化的主动脉形态学模型，并对其进行网格化处理以用于进一步有限元计算；其后需要对血管模型的各个出口、入口的血流量、血压等条件进行定义，用于模拟计算的边界参照。

计算网格的质量和数目是获取合理仿真计算结果的基础。精度较低的计算网格会明显降低模拟计算的稳定性，通过缩小网格尺度，增加网格数目能够显著提高网格质量，但随之将明显增加运算负荷。此外，根据具体的模拟仿真目的，血管建模对象的选择也需做相应规划；例如为模拟动脉壁所受轴向应力及壁内应力水平，在建立血管腔内形态学模型外，还需同期构建动脉壁的模型网格用于流固耦合分析。在实际应用场景中，需要有意识地结合具体的仿真需求以及运算力水平，合理选择建模计划和计算网格数目。

仿真模型几何形态和边界条件的质量对于计算模拟的准确性至关重要。血管形态通常可通过影像学资料直接获取，但血流的动态边界条件往往会成为限制模拟精度的关键因素。多普勒超声、血管造影等评估方式虽可用于血流流速的评估，但前者常受限于测定精度和操作者相关的测量误差，而后者投影式的成像方式也使得其对于空间复杂血流状态的评估能力相对有限。近年随着核磁成像技术的进步，相差核磁（Phase-contrast MRI，PC-MRI）技术逐渐获得了更多的关注和应用；简言之，PC-MRI能够以无创的形式测定给定平面或局部空间内动态血流速度的分布情况。目前平面内PC-MRI（2D PC-MRI）已能够实现对于主动脉及主要内脏动脉主干截面血流速度的测定。在实际病例的血流仿真分析中，边界条件的选择需要充分结合临床影像学检查技术的可及性，而在无法获取个体化血流边界的场景中，参考并采用文献中的理想血流条件可作为备选的折中方案，但在研究分析中需充分考虑该方案下计算准确性的局限性。

在完成主动脉血流流场的计算仿真后，通过数据可视化及后处理软件能够呈现、分析血管壁及管腔内部表征血流和应力状态的血流动力学参数分布趋势（图1）。举例而言，已有研究表明肾下腹主动脉瘤仿真模拟的动脉壁应力水平能够预测动脉瘤进展和破裂风险，其准确性高于通用的动脉瘤直径标准；而在主动脉瘤、颈动脉狭窄等病变的研究中，较低的壁面剪切应力和较高的血流方向变异度则与腹壁血栓形成（图2）、动脉粥样硬化斑块、术后血管腔内再狭窄存在关联。

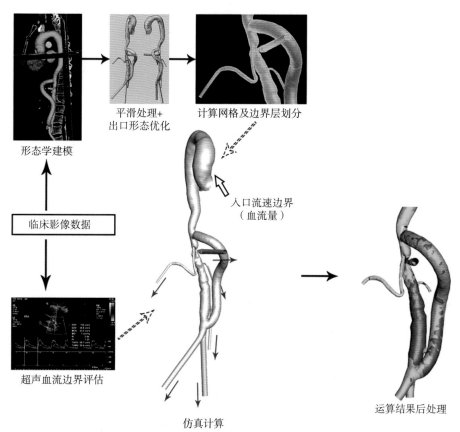

平滑处理+
出口形态优化

计算网格及边界层划分

形态学建模

临床影像数据

入口流速边界
（血流量）

超声血流边界评估

仿真计算

运算结果后处理

图1　基于个体化影像数据的血流仿真分析流程示意

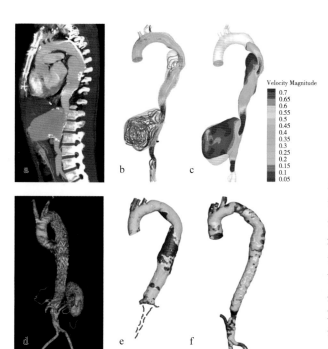

Velocity Magnitude
0.7
0.65
0.6
0.55
0.5
0.45
0.4
0.35
0.3
0.25
0.2
0.15
0.1
0.05

　　图2　复杂胸腹主动脉病变杂交手术的血流仿真评估。图a～c示胸腹主动脉假性动脉瘤患者术前血流仿真评估，图b及图c分别示主动脉腔内血流流线及流速（velocity magnitude）分布；图c～e示合并肾下腹主动脉闭塞的胸腹主动脉瘤的杂交术后血流功能评估，图e、f分别示术前及术后血管流腔壁面相对弛豫时间（relative residence time, RRT，为反映血流瘀滞及血栓形成风险的血流动力学指标）分布差异，提示术后主动脉血流的功能性改善

二、血流仿真与手术疗效模拟

结合计算仿真所得的血流动力学参数和真实病例随访转归数据，血流动力学分析能够为血管病变提供更具个体化和精准化的评估。但对于复杂血管病变如胸腹主动脉瘤的治疗而言，术前通过仿真分析模拟术后预期血流量及流场分布，或将有助于手术决策评价和手术方案的个体化改良。对胸腹主动脉瘤的外科治疗而言，内脏动脉重建、术后灌注情况以及通畅率水平无疑是临床的诊治重点；术后支架内血栓形成、内膜增生、支架移位等并发症风险亦应着重关注。血流仿真用于手术疗效的预测方面，可以划分为2个主要层次，其一为对术后主动脉内血流分布和流场变化的预测，其二则进一步关注于术后并发症的发生机制和个体化的风险评估。

如前文所述，血管形态与主动脉内部血流分布以及各分支血流量之间存在着复杂的相互影响，通过手术改变主动脉流腔形态后，各分支动脉的血流灌注水平显然也将发生改变，而后者则直接决定了内脏动脉重建术后目标分支血管的供血情况。从术前评估的角度出发，为了模拟术后主动脉内的血流分布，在模拟计算过程中需要引入一系列必要的修正，例如在各个出口引入血流阻力边界；与前文所述的直接定义出口流量不同，修正后的出口边界条件只对出口远端的血流阻力（或可等效视作远端血管床的外周阻力）进行定义，各个出口的血流量则是该处血压和外周阻力共同决定的被动变量。在针对患者术前血管形态、血压以及各分支出口血流量进行准确测定的基础上，选择最佳的阻力边界，使其能够在模拟中还原各出口的血流量分布比例，进一步假设术后外周血管床阻力不变，改变主动脉形态学模型（变为预期不同方式术后的主动脉形态）再次进行仿真计算，进而实现对术后短期主动脉内部血流分布和流场的改变的模拟。

模拟所得的术后内脏动脉灌注压、血流量的改变，以及术后预期流场特征、壁面血流动力学参数可作为手术方案评估的参考指标。但需要指明的是，上述仿真预测所基于的术后血管床外周阻力不便的假设，也是这一分析方法的局限性所在。截至目前，尚未有研究在可观数目的临床队列中测量、分析并验证术后外周血管阻力和血流量分布变化的规律。在实际研究和临床应用中，应于术前和术后分别完善全面的主动脉形态学和重要分支血流量的临床测定，通过真实患者术后实测的分支动脉血流量变化，完善术后分支血流量分布变化规律的探索，以期进一步提高术后流场预测的准确性。

血栓形成、内膜增生等常见术后并发症，其发生机制也与局部血流动力学环境存在密切关联。例如高切变率的血流能够诱导血小板的异常活化，而紊乱迟缓的血流环境能够促进凝血因子的局部聚集，易化附壁血栓形成。基于血管内病变的病理生理机制，结合血流动力学仿真的平台，能够进一步建立腔内血栓形成、血管内膜增生等一系列病理过程的模拟模型。举例来说，血小板和血液中的凝血因子在通过动脉瘤瘤颈或狭窄部等高切变率环境时被异常激活，其后在下游管腔迅速扩张所产生的慢速紊乱流场中聚集，从而形成附壁血栓；相关领域已有研究者开发了流体内部物质的对流－扩散－反应模型，能够在动态流场中模拟血小板、凝血因子等粒子的运动轨迹、空间分布，以及在血液中的活化、反应进程，用以模拟腔内血栓的形成过程。

在仿真预测的术后主动脉血流流场的基础上，应用上述动脉腔内并发症的仿真模型，则有望对术后实际疗效、并发症风险、中远期通畅情况进行更具针对性的评估，这一评估理念和分析模式毫无疑问具有巨大的潜在临床价值。然而就目前而言，用于个体化血流仿真算例的血栓形成模型，其相关研究仍多关注于形态学相对简单的腹主动脉瘤内附壁血栓，以及夹层假腔内血栓化重塑进程的模拟，胸腹主动脉病变因其受累内脏动脉走形及解剖特征复杂，相关研究仍实属有限。

三、血流动力学分析在胸腹主动脉瘤诊治中的应用前景

综合前文所述，理想情况下可用于辅助胸腹主动脉瘤临床诊疗的个体化血流动力学仿真模型，能够在合理的运算时间需求内准确仿真术前主动脉内血流状态，协助对病情进展风险的评估和高危病灶的识别；同时能够灵活精准模拟不同手术方案后预期血流分布情况和中远期腔内并发症的发生风险。为了实现这一构想，在模型开发的研究工作中，需要完善高质量的主动脉影像学和动脉内血流量的动态评估，同时构建患者个体化的纵向随访队列，详细记录术后主动脉及分支动脉内血流量变化以及术后血栓形成、再狭窄等并发症的发生情况，分别用于校准术后流场预测和并发症仿真模拟模型的准确性。

个体化血流动力学仿真模型所涉及的各个组分，例如形态学模型构建、计算网格优化、阻力边界选取/调定、血流动力学参数分析策略、并发症预测模型等均需反复迭代、校准，以逐步构建起成型的专病诊治体系。现阶段而言，在复杂主动脉病变流场计算、仿真边界条件调定、血流动力学参数与临床预后相关性分析等领域均已积累了较为丰富的研究案例和进展，血栓、内膜增生等并发症仿真模型亦有成型框架有待应用于更大范围的临床队列中进一步完善。在内脏动脉重建疗效评价方面，已有部分研究者针对肾动脉分支支架的取向、空间构象等因素，先后在理想模型和真实病例中开展仿真分析，尝试论证诸如壁面剪切应力、支架总体应力、支架成角/走形等血流动力学和形态学参数对分支支架通畅情况的关联。目前针对胸腹主动脉病变手术或腔内介入治疗的血流动力学分析研究仍十分有限，尚有待进一步的探索和钻研。

由于胸腹主动脉瘤的临床诊治和个体化血流仿真模型分别在各自领域都具有着极高的复杂性，相关研究通常需要通过基于医工结合、多学科协作，依托学科交叉型人才协调串联的合作模式进行开展。需要注意的是，临床病例资料的可及性以及术前评估对时效性的要求，往往对复杂研究模型对于边界条件和仿真计算能力的需求带来诸多的限制，因此临床医生

需要根据自身的具体需要，对仿真模型提出更加明确精准的需求，并作出必要的权衡。简言之，明确的临床需求应作为模型研发的源动力，根据实际临床需要，构建专病患者队列，完善关键仿真模型工具，根据临床数据可及性在合理范围内对模型进行适当简化和优化，在兼顾计算准确性的前提下尽可能压缩计算负荷，标准化仿真分析的流程节点，提高从临床需求到工科评估，再到辅助临床决策的进程效率。

（孙晓宁）

病例篇

病例1

合并马方综合征的胸腹主动脉
夹层杂交手术治疗

专家点评

医疗方面

马方综合征的主动脉病变外科治疗显然是目前主动脉治疗的难点中的难点，重点在于以弹力纤维板破坏、弹性蛋白缺失和主动脉基质中无定形基质成分累积作为主要组织学和病理学特点的马方综合征，常累及主动脉全段。上述病理学特点，常导致外科血管重建或腔内重建的锚定区在术后出现进一步破坏，从而导致继发性夹层的发生。更困难的是，迄今为止，尚没有针对此基因病的靶向治疗药物。以β受体阻滞剂为主的降压药物只能延缓相关病变发展，无法逆转。本例病患的病程即为此疾病的典型表现。

腔内修复治疗用于马方综合征仍处于争议中，主要的争论点就是马方综合征患者可能存在全主动脉病理学改变，为常规动脉硬化性主动脉疾病设计的主动脉支架可能会增加锚定区再次病变的风险，不像类似于本书中介绍的贝赫切特综合征主动脉疾病的腔内修复治疗已经有更多文献介绍，马方综合征的腔内修复治疗仍以单中心少数病例为主，且远期预后报道罕见。笔者认为，在更多新型支架上市的今天，国产胸主动脉支架更多用于夹层治疗，在外扩性上相对更小，在精准的测量、有限的"放大率"技术作用下，尽量努力地将支架锚定于距离病变更远的区域，这种方法有相当的应用前景，值得关注。

就具体的腔内修复技术治疗本病例而言，因为原腹主动脉已为人工血管，必然导致主动脉支架入路极为困难，为确保尽快完成手术，术者采取杂交手术理由足够充分。值得关注的是，术者时刻把预防截瘫列为手术设计的重要考虑点，具体而言包括保留部分Ⅱ型内漏以及髂动脉瘤的分期治疗，再加上腰大池引流管，组合三招都值得读者学习和推广。

（首都医科大学附属北京朝阳医院　张望德）

护理方面

马方综合征的主动脉病变是一组复杂的血管病例，本身就存在术后继发夹层的可能，加之患者病史中提及在第一次手术后没有规律随访，也没有控制好血压，也就说明患者的依从性不好，在护理中，进行健康宣教时注意先评估患者的情况，了解患者的需求，有的放矢地在合适的时机给予宣教，而不是一味地进行工作。针对这例复杂的病例，北京协和医院血管团队做好了充足的准备，从各种缺血的预判性识别，到整体系统评估患者各个系统，特别是患者术前使用吗啡镇痛时，护理团队对其呼吸功能评估的关注，体现了很好的专业性，配合医生团队复杂的手术方案，给予合适的护理措施，每一条护理措施都是有根源地制订并实施，才最终获得这个案例的成功救治，这位患者的后期随访结果是值得期待的。

（北京友谊医院 金珊珊）

一、病历摘要

患者，男性，32岁。主因"Ⅳ型胸腹主动脉瘤夹层动脉瘤术后6年，突发腹痛1天余"入院。

现病史：患者6年前因Ⅳ型胸腹主动脉瘤行"Ⅳ型胸腹主动脉瘤夹层动脉瘤切除、腹主动脉-双侧髂动脉人工血管移植、左侧肾动脉重建术"，术后恢复顺利。患者术后未规律随访。本次住院1天前突发左上腹及左侧背痛，持续不缓解，急诊主动脉CTA回报左侧锁骨下动脉至腹主动脉起始段夹层、腹腔干动脉瘤、双侧髂动脉瘤。予积极控制血压、心率，镇痛治疗，目标收缩压≤110mmHg，心率≤70次/分，腹痛仍有间断发作，为行手术治疗入院（图2-1-1）。

既往史：患者2岁时诊断马方综合征，18年前因双眼晶状体异位行晶状体置换术；高血压病史5年，血压最高190/100mmHg，未规律服药及监测血压。曾有输血史，对左氧氟沙星过敏。

查体：心率68次/分，血压右上肢105/61mmHg、左上肢110/68mmHg。瘦长体型，蜘蛛指/趾征（＋）、腕征（＋）；左下腹斜行陈旧手术瘢痕，腹部可见明显搏动，全腹部无反跳痛、肌紧张；四肢动脉搏动均可触及。

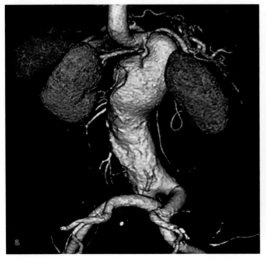
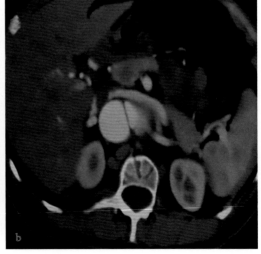

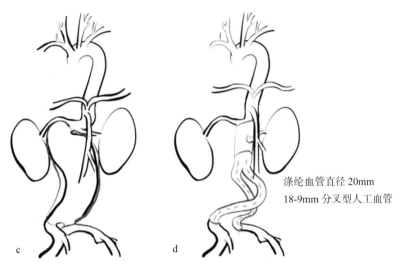

涤纶血管直径 20mm

18-9mm 分叉型人工血管

c　　　　　　　　　　　　d

图 2-1-1　既往主动脉病变（a～c）及手术情况（d）

辅助检查： 白细胞及红细胞计数轻度升高，血红蛋白及血小板计数正常，肝肾功能、心肌酶谱（－），D-dimer 9.21mg/L FEU；胸部X线：双肺纹理增粗，双侧胸腔积液左侧为著，左下肺局部膨胀不全；心脏超声：主动脉窦部最大径4.6cm，左室射血分数（left ventricular ejection fractions，LVEF）70%，余心肺功能评估无特殊；主动脉CTA示腹主动脉－双侧髂动脉人工血管移植、左肾动脉重建术后改变，左侧锁骨下动脉以远至双侧肾动脉起始上方主动脉呈双腔结构，破口位于远端自体主动脉与腹主动脉人工血管连接处；腹腔干及肠系膜上动脉起自真腔，腹腔干起始段管腔局部瘤样扩张，直径约1.2cm；双侧髂总动脉远端管腔呈瘤样扩张，直径约3.2cm（图2-1-2）。

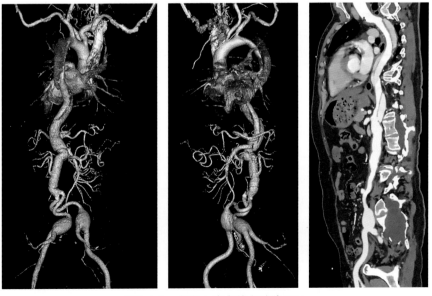

图 2-1-2　本次入院术前主动脉CTA

二、术前检查

1. **术前完善常规检查** 急性主动脉夹层为临床急症，病情凶险，急诊"绿色通道"入院，密切监护下完善血常规、肝肾功能、凝血功能、血型及感染相关指标筛查，急性期以卧床、严格监测控制血压为主，为减少搬动、转运过程病情变化风险，适当减少非必需检查。

2. **术前多学科会诊**

（1）镇痛方案相关：使用患者自控镇痛（patient control analgesia，PCA），吗啡0.5mg/ml，维持剂量5.0ml/h，自控单次剂量2.0ml，锁定间隔时间20分钟，警惕呼吸/循环抑制、便秘、尿潴留、肠梗阻、皮肤瘙痒等不良反应，以及过度镇痛掩盖夹层病情进展。

（2）血压控制相关：钙离子通道阻滞剂 + α受体阻滞剂 + β受体阻滞剂联合降压治疗，密切监测血压变化，目标收缩压≤110mmHg，心率≤70次/分；维持出入量、电解质平衡。

（3）肺部情况相关：考虑主动脉瘤夹层进展的继发改变，建议对症处理，适当床上活动防止坠积性肺炎。

（4）神经外科会诊：可协助术前放置腰大池引流，预防围手术期截瘫；完善知情同意，交代相关风险。

（5）麻醉科会诊：美国麻醉医师协会（American Society of Anesthesiologists，ASA）分级Ⅳ级，限期手术，继续PCA治疗方案，充分交代围手术期病情进展及心脑血管事件发生风险；手术方式复杂，耗时长，出血风险高，医务处备案，术后返ICU。

（6）输血科会诊：围手术期充分备血，提前完善输血前相关检测，建议术中使用自体血回收装置，减少异体血输注。

（7）ICU会诊：充分交代手术风险和围手术期相关并发症，包括截瘫、感染等风险；监测和维持围手术期血压和血流动力学稳定，保证心脑肾等重要脏器灌注；术后返ICU。

三、术前准备

1. **术前一般准备**

（1）完善术前检查，严格监测、控制血压，镇痛治疗，遵多学科会诊完善术前准备。

（2）术前1天进流食，清洁灌肠，术前禁食、禁水12小时。

（3）左上肢、腹部、双侧腹股沟区及会阴部备皮。

（4）备异体红细胞6U，血浆1000～1200ml。

（5）术前放置腰大池引流管。

（6）术前0.5小时给予预防性抗生素。

2. **手术专项准备——测量、规划** 术前精确测量主动脉夹层及入路各项解剖参数（图2-1-3），包括主动脉夹层累及范围，内膜破口位置、数量，主要分支血供来源（真腔、假腔），近端主动脉锚定区直径，远端主动脉/人工血管锚定区直径等情况。精确制订手术计划，并预估使用支架参数，术前备齐可能所需支架型号及其他所需器械。

四、术前科室查房讨论

1. **医疗方面**　患者急性主动脉夹层（DeBakey Ⅲ型）诊断基本明确，病因考虑与马方综合征相关，夹层破口位于自体主动脉与人工血管连接处，逆行向近心端撕裂至左侧锁骨下动脉附近；入院后严格控制血压、心率，疼痛仍需使用镇痛药物进行控制，同时继发肺实变及胸腔积液，保守治疗困难，考虑手术指征存在。

患者治疗难度主要包括：既往马方综合征病史，且因Ⅳ型胸腹主动脉瘤已行腹主动脉人工血管置换，血管条件复杂；急诊/限期手术，术前优化空间有限，开放性胸腹主动脉置换手术创伤及手术风险极高；夹层累及降主动脉全程及内脏动脉区，全腔内修复治疗内脏动脉重建困难；覆膜支架需覆盖脊髓根大动脉常见发出区，因既往Ⅳ型胸腹主动脉瘤手术，已丧失远端腰动脉血供，脊髓缺血致截瘫风险较高。

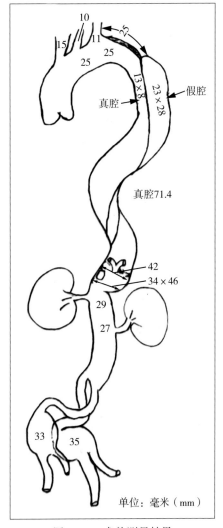

图2-1-3　术前测量结果

综合考虑后，拟采用杂交手术（图2-1-4），自前次手术植入的腹主动脉人工血管做吻合口，缝制分支人工血管，重建腹腔干动脉、肠系膜上动脉、右侧肾动脉血供，近端胸主动脉植入支架，支架远端位于原左侧肾动脉吻合口近端，保留左侧肾动脉血供。内脏动脉重建后近心端暂不结扎，寄希望于通过返血、侧支循环为脊髓提供部分血供，降低截瘫风险。

考虑手术创伤及截瘫风险等因素，双侧髂总动脉瘤暂留待Ⅱ期手术处理。

2. **护理方面**

（1）患者在稳定控制血压、心率的前提下，仍有腹部疼痛症状，诊断为急性主动脉夹层，病情危重，随时可发生主动脉夹层进行性撕裂或破裂，危及患者生命，故在术前准备期，预防主动脉夹层继续撕裂或破裂是目前首要任务。预防及护理措施关注以下几方面：①血压监测为心脏舒张收缩致血液流动而对血管壁造成的冲击力及压力所致。故术前需严格控制患者血压、心率在目标范围。因患者入院前血压控制不理想，给予静脉降压、降心率药

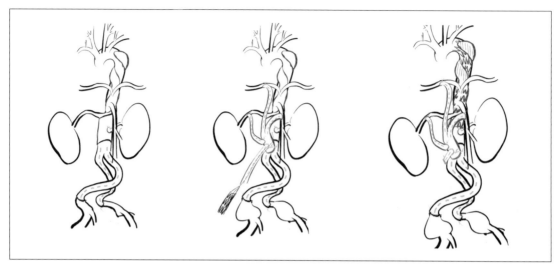

图 2-1-4　手术计划示意

物治疗，可达到稳定控制血压及心率的目的，期间密切监测血压及心率变化，根据患者具体病情将血压维持在收缩压≤110mmHg，心率≤70次/分。同时需监测患者尿量、血肌酐水平，有无憋气、心悸、头晕等不适，保证心、脑、肾等重要脏器血液供应。②患者存在腹部疼痛症状，可影响循环及呼吸功能，导致血压增高、心率增快等不良反应。给予PCA持续镇痛，定时评估患者疼痛程度，必要时给予单次加量镇痛。因镇痛药物为吗啡，该药物在过量条件下对呼吸具有抑制作用，患者术前存在继发性部分肺实变和胸腔积液，故用药期间严密观察患者是否存在呼吸困难、憋气等呼吸抑制，同时关注便秘、尿潴留、肠梗阻、皮肤瘙痒等其他不良反应。③优化循环管理，避免循环过负荷，避免血容量增加对动脉瘤局部的压力而诱发病情进展。严格记录患者出入量变化，维持出入量平衡，监测电解质水平，维持平衡状态，保证心功能稳定。④其他预防性措施，如限制患者活动，以卧床休息为主，避免剧烈活动或快速改变体位等；保持患者大便通畅，必要时给予缓泻药物，如乳果糖长期口服，避免腹压增加；保持患者情绪稳定，避免血压波动等。⑤因目前患者处于主动脉夹层急性期，随时可发生病情变化，需严密监测主动脉夹层的进展。患者CTA结果提示主动脉夹层及降主动脉全程及内脏动脉区，近心端达左侧锁骨下动脉附近，需监测双上肢血压。患者双上肢血压，右上肢105/61mmHg，左上肢110/68mmHg，术前患者两侧肱动脉收缩压相差不超过10mmHg；评估腹部疼痛程度，有无腹胀或便血；评估双下肢血供情况，双足皮肤温度、足背动脉及胫后动脉搏动情况，及时发现病情进展。

（2）患者术前限制活动，卧床期间需关注以下相关并发症。①肺部感染：患者术前存在部分肺实变和胸腔积液，遵医嘱定时给予雾化吸入，稀释痰液，并予以床头抬高措施，预防坠积性肺炎；关注患者呼吸情况，观察有无呼吸困难、憋气、血氧饱和度降低等情况，给予氧气吸入；监测患者血气分析结果，及时发现氧分压降低或二氧化碳潴留；监测患者体温变化，及早发现感染征象。②深静脉血栓形成：患者卧床期间活动量减少，血流缓慢，指导患者行双下肢踝泵运动，预防下肢深静脉血栓形成。③压力性损伤：患者活动量减少，因存在腹部疼痛致强迫体位，易导致局部皮肤长时间受压，术前指导患者定时翻身，动作轻柔缓慢，以使局部减压，降低压力性损伤发生率。

（3）因既往患者已行胸腹主动脉瘤手术，丧失远端腰动脉血供，脊髓缺血致截瘫风险较高。术前协助放置腰大池引流管，预防围手术期截瘫；置管后暂予夹闭，妥善固定引流管，嘱患者平卧位休息6小时，并关注有无头晕、头痛等不适，监测体温变化及穿刺处切口敷料情况。

（4）患者有马方综合征病史，且已行腹主动脉人工血管置换，血管条件复杂，故拟采用杂交手术，需重建内脏动脉血供并行胸主动脉覆膜支架植入。考虑患者手术历时长、风险高，易导致术中压力性损伤风险，护理人员术前评估术中体位、可能导致压力性损伤的位置及数量，予以减压敷料带入手术室，实行精准性减压治疗。

五、手术过程

1. 全身麻醉后，患者仰卧位，腰部垫高，术野常规消毒铺巾。

2. 取腹部正中剑下至脐下5.0cm纵行切口，逐层切开进入腹腔，显露后腹膜，解剖游离腹主动脉人工血管，见其与周围炎症组织粘连致密，仔细分离其左肾下方部分，套阻断带备控；分离人工血管双侧髂动脉分支，分别套阻断带备控。

3. 松解结肠肝曲，打开右侧结肠旁沟、横结肠系膜右侧半，向左下方分离右腹膜后间隙，并掀开十二指肠降部及胰头，显露右肾门，游离右侧肾动脉，套阻断带备控（图2-1-5）。

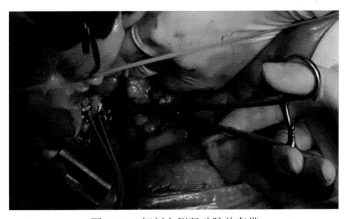

图2-1-5　解剖右侧肾动脉并套带

4. 于肠系膜上动脉根部剪开后腹膜，游离肠系膜上动脉近端，套阻断带备控（图2-1-6）。

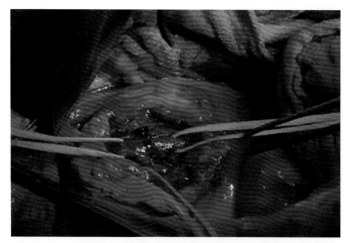

图2-1-6　解剖游离肠系膜上动脉并套带

5. 打开肝胃韧带，进入网膜囊，游离腹腔干及其分支，见腹腔干位置较深，分离困难，但脾动脉位置较浅且直径粗大，故游离脾动脉，套阻断带备控（图2-1-7）。

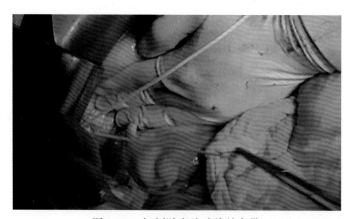

图2-1-7　解剖游离脾动脉并套带

6. 取16-8mm"Y"字形人工血管（GORE），于体外预先缝合分支一根，作为后续支架置入的入路。

7. 阻断原腹主动脉人工血管远端、双侧髂支，于其上取纵行切口，长约2.0cm；取前述16-8mm"Y"字形人工血管（GORE），将其主体与原人工血管行端-侧吻合（图2-1-8）。

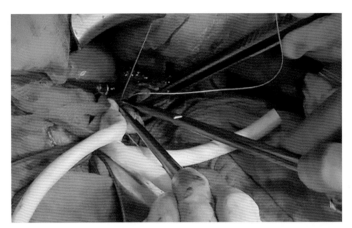

图2-1-8　吻合"Y"字形人工血管与前次手术腹主动脉人工血管

8. 取7-40mm人工血管，一端与右侧肾动脉行端-侧吻合，另一端经腹膜后隧道引至腹主动脉人工血管处，与前述16-8mm"Y"字形人工血管主体行端-侧吻合（图2-1-9）。

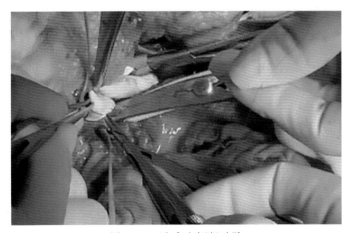

图2-1-9　吻合右侧肾动脉

9. 将前述16-8mm"Y"字形人工血管两个原有分支分别与肠系膜上动脉、脾动脉行端-侧吻合。

10. 彻底排气后，充分止血，开放各吻合口。

11. 经预先缝制的人工血管分支，引入导丝、导管，选择进入主动脉夹层的真腔，边上行边造影，证实在真腔内，直达升主动脉，造影证实并精确测量主动脉夹层情况（图2-1-10、图2-1-11）。

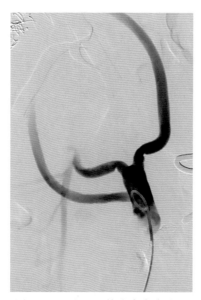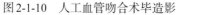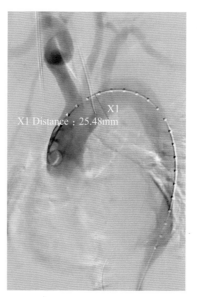

图2-1-10　人工血管吻合术毕造影　　　　图2-1-11　主动脉弓部造影

12. 置换超硬导丝，导入胸主动脉覆膜支架主体2枚（30-22-200mm，28-20-200mm，先健），近端精确锚定于左侧锁骨下动脉开口左侧，中间相互接驳，远端锚定于左侧肾动脉上方人工血管内。精确定位后释放；复造影示支架位置、形态良好，未见明显内漏（图2-1-12）。

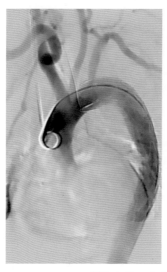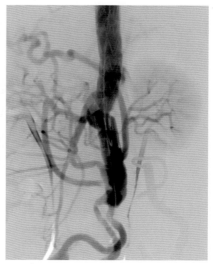

图2-1-12　主动脉覆膜支架植入后造影

13. 将预先缝制的人工血管分支缝闭，彻底止血，反复冲洗腹膜后创面，关闭后腹膜。置盆腔引流管一根，逐层缝合关闭切口。

14. 手术顺利，术中出血约1000ml，输入自体回收血516ml，输入异体红细胞800ml，新鲜冰冻血浆400ml。术后患者全身麻醉未醒，带气管插管安返ICU。

六、术后处理

1. 医疗方面 依术前规划,术后早期返ICU过渡,密切观察呼吸、循环、消化、泌尿及神经系统情况。血压控制较术前放宽,控制于相对较高水平(平均动脉压100mmHg左右),继续保持脑脊液引流通畅,监测下肢运动、感觉功能。给予普通肝素泵入,控制APTT于35秒左右,后过渡至低分子肝素,密切监测出血相关并发症。早期开始肠内营养,逐步过渡饮食。患者术后未见明显脊髓缺血、腹腔脏器缺血、坏死等严重并发症,顺利出院。

2. 护理方面

(1)生命体征监测:患者行杂交手术,术中重建腹腔干动脉、肠系膜上动脉、右侧肾动脉血供,近端胸主动脉植入支架,术后持续心电监护,严密监测患者血压、心率变化,防止血压过高或心率过快导致支架移位、内漏、动脉瘤复发或吻合口出血等并发症。患者病情稳定后逐渐过渡至定时口服降压药治疗,监测患者血压变化,并进行稳定控制血压重要性宣教,提高患者用药及血压监测依从性。

(2)疼痛管理:患者行开腹手术,腹部手术切口致术后疼痛;术后炎症刺激易引起腹部疼痛不适,术后继续给予持续PCA治疗,定时评估患者疼痛程度,疼痛数字评分≥4分,给予按压手柄加量治疗。若患者无明显诱因腹痛加剧,需及时通知医生,行CT检查排查原因,及早发现病情变化。

(3)血运观察:①双下肢末梢血运观察,患者行主动脉支架植入术,且存在双侧髂动脉瘤待Ⅱ期治疗,术后需定时观察双下肢末梢血运情况,包括皮肤颜色、温度,足背动脉及胫后动脉搏动等情况。需要注意的是,触摸时指腹按压动脉的力量要适中,不可过强或过轻,以免将自己手指的搏动误认为动脉搏动,必要时对动脉搏动处标注记号。②内脏血运观察,术中重建腹腔干、肠系膜上动脉、右侧肾动脉血供,术后关注脏器血供状态,评估患者有无腹部疼痛或疼痛加重、有无肠蠕动、有无腹胀或便血等症状;监测尿量变化及血肌酐水平,关注肾功能变化。③脊髓缺血观察,因患者已行胸腹主动脉瘤手术,丧失远端腰动脉血供,虽然术前放置腰大池引流管,术中内脏动脉重建后近心端暂不结扎,希望通过返血、侧支循环为脊髓提供部分血供,降低截瘫风险,但术后脊髓缺血风险仍较高。故术后患者清醒后及每班评估双下肢感觉、运动情况及二便功能是否正常。④抗凝治疗观察,内脏动脉人工血管重建后,血栓风险增加,术后为保证动脉血供,需给予低剂量普通肝素抗凝治疗。当患者生命体征稳定、引流液颜色浅、量少且病情稳定,开始启动抗凝,定时监测APTT结果,维持其在35秒左右;后逐渐过渡至低分子肝素抗凝治疗,至口服抗凝治疗。治疗期需观察腹部切口有无渗血或血肿,腹腔引流液颜色有无变化,量有无增多,还要注意观察有无牙龈、鼻出血,皮肤瘀斑,以及呕血、黑便等消化道出血征象;监测凝血功能变化,及时发现出凝血异常,及早处理。

（4）引流管路：①盆腔引流管，因术中肝素化，术后继续经静脉泵入抗凝药物，应密切观察患者引流液性质、颜色、引流量，同时保证引流液通畅，翻身活动时勿打折，以"高举平台"法妥善固定引流管路，避免皮肤压力性损伤；嘱患者引流袋位置勿高于引流管出口平面，防止逆行感染。每班做好交接工作，准确记录引流量。②脑脊液引流管，此患者通过术前放置脑脊液引流管来预防脊髓损伤，术后除观察患者生命体征、意识状态、引流量、性质以及四肢感觉、活动情况，二便情况，还应关注脑脊液引流管的相关并发症。a.出血：导致出血的原因很多，包括脑脊液过度引流、抗凝药物的使用等。b.感染：更换引流袋时严格遵守无菌操作，更换体位或外出检查时避免引流液逆流，必要时遵医嘱先暂予以夹闭引流管。c.脱管：脱管是护理的不良事件，若患者躁动可适当予以约束，妥善固定引流管。d.过度引流：应评估颅压后设定引流量，密切关注引流量，随时记录，达到设定量时及时夹闭。e.若患者出现低颅压性头痛：多因脑脊液引流速度过快、引流量过多引起，需控制引流速度及量，观察患者穿刺点情况。不推荐常规应用静脉或局部镇痛药物预防或治疗腰穿后低颅压性头痛；不推荐通过长时间平卧或补液的方法改善腰穿后低颅压性头痛的症状。

（5）相关并发症：①出血，术中出血量大达1000ml；且夹层累及范围较大，术中行覆膜支架腔内隔绝术后，丧失部分血液，两者均可导致凝血因子消耗及丧失，致凝血功能异常。术后给予肝素抗凝治疗，无疑增加了出血的风险。因此，术后需严密监测患者有无出血征象，包括腹部切口、腹腔内血管吻合口有无出血，观察腹腔引流颜色、量、性状，监测患者血压、心率变化，并监测患者血红蛋白浓度变化及凝血功能，各监测目标的动态变化，揭示问题根源。②感染，该手术复杂，涉及多脏器血管重建及大动脉支架植入，术后感染风险较高。术后监测患者WBC、NEUT%、PCT等炎症指标变化，并监测体温变化。术后第1天患者出现发热，体温最高达38.4℃，无寒战，并积极排查肝脏、泌尿系统等原因，考虑与大血管术后炎症刺激有关，给予降温对症治疗，抽血留取血培养，加用头孢菌素类抗生素预防感染，同时监测炎症指标变化及体温变化，随时调整治疗方案。之后患者体温逐渐下降，炎症指标也趋于下降。③肺部感染，术前患者因急性主动脉夹层继发部分肺实变和胸腔积液，术后应加强呼吸道管理。给予吸氧，保持呼吸道通畅，遵医嘱给予雾化吸入，稀释痰液，给予拍背，促进患者有效排痰；嘱患者练习腹式呼吸、缩唇呼吸、对抗阻力呼吸锻炼等。患者术后第1天出现高热，无黄痰、咳嗽及肺部X线较术前无明显改变，积极排查肺部感染。④深静脉血栓形成，患者术后卧床活动量减少，且存在术后疼痛，导致活动依从性差。在术后给予患者充分镇痛前提下，指导患者早期进行踝泵运动，并告知其重要性，获得患者配合；给予预防性静脉压力袜及气压式血液循环驱动泵，改善下肢血液循环，降低下肢深静脉血栓形成（deep vein thrombosis，DVT）的发生；病情稳定后指导早期下地活动，预防下肢DVT。⑤压力性损伤，患者手术历时12小时，术中实施精准性减压治疗，患者未发生压力性损伤并发症。患者术后活动量减少，指导并协助其翻身，观察皮肤有无压红，可使用泡沫敷料保护皮肤。

（6）健康教育：患者复诊依从性差，未能认识到其重要性，为其讲解复诊的目的及必要性，嘱定期复诊及Ⅱ期手术时间，加强患者定期复诊依从性。患者术前服药依从性差，未能正确认识到药物的作用，给予患者该疾病病因讲解，告知血压波动为形成动脉瘤的最根本因素，嘱其规律服用抗血小板、抗凝、降压等药物治疗，定时监测血压、凝血功能，防止支架狭窄、内漏或动脉瘤破裂等。嘱患者低盐低脂饮食，避免辛辣等刺激性食物。适量活动，避免剧烈运动及提重物等活动。指导患者关注牙龈出血、鼻腔出血、便血等情况，若发生出血，需及时医院就诊。

七、术后随访

嘱术后1个月、3个月、6个月、12个月定期随访，其后每年随访1次。患者出院3个月后再入院行双侧髂总动脉瘤切除、人工血管置换术，术后恢复顺利。术后1年CTA复查见主动脉支架在位，支架内及人工血管及其分支管腔通畅，假腔未见明显造影剂充盈（图2-1-13）。

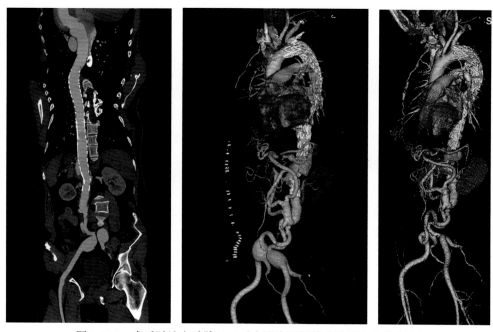

图2-1-13　术后随访主动脉CTA（右图为双侧髂动脉切除重建术后）

八、术后点评及相关指南文献解读

本例患者存在晶状体异位、主动脉根部扩张（主动脉直径Z评分约4.7，正常参考范围＞2），且合并明确腕征及蜘蛛指/趾征，参照修订版Ghent分类（2010），患者马方综合征诊断明确。肾上腹主动脉夹层动脉瘤，术后未严格进行血压管理，此次发生胸/降主动脉夹层，破口位于主动脉胸腹主段内脏区，逆向撕裂至左侧锁骨下动脉远心端。因血管病变复杂，既涉及夹层修复，又需内脏动脉重建，且需兼顾截瘫风险，最终术者通过杂交手术的方式，联合行胸腹主动脉腔内修复、腹腔脏器动脉旁路移植，获得了不错的短期效果。远期血管转归及预后情况仍有待进一步随访。

急性 DeBakey Ⅲ型主动脉夹层，一经诊断均需严格控制血压、心率，必要时辅以镇痛治疗。用药方面以β受体阻滞剂为首选，目标收缩压100～120mmHg，目标心率＜60次/分，对后续是否行手术治疗，主流指南大多根据破裂风险及脏器灌注情况，将其分为复杂性夹层和非复杂性夹层。复杂性夹层主要指存在以下情况者：主动脉快速扩张，主动脉破裂，低血压、休克，内脏、肢体缺血，截瘫或下肢轻瘫，主动脉周围血肿，反复发作或顽固性疼痛，药物难以控制的顽固性高血压等。复杂性夹层一般需手术干预，非复杂性夹层一般首选药物保守治疗。本例患者疼痛顽固，需持续使用镇痛药物控制且合并马方综合征，因先天性结缔组织缺陷，存在较高的夹层进展、破裂等风险，手术指征明确。

临床队列研究发现，存在既往主动脉夹层病史的马方综合征患者随访期间，降主动脉是常见的病变进展或新发受累部位。近期，少数单中心回顾性对照研究表明合并马方综合征的腹主动脉瘤及胸腹主动脉瘤患者手术疗效与无马方综合征合并症者无显著差异，但针对血管病变复杂、手术风险高危的患者，开放性胸腹主动脉置换手术仍存在极高的创伤性及手术风险，需慎重评估开放性手术指征。腔内修复治疗方面，内脏动脉重建亦可考虑使用"开窗"、分支、平行支架等技术，但本例患者主动脉内膜破口位置位于主动脉胸腹主段腹腔干、肠系膜上动脉开口附近，"开窗"、分支等重建技术难以保证支架完全覆盖内膜破口。患者术前评估ASA 4级，急诊/限期手术术前优化空间有限，开放性手术风险极高，且全腔内脏动脉重建难度极大，故最终采用杂交手术方式，利用人工血管旁路移植重建内脏动脉，随后将主动脉覆膜支架由降主动脉直接延续至人工血管内，保证内膜破口彻底覆盖。

该患者治疗面临的另一难点，在于脊髓缺血的预防。脊髓缺血是急性主动脉夹层以及主动脉手术的一种严重并发症，或可导致患者永久性截瘫，文献报道的胸主动脉术后脊髓缺血发生率为2%～6%。既往曾行腹主动脉手术、肾功能不全、主动脉支架覆盖长度较长、左侧锁骨下动脉或髂内动脉术中覆盖未重建、腹主动脉手术至胸主动脉腔内修复术（thoracic endovascular aneurysm repair，TEVAR）手术间隔较短等均有报道为术后脊髓缺血的高危因素。既往或同期腹主动脉瘤修复手术增加截瘫的原因可能与手术破坏腰动脉、降低脊髓供血侧支循环网络代偿能力、胸主动脉手术（如TEVAR）进一步覆盖肋间动脉有关，最终导致血供受损、脊髓缺血的发生。本例患者既往曾行肾上腹主动脉瘤切除、人工血管重建术，且此次夹层破口位于降主动脉远端近内脏区，后者为脊髓根大动脉常见发出部位，故术后脊髓缺血风险预期较高。

　　脑脊液引流为目前被广泛认可的降低围手术期脊髓缺血风险的干预方式，其操作相关并发症包括脊髓血肿、颅内出血、脑脊膜炎、蛛网膜炎、脑脊液漏等。因此对于脊髓缺血高风险患者，经审慎评估后可选择性于术前留置腰大池引流管。另外，在重建内脏动脉后，其近心端未予结扎，希望通过Ⅱ型内漏的方式允许性保留部分假腔血供，以避免术后短期脊髓供血急性减低，降低截瘫发生风险。由于髂内动脉亦为脊髓的潜在侧支供血来源，Ⅰ期急诊手术暂未处理双侧髂动脉瘤，以尽可能保留脊髓供血代偿的储备，Ⅱ期手术效果亦令人满意。

　　总之，对于解剖条件复杂且手术麻醉风险较高的主动脉病变，杂交手术是一种可以考虑的治疗方案。对于高脊髓缺血风险患者，术前需充分考虑进行风险预防，综合手术方式、重建方案以及围手术期预防性干预计划详细规划治疗策略。

（医疗作者：孙晓宁　曾　嵘；护理作者：徐雪蕾　王　磊）

参 考 文 献

［1］RIAMBAU V，BÖCKLER D，BRUNKWALL J，et al. Editor's Choice - Management of descending thoracic aorta diseases clinical practice guidelines of the European Society for Vascular Surgery（ESVS）［J］. Eur J Vasc Endovasc Surg，2017，53（1）：4-52.

［2］GKREMOUTIS A，SCHMANDRA T，MEYN M，et al. Hybrid approach to emergent and urgent treatment of complex thoracoabdominal aortic pathology［J］. Eur J Vasc Endovasc Surg，2014，48（4）：407-413.

［3］KALKAT M S，RAHMAN I，KOTIDIS K，et al. Presentation and outcome of Marfan's syndrome patients with dissection and thoraco-abdominal aortic aneurysm［J］. Eur J Cardio thorac Surg，2007，32（2）：250-254.

［4］KANG J，KIM Y W，KIM D K，et al. Comparable surgical outcomes of abdominal aortic aneurysms in patients with and without Marfan syndrome［J］. J Vasc Surg，2021，74（4）：1163-1171.

［5］MIMOUN L，DETAINT D，HAMROUN D，et al. Dissection in Marfan syndrome：the importance of the descending aorta［J］. Eur Heart J，2011，32（4）：443-449.

病例2

胸腹主动脉瘤术后支架
移位再干预治疗

专家点评

医疗方面

很高兴看到北京协和医院提供的这例复杂的胸腹主动脉瘤全腔内修复治疗术后再干预的病例，在红红火火的"全民"进行分支、"八爪鱼""开窗"支架技术进行全腔内修复治疗胸腹主动脉瘤的前沿时代，我们必须看到其远期再干预率仍不可避免地增高，文献报道的较大宗病例显示，全腔内修复技术5年的再干预率约为25%，其中内脏血管支架再闭塞率达5%～10%，显著高于传统的开放性手术，也高于杂交手术。故对于过于扭曲、复杂解剖、相对年轻的患者，外科医生不应放弃手术刀，进行开放性手术或杂交手术，可获得更加良好的远期结果。就本例患者而言，由于原支架的移位导致肾动脉被覆盖，使得一般意义的分支或"烟囱"技术更为困难，杂交手术似乎成为首选。本例患者的杂交手术中旁路移植选择了肠系膜下的主动脉作为入路，优点在于减少了显露损伤，流入道血流更为充分，但缺点是对于动脉瘤患者，其远期腹主动脉再次出现瘤样变或附壁血栓的概率增高，值得密切观察。

（北京大学第三医院　李　选）

护理方面

这例支架移位再干预的病例，使用杂交手术的方式来处理。患者术后再次出现瘤样改变和附壁血栓的概率高，对于护理人员来说，做好患者的出院指导尤为重要。在住院期间，精心的护理是建立良好护患关系的前提，尤其是针对依从性不好的患者，在住院期间，护理人员的真心和真诚也是一种治疗方式。让患者从根本上了解术后随访和良好生活习惯的构建是预防复发的关键所在。特别是北京协和医院作为北京首家智能医院上线的在线诊疗和在线护理咨询，给患者提供了一个很好的选择，为患者解决了很多随诊问题，也是在政策上提高患者依从性的一项重大举措。

（清华大学附属北京清华长庚医院　王　宇）

一、病历摘要

患者，男性，52岁。主因"胸腹主动脉瘤腔内隔绝术术后5年，发现支架移位7个月"入院。

现病史： 患者2015年因高血压病就诊外院，血压160/90mmHg，行CT发现腹主动脉瘤（具体不详），建议保守治疗。5年前于外院行"胸腹主动脉瘤腔内隔绝术＋肠系膜上动脉烟囱支架植入"（图2-2-1），术后予硝苯地平缓释片控制血压，缓慢降至140/80mmHg，自诉无不适。未规律复诊。6个月前体检时发现血压升高（180/100mmHg），无明显头晕、头痛、眩晕等症状，自服硝苯地平缓释片、间断硝苯地平加量，血压控制在160/80mmHg，偶至210/110mmHg，伴头晕、视物模糊。血管CTA示胸腹主动脉支架处充盈缺损，右侧肾动脉狭窄、右肾萎缩（图2-2-2），考虑肾性高血压可能性大，建议上级医院就诊。至我

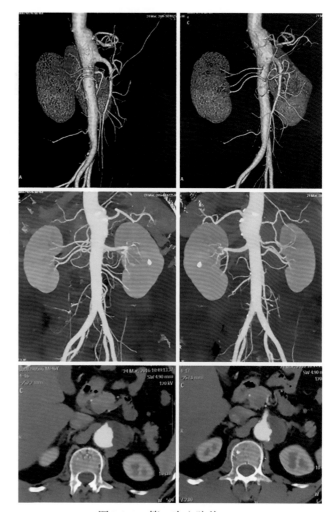

图2-2-1　第一次入院前CTA

院住院治疗，局部麻醉下行"经右侧股动脉穿刺，降主动脉造影术"。术中见原上方大支架位置良好，肠系膜上动脉支架通畅，可见Roland弓，原下方支架下移，支架下方顶在腹主动脉侧壁，导致腹主动脉血流阻塞，支架下方血流缓慢，右侧肾动脉未见显影，左侧肾动脉位于支架下方，显影良好，未见狭窄及血栓（图2-2-3）。期间服用降压药物，血压控制差，偶至200/100mmHg，为进一步治疗再次入院。

既往史： 高血压病史多年。既往诊断冠心病（具体不详），运动功能基本正常。长期吸烟，20支/天×30年，社交性饮酒。

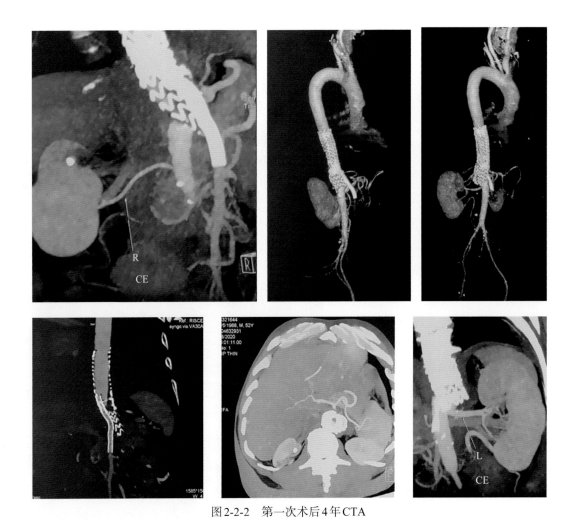

图2-2-2 第一次术后4年CTA

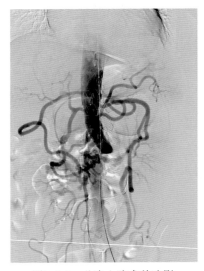

图2-2-3 此次入院术前造影

二、术前检查

术前完善常规检查

包括超声心动图、肺功能、心电图等心脏和肺功能相关检查，其他一般实验室检查，包括血常规、肝肾功能、凝血功能指标、血型、感染相关指标。结合患者病变特点，不能完全除外血管炎性病变，同时筛查ESR、CRP、ANA、ENA、ANCA等免疫学指标。

（1）一般实验室检查：WBC 8.47×10^9/L，RBC 5.04×10^{12}/L，PLT 222×10^9/L，HCY 13.4μmol/L，hs-CRP 1.54mg/L，ESR 1mm/h，PCT 0.13ng/ml。

（2）其他检查结果：肾动脉超声见肾内动脉血流信

号稀疏。肾超声见右肾长径7.7cm，形态欠规则，上部肾皮质变薄，血流明显减少。超声心动图、心电图、肺功能、颈动脉超声等检查未见异常。

三、术前准备

1. 术前一般准备　入院后完善术前检查，严格监测生命体征。术前禁食、禁水12小时，双侧腹股沟区及会阴部备皮，备异体红细胞8U、血浆1200ml，术前适当补液、水化，术前0.5小时给予预防性抗生素。

2. 手术专项准备——测量、规划　术前精确测量主动脉及入路各项解剖参数，包括近远端主动脉直径、病变范围、各分支动脉直径、支架远端距离内脏分支动脉开口距离、近、远端锚定区直径、入路直径、有无迂曲等（图2-2-4）。精确制订手术计划，并预估使用支架参数，术前备齐可能所需支架型号及其他所需器械。

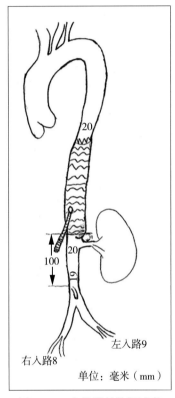

图2-2-4　术前测量数据示意

四、术前科室查房讨论

1. 医疗方面　该患者胸腹主动脉支架移位，支架下方紧邻肾动脉，治疗目的为重建支架远端流出道。备选方案：①开放性手术，联合胸腹主动脉旁路移植术，重建肠系膜动脉及肾动脉。②全腔内修复技术，双侧肾动脉开窗。③杂交技术，腔内纠正主体支架位置＋开放性手术重建肾动脉。首先，患者右肾萎缩，保护左肾非常重要。因患者原支架位置下方紧邻肾动脉，考虑腔内纠正原支架位置后该支架很可能覆盖左侧肾动脉，故全腔内修复技术操作困难极大，成功率低，被排除。开放性手术可解决分支动脉供血问题，但创伤较大，故作为备选技术方案。杂交技术可以较好地实现纠正原支架移位流出道阻塞的问题，同时可考虑单纯重建左侧肾动脉，简化手术操作、降低手术难度，作为首选治疗方案，被患者及家属接受。

2. 护理方面

（1）腹主动脉瘤支架植入之后，如果血压控制不好、血压较高，会使血液对支架的冲击力较大，则可能造成支架移位。本例患者已发生支架移位，所以要严格控制血压，避免支架进一步移位。同时，患者术前血压不稳定，偶有头晕、视物模糊，在控制血压的同时，对患者进行安全宣教，注意预防跌倒。

（2）患者既往冠心病，右侧肾动脉狭窄、右肾萎缩病史，准确记录出入量，关注心功能、肾功能情况，预防围手术期心血管不良事件的发生。

（3）患者长期吸烟史，指导患者戒烟，预防肺部感染。

五、手术过程

1. 全身麻醉完成后仰卧位，腰部垫高，取腹部正中剑下至脐下纵行切口，长约20cm，逐层切开进入腹腔，显露后腹膜，解剖游离肾下腹主动脉、肠系膜下动脉、左侧肾动脉，均套带备控。

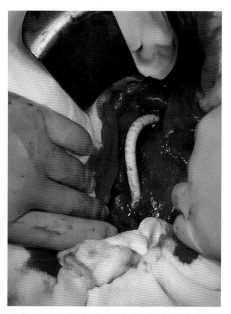

图2-2-5　主动脉-左侧肾动脉旁路移植

2. 取直径7mm带支撑环人工血管，自肠系膜下动脉下方腹主动脉至左侧肾动脉行人工血管旁路移植术，吻合口均采用端-侧吻合（图2-2-5）。

3. 穿刺双侧股动脉，置入血管鞘，右侧预埋2把缝合器，经右侧股动脉导丝、导管配合上行，通过胸腹主动脉狭窄处，达近心端降主动脉，导入金标猪尾导管；同法于左侧股动脉导入普通猪尾导管。

4. 经左侧股动脉猪尾导管造影，示原胸腹主动脉瘤支架下端成角、移位，致局部管腔严重狭窄，血流受限（图2-2-6）。

5. 经右侧股动脉入路，置换加硬导丝；以阻断钳临时阻断左侧肾动脉开口；随后经加硬导丝导入20-20-80mm主动脉覆膜支架（Endurant®，Medtronic），支架远端定位于肠系膜下动脉开口上方；于其近心端进一步桥接24-24-80mm覆膜支架（Endurant®，Medtronic），近端定位于肠系膜上动脉支架开口下方；后以Coda®球囊扩张狭窄段，塑形支架。

6. 造影示支架位置、形态良好，无明显成角畸形，支架内血流通畅，肠系膜上动脉、左侧肾动脉旁路移植人工血管、肠系膜下动脉血流通畅（图2-2-7）。

7. 缝闭左侧肾动脉开口，防止返血致内漏等风险。逐层关闭腹部切口。收紧右侧股动脉缝合器缝线，关闭右侧股动脉穿刺点；左侧股动脉穿刺点予闭合器闭合，触诊双侧股动脉搏动良好，后给予加压包扎。

8. 手术顺利，术中出血约500ml，给予输入自体回收红细胞253ml。术后患者带气管插管安返ICU。

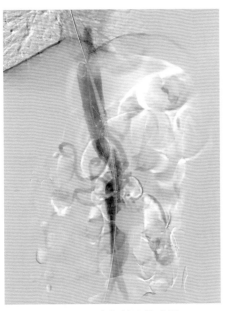 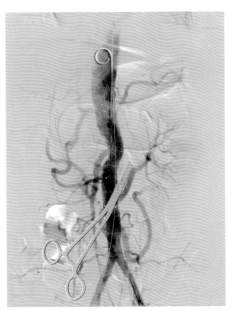

图2-2-6　支架植入前造影　　　　图2-2-7　术中支架植入后造影

六、术后处理

1. **医疗方面**　术后患者带气管插管返回ICU，进行呼吸机支持治疗，同时给予预防性抗生素治疗。术后第2天逐渐脱机拔管，返回普通病房。术后3天内密切关注以下方面。

（1）下肢活动正常，无截瘫表现。

（2）腹股沟切口加压包扎24小时，无血肿表现。

（3）血常规和凝血功能提示无DIC和出血表现。

（4）雾化吸入治疗，除术后2天有陈旧性血液从气管插管中排出外，无新鲜出血表现。

（5）足背动脉搏动好，下肢积极活动，无静脉血栓表现。

（6）肾功能情况及尿量正常。

（7）腹部切口引流量及性质良好。

术后1周顺利出院，出院时血压控制满意。

2. **护理方面**

（1）警惕出血：①患者行腹主动脉至左侧肾动脉人工血管旁路移植，术后控制血压，预防吻合口出血。②患者双侧股动脉穿刺、腹股沟处加压包扎，对双下肢进行适当约束，定时观察穿刺点周围有无水肿、发绀，注意患者有无疼痛主诉，警惕假性动脉瘤及血肿发生。③注意腹部切口情况，观察腹腔引流管引流量及性质，警惕出血。

（2）关注血运情况：①观察双足皮肤颜色、温度、足背动脉及胫后动脉搏动情况。②定时观察双下肢触觉、肌力，是否可按指令完成跖屈背伸活动，是否有腹痛等症状，警惕截瘫等脊髓缺血相关并发症。③患者开腹术后卧床，给予压力一级的梯度压力袜预防DVT，指导患者早期进行跖屈背伸活动，观察下肢有无水肿、皮肤温度升高、疼痛等表现。

（3）患者既往冠心病、右侧肾动脉狭窄、右肾萎缩病史，准确记录出入量，关注心、肾功能情况。

（4）患者双侧腹股沟穿刺，双下肢制动，长时间被动体位，需定时协助患者翻身，观察皮肤有无压红，也可使用泡沫敷料保护，预防压力性损伤。

（5）患者长期吸烟史，故协助早期活动、拍背咳痰，遵医嘱给予雾化吸入治疗，预防肺部感染。

（6）患者术前血压控制不稳定，术后医生调整了降压药物。指导患者在遵医嘱服用药物的同时，定时监测血压情况，血压波动大及时就诊。

（7）健康宣教：①患者此次行"腹主动脉－左侧肾动脉人工血管旁路移植术＋胸腹主动脉支架植入术"，杂交手术结合了开放性手术和腔内修复治疗两种技术的优势。相较开放性手术，其创伤小、并发症发生率低，同时又突破了全腔内修复治疗解剖条件的局限性。但是其远期再次出现腹主动脉瘤样变或附壁血栓的概率会增高，所以患者出院后的规律复诊非常重要，需要让患者知晓复诊的原因和重要性，从根本上提高复诊依从性，同时了解患者复诊是否存在困难，可以通过北京协和医院线上诊疗和线上护理咨询给予帮助。②吸烟者血中碳氧血红蛋白浓度升高，可使动脉壁内氧合不足，容易导致血小板在动脉壁内的粘附、聚集，形成血栓，造成管腔狭窄。同时，吸烟对血管内皮细胞有损伤，血脂、白细胞、纤维蛋白沉积会在损伤处形成斑块，造成血管硬化及狭窄。所以在健康宣教时，也要告知患者戒烟的重要性，提高患者依从性。

七、术后随访

术后3个月返院随访，血压控制满意，外院CTA示"腹主动脉－左侧肾动脉人工血管旁路移植术＋胸腹主动脉支架植入术"后改变，无内漏。

八、术后点评及相关指南文献解读

世界首例公开报道的胸腹主动脉瘤（thoracoabdominal aortic aneurysm，TAAA）杂交手术由Quinones-Baldrich在1999年完成。从理论上讲，这种技术的优点是可以避免开胸、单肺通气以及主动脉的长时间缺血，并可以应用在全腔内修复技术难以应付的解剖结构复杂的动脉瘤上。该技术经腹或腹膜后入路，对受累的内脏分支和肾动脉进行逆向血流重建，并结扎分支动脉近端以防止内漏。根据患者病情的危急程度以及对手术时间的耐受程度，杂交手术可以采用同期或分期两种方式完成。

与同期手术相比，分期手术能够缩短单次手术时间，因而预期将减少手术创伤和术中缺血时间，相应降低术后肾衰竭及脊髓损伤的风险。但手术间期存在人工血管旁路移植部位破裂等严重并发症的风险，并且Ⅱ期介入手术中腔内操作也存在对手术吻合口造成创伤的可能。由于现有研究样本量尚较为有限，并且各项单中心研究在手术方式选择、术中操作流程等方面存在较高的异质性，关于分期手术和同期手术优劣性的比较还有待进一步数据的充实。

杂交手术的早期结果令人鼓舞，在已发表的单中心研究结果中，围手术期死亡率为8.6%～13.5%，5年生存率为62%，截瘫和肾衰竭的发生率与开放性修复系列相比也更好。据报道，与开放性手术相比，杂交手术患者的近期结果改善，中期生存率相当，移植物通畅率为95%，4年时需要再次介入治疗的比例仅为10%。虽然一些作者认为这些结果看起来与开放性手术相比并没有明显改善，但在接受杂交手术的患者中，有许多是由于各类合并症而无法耐受开放性手术。因为没有进行随机或匹配对照试验，杂交手术与开放性手术的比较尚缺乏公认的结论。

根据我们的经验，当患者因各类合并症无法耐受开放性手术，或解剖结构不适合进行全腔内修复治疗时，杂交手术是一种非常良好的治疗选择。此外，如果患者对内漏发生的长期监测有所顾虑，杂交手术也是可供考虑的选择。本例为支架术后移位的二次手术干预患者，主要问题是通过腔内修复再次植入支架纠正原支架位置时，是否能有效保护孤肾，因支架下方紧邻左侧肾动脉，故新放置的支架无法同时做到兼顾纠正原支架形态的同时，能准确开窗并对齐肾动脉开口释放。所以杂交技术就成为了一种切实可行的操作技术，术后复查结果也很好地证明了该治疗措施是一个正确的选择。

TAAA的手术选择与管理在当代是一个具有挑战性的临床问题。开放性手术在目前仍旧是适用范围最广的"金标准"治疗方案，但其创伤大、并发症发生率较高的问题仍然存在。近年来，腔内修复技术正变得越来越普遍，然而缺乏普遍的临床适用性，且术中"开窗"、平行支架等技术的应用还未得到很好的普及。随着成品化的分支支架、定制"开窗"支架等新产品的出现，全腔内修复治疗技术在未来有望继续扩大其应用范围并极大地降低技术难度和应用门槛。目前，由于腔内修复治疗仍然处于临床早期应用阶段，其长期的有效性尚待临床验证，患者仍需要常规监测内漏的发展。杂交技术由于结合了开放性和腔内修复两种技术的优势，为临床治疗提供了一种折中的选择。解剖条件复杂、急诊等类型的患者均可以考虑通过"腔内去分支支架＋开放性内脏动脉重建"的方式进行治疗，该方法避免了对体外循环的依赖并减小了缺血性损伤发生的可能性。尽管杂交技术的长期疗效仍不清楚，但有限的研究肯定了其作为重要的替代策略的价值。

根据我们的经验，年轻且手术风险低的患者适合接受开放性手术。此外，患有结缔组织疾病或解剖结构困难的患者也都应首选开放性手术。近年来，本中心在不断探索全腔内修复技术在复杂TAAA的应用边界，并且成功治愈了一些患者，我们认为全腔内修复治疗有利于开放性手术风险较高的患者，但应根据解剖条件谨慎选择，同时需严格做好围手术期的脊髓缺血预防管理以及术后的长期监测随访。对于高风险但不具有全腔内修复治疗解剖条件的患者，杂交手术是一种值得选择的治疗方式。当然，TAAA是一种非常具有挑战性的疾病，其成功的治疗需要多学科协作的治疗团队，来为患者提供安全、长期、持久的治疗结果。

（医疗作者：来志超　邵　江　刘　暴；护理作者：刘文静）

参 考 文 献

［1］QUINONES-BALDRICH W J，PANETTA T F，VESCERA C L，et al. Repair of type Ⅳ thoracoabdominal aneurysm with a combined endovascular and surgical approach［J］. J Vasc Surg，1999，30（3）：555-560.

［2］BAKOYIANNIS C，KALLES V，ECONOMOPOULOS K，et al. Hybrid procedures in the treatment of thoracoabdominal aortic aneurysms：a systematic review［J］. J Endovasc Ther，2009，16（4）：443-450.

［3］BOCKLER D，KOTELIS D，GEISBUSCH P，et al. Hybrid procedures for thoracoabdominal aortic aneurysms and chronic aortic dissections - a single center experience in 28 patients［J］. J Vasc Surg，2008，47（4）：724-732.

［4］CANAUD L，KARTHIKESALINGAM A，JACKSON D，et al. Clinical outcomes of single versus staged hybrid repair for thoracoabdominal aortic aneurysm［J］. J Vasc Surg，2013，58（5）：1192-1200.

［5］TSHOMBA Y，MELISSANO G，LOGALDO D，et al. Clinical outcomes of hybrid repair for thoracoabdominal aortic aneurysms［J］. Ann Cardiothorac Surg，2012，1（3）：293-303.

［6］HUGHES G C，ANDERSEN N D，HANNA J M，et al. Thoracoabdominal aortic aneurysm：hybrid repair outcomes［J］. Ann Cardiothorac Surg，2012，1（3）：311-319.

［7］PATEL H J，UPCHURCH G R. ELIASON J L，et al. Hybrid debranching with endovascular repair for thoracoabdominal aneurysms：a comparison with open repair［J］. Ann Thorac Surg，2010，89（5）：1475-1481.

［8］YAMAGUCHI D，JORDAN W D. Hybrid thoracoabdominal aortic aneurysm repair：current perspectives［J］. Semin Vasc Surg，2012，25（4）：203-207.

自制分支支架腔内修复头臂干动脉瘤

专家点评

医疗方面

这是一例关于贝赫切特综合征累及主动脉导致假性动脉瘤的腔内修复治疗病例，其重点在于术者通过自制分支支架完成了无名动脉瘤的腔内隔绝。幸运的是，患者的无名动脉近心端有充分的距离作为髂支支架锚定区，而且无名动脉的长度也足以供术者完成分支支架展开。感谢术者团队通过精细的测量和准备给出了如此有创意的治疗方案，从而避免了"烟囱"支架等技术导致的可能的内漏风险。

（北京大学人民医院　张小明）

护理方面

感谢北京协和医院血管外科团队又带来了具有协和特色的一例贝赫切特综合征引起的血管病变，患者由于头臂干动脉瘤造成声音嘶哑，护理团队注意到患者有发生吞咽困难的可能，并给予相应的护理措施，充分体会出护理的专业性。该患者由于手术的影响，术后脑梗死发生风险很高，需要给予特别的关注。术后尽快恢复环磷酰胺的使用，需要密切关注患者的肝功能和血常规变化，及时发现不良反应。

（清华大学附属北京清华长庚医院　王　宇）

一、病历摘要

患者，男性，37岁。主因"声音嘶哑7个月，发现头臂干动脉瘤5个月"入院。

现病史： 患者7个月前无明显诱因出现声音嘶哑，伴干咳，无发热，无关节痛、外阴溃疡。5个月前行CTA检查，提示头臂干动脉瘤，伴附壁血栓形成，主动脉多发溃疡形成。我院门诊检查ESR、CRP，病因方面考虑贝赫切特综合征，予甲泼尼龙琥珀酸钠、环磷酰胺治疗，糖皮质激素序贯减量，目前口服曲安西龙片8mg每天1次。炎症指标基本恢复正常，但声音嘶哑无明显改善，为行手术治疗入院。

既往史： 高血压病史5个月，目前服用硝苯地平控释片30mg每天1次；同时外院就诊发现乙肝表面抗原阳性，给予恩替卡韦0.5mg 每天1次治疗。

查体：双侧肱动脉、桡动脉搏动正常，双侧股动脉、腘动脉、足背动脉、胫后动脉搏动正常。

辅助检查：外院主动脉CTA可见头臂干动脉瘤伴附壁血栓，局部溃疡，并主动脉多发溃疡形成（图2-3-1～图2-3-3）。

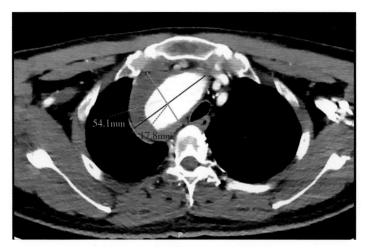

图 2-3-1　头颈部CTA（水平位）

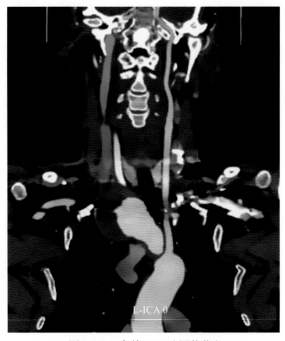

图2-3-2　术前CTA（冠状位）

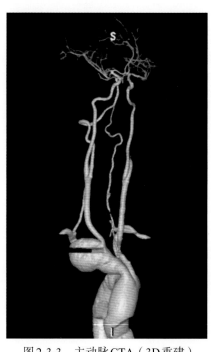

图2-3-3　主动脉CTA（3D重建）

二、术前检查

术前完善常规检查

（1）一般实验室检查：血常规、肝肾功能、凝血功能基本正常；输血8项提示乙型肝炎核心抗体、乙型肝炎e抗体、乙型肝炎表面抗原均为阳性；ESR 26mm/h；hs-CRP 4.25mg/L。

（2）心肺功能评估：胸部CT平扫示左肺下叶肺大疱，余未见明显异常。心电图、超声心动图及心肌酶谱检查未见明显异常。

（3）周围血管评估：双侧颈动脉、双侧上肢动脉、双侧下肢动脉、双侧肾动脉、双侧下肢深静脉未见明显异常。

（4）声音嘶哑方面评估：喉镜检查提示右侧声带运动障碍。

三、术前准备

1. 术前基础治疗　继续遵风湿免疫科意见用药，控制贝赫切特综合征。严格监测和控制血压，避免血压过高或剧烈波动。避免剧烈活动、咳嗽等可能诱发动脉瘤破裂的因素，并密切观察胸部症状、体征。

2. 术前一般准备　完善术前常规检查，严格控制贝赫切特综合征，术前内科、麻醉科评估患者，交待手术利弊和风险，完成同意书签字。术前禁食、禁水、备皮、备血、补液、水化，开具预防性抗生素及围手术期静脉用糖皮质激素。

3. 相关科室会诊意见　诊断考虑患者目前贝赫切特综合征可能性大；建议完善结核相关检查；围手术期给予琥珀酸氢化可的松100mg每8小时1次，静脉输液3天，之后恢复术前口服糖皮质激素方案；环磷酰胺术后恢复应用。

4. 手术专项准备——测量、规划　精确测量头臂干动脉瘤大小，近、远端锚定区，动脉瘤与右侧颈总动脉、右侧锁骨下动脉、右侧椎动脉，包括头臂干动脉瘤直径和范围、近心端锚定区、右侧颈总动脉锚定区、右侧锁骨下动脉锚定区等部位，精确制订手术计划，并预估使用支架参数，术前备齐可能所需支架型号及其他所需器械，拟定手术方案（图2-3-4）。

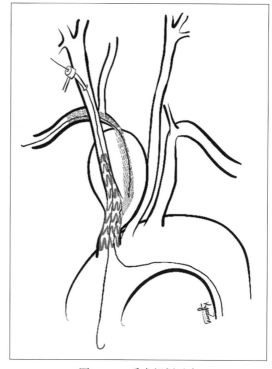

图2-3-4　手术规划示意

四、术前科室查房讨论

1. **医疗方面** 患者头臂干动脉瘤诊断明确，病因考虑贝赫切特综合征，其临床后果一是动脉瘤增大导致的占位效应，压迫右侧喉返神经导致右侧声带运动功能障碍，引起声音嘶哑；二是动脉瘤体积大，继续增大必然面临破裂风险，目前手术指征明确。手术方式方面，开胸手术解剖显露、血管控制、术中出血风险高，同时需体外循环，保障重要脏器血供。另外，基础为贝赫切特综合征，远期吻合口愈合不良等并发症风险高。腔内修复治疗相对微创，但治疗方案较为复杂，主要难点为远端分支动脉重建，涉及右侧颈总动脉、右侧锁骨下动脉、右侧椎动脉；右侧椎动脉直径较细，解剖位置特殊，重建困难，可能需直接覆盖。重建方法主要采用分支支架技术，目前无市售成品支架，需手工缝制，方案设计、术中操作均较为复杂。术中、术后脑梗死为重要的风险，先行球囊阻断试验，测试脑缺血耐受性；术后注意技术细节，充分肝素化，规律冲洗导管及输送系统，围手术期加强抗凝、抗血小板治疗具有重要的预防作用。

2. **护理方面**

（1）因患者既往有高血压病史，遵医嘱术前严格控制血压在正常范围，嘱患者规律服药，避免血压波动，若血压较高，及时通知医生调整降压药物，防止动脉瘤破裂。

（2）患者目前头臂干动脉瘤的病因，考虑为贝赫切特综合征，现在应用糖皮质激素和免疫抑制剂，嘱患者遵从医嘱，切忌随意减量、自行停药，并向患者讲解用药的目的、作用、不良反应。

（3）患者入院后胸部CT平扫提示左肺下叶肺大疱，同时伴有干咳症状，嘱患者避免剧烈咳嗽，防止动脉瘤破裂。若突然气促、咳嗽加重、呼吸困难，及时呼叫医护人员，防止肺大疱破裂引发气胸。

（4）患者入院前乙型肝炎表面抗原阳性，入院后输血8项提示乙型肝炎核心抗体、乙型肝炎e抗体、乙型肝炎表面抗原均为阳性，为"小三阳"，遵医嘱继续口服恩替卡韦，若出现腹泻、恶心、呕吐、乏力、头痛、头晕、嗜睡和失眠等症状，及时告知医护人员，给予相应处理。嘱患者严禁自行停药，突然停药可能引起病情急性恶化，如需停药，应在医生的指导下改变治疗方案。

（5）患者因头臂干动脉瘤增大压迫右侧喉返神经，导致右侧声带运动功能障碍，出现声音嘶哑，现无呛咳症状，仍需要嘱咐患者饮水时要注意防止呛咳，尽量不进流食，多食用较稠的食物，防止呛咳。

五、手术过程

手术分两期进行，Ⅰ期先行造影，进一步明确动脉瘤相关解剖信息，以利精确制订手术计划。

1. 造影　局部麻醉下穿刺右侧股动脉，全身肝素化，将带标记猪尾导管置于升主动脉，造影显示右侧头臂干动脉瘤及弓上各分支动脉开口（图2-3-5）。导丝配合导管，进一步选择进入头臂干、右侧锁骨下动脉造影，进一步明确右侧颈总动脉、右侧锁骨下动脉、右侧椎动脉开口位置、毗邻关系，测量锚定区和动脉瘤路径总长度，以利后续支架选择（图2-3-6）。导入双腔导管，至右侧锁骨下动脉，阻断右侧椎动脉血流，模拟覆盖右侧椎动脉后状态，观察患者有无脑缺血表现，期间密切观察患者神经系统症状、体征，未见明显脑缺血反应（图2-3-7）。

2. 手术

（1）全身麻醉完成后，患者左侧股动脉、右侧肱动脉、右侧颈总动脉入路，右侧颈总动脉切开，直视下穿刺、置鞘。再次造影，明确动脉瘤解剖细节。开始缝制分支支架，以髂支覆膜支架（16-10-95mm，Endurant®美敦力）为主体，根据测量结果，以另一覆膜支架缝制分支（7-20mm），并标记分支开口部位（图2-3-8）。

（2）经右侧颈总动脉入路，置管工作导丝，引入预开窗分支支架，近端位于主动脉头臂干开口处，远端位于右侧颈总动脉内，预开窗处朝向右侧锁骨下动脉开口处，释放支架（图2-3-9）。

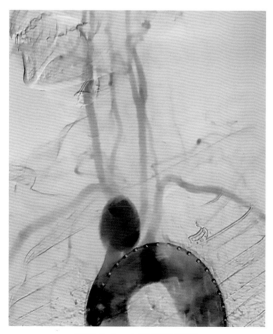

图2-3-5　主动脉弓造影

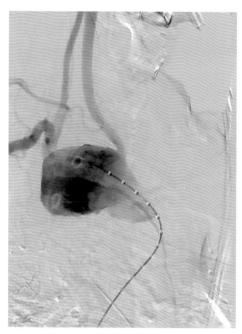

图2-3-6　头臂干动脉瘤细节造影

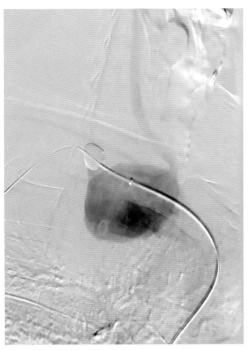

图 2-3-7　右侧椎动脉球囊阻断试验

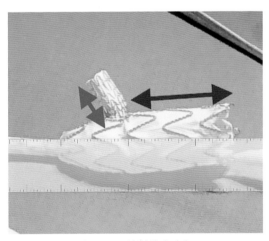

图 2-3-8　缝制分支支架

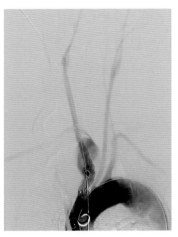

图 2-3-9　分支支架释放

（3）经左侧股动脉入路，引入260cm长普通导丝，经由主动脉弓→头臂干支架→支架分支→右侧锁骨下动脉→右侧肱动脉路径，最终经右侧肱动脉血管鞘引出体外。再经该导丝导入标记导管，进一步造影测量需导入、连接至右侧锁骨下动脉的覆膜支架长度，后导入覆膜支架进入右侧锁骨下动脉完全隔绝假性动脉瘤（图2-3-10）。复造影显示动脉瘤隔绝满意，未见明显内漏，右侧颈总动脉及右侧锁骨下动脉血流通畅（图2-3-11）。妥善处理穿刺点、颈部切口，运送患者至ICU。

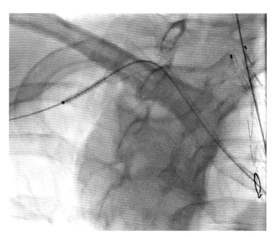

图2-3-10　导入右侧锁骨下动脉支架并精确释放

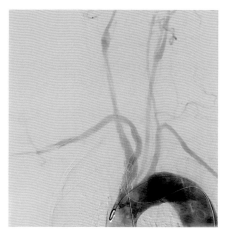

图2-3-11　手术最终造影

六、术后处理

1. 医疗方面　密切观察生命体征、肢体穿刺点、颈部切口、神经系统症状及体征等。尽快唤醒、脱机、拔管，观察神经系统症状。其后继续监护，卧床制动、穿刺点加压包24小时。常规复查血常规、肝肾功能、凝血功能等指标。早期给予肝素泵入抗凝，维持APTT在40～50秒。续贯至低分子肝素皮下注射，最终维持拜阿司匹林100mg每天1次、利伐沙班20mg每天1次，长期口服。同时，早期给予氢化可的松100mg，静脉输注每8小时1次，序贯至泼尼松40mg每天口服1次，同时继续应用环磷酰胺，监测肝功能及血常规。

2. 护理方面

（1）持续心电监护，密切监测生命体征，因右上肢肱动脉穿刺后加压包扎，应测量左上肢血压，避免血压过高，防止右上肢穿刺部位出血以及右侧肱动脉假性动脉瘤发生。

（2）穿刺点及切口观察：因原发病贝赫切特综合征，患者需要长期使用免疫抑制剂，可能会影响切口愈合，密切观察各穿刺点及颈部切口情况，包括切口敷料有无渗血、出血，穿刺点周围有无血肿、皮肤发绀情况，以及切口愈合情况。

（3）体位摆放：因术中左侧腹股沟、右上肢均进行穿刺，所以术后需要左下肢制动，给予约束带约束，右上肢支具制动，防止右上肢屈曲、内旋。定时协助患者轴线翻身，保持左下肢、右上肢持续有效的制动，同时要保证患者卧位的舒适性。

（4）呼吸道管理：患者术前有左肺下叶肺大疱，同时伴有干咳症状，术后仍需继续叮嘱患者避免剧烈咳嗽，防止肺大疱破裂引发气胸。若咳嗽较前加重，可联系主管医生，排除肺大疱破裂，给予相应对症处理。

（5）出凝血观察：术后持续肝素盐水静脉泵入，配合医生密切监测血红蛋白、血小板计数以及凝血功能，观察切口有无渗血、出血，有无呕血、黑便等消化道出血症状，防止DIC和出血。因需要动态监测凝血指标，所以抽血较频繁，注意做好相关解释工作，并嘱患者穿刺点按压时间大于5分钟，同时注意观察穿刺点以及周围皮肤是否有皮下瘀血或者血肿的发生。

（6）并发症观察：①误吸，因患者术前头臂干动脉瘤增大压迫右侧喉返神经，导致右侧声带运动功能障碍，出现声音嘶哑，术后仍需继续观察患者呛咳症状，嘱饮水时要注意防止呛咳，尽量不进流食，多食用较稠的食物，防止呛咳导致误吸。②脑梗死，因患者手术覆膜支架需永久覆盖右侧椎动脉开口，导致右侧椎动脉血流永久阻断，可能面临脑缺血问题，术后仍需要注意观察是否有意识障碍、肢体麻木以及活动障碍，是否有头晕、头痛、恶心、呕吐、视物模糊、耳鸣、听力减退等症状，防止术后出现脑梗死。

（7）健康教育：①患者目前考虑贝赫切特综合征，需要长期使用糖皮质激素和免疫抑制剂，嘱患者勿自行减量，甚至私自停药，提高其服药依从性，定期风湿免疫科随诊。②患者术后需要口服拜阿司匹林及利伐沙班，防止支架狭窄及血栓形成，注意观察患者有无牙龈出血、皮肤出血点、呕血、黑便等现象，配合医生定期血管外科随诊，监测凝血功能。其中拜阿司匹林为肠溶片，叮嘱患者应晨起后空腹服用，在服用药物后半小时以后再进食早餐；利伐沙班20mg应与食物同服，如果发生漏服，应立即服用一次，并于次日继续每天1次，不应为了弥补漏服的剂量而在一天内将剂量加倍，如果发生严重出血、急性肾衰竭，必须停止服用利伐沙班，及时就医。③患者入院后诊断"小三阳"，向患者讲解疾病相关知识，其传播途径为血液、母婴以及性接触等，并不会通过普通的工作、生活接触传播，握手、拥抱、一起进餐等都不会传染。叮嘱患者规律服用恩替卡韦，定期随诊，监测肝功能、乙肝病毒脱氧核糖核酸定量，遵医嘱调整药物，严禁自行停药，突然停药可能引起病情急性恶化。

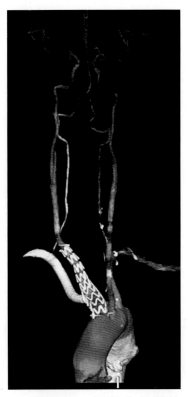

图2-3-12　术后1个月随访CTA（3D重建）

七、术后随访

出院后定期随访，时间为术后1个月、3个月、6个月、12个月，之后每年1次，下为术后1个月CTA随访情况（图2-3-12）。

八、术后点评及相关指南文献解读

该患者为1例特殊的贝赫切特综合征相关头臂干动脉瘤，难点主要在于远端分支动脉重建，术中、术后脑缺血事件的预防。另外，贝赫切特综合征的存在也进一步增加了治疗的难度。贝赫切特综合征的治疗在本书其他病例分享中也有论述，在此不再赘述。以下主要讨论主动脉弓部分支动脉重建相关问题。

该动脉瘤位于无名动脉，原则上可采用开放性手术重建，但需开胸手术，使用体外循环，手术创伤大、风险高，且需至少做3个血管吻合口（主动脉、右侧颈总动脉、右侧锁骨下动脉），在贝赫切特综合征基础上，远期发生吻合口假性动脉瘤等情况的风险高。腔内修复在一定限度上可规避上述风险，但腔内修复治疗设计、操作难度较大，需充分考虑近远端锚定区、直径、长度、角度和分支动脉重建等问题，但在仔细阅读术前CTA、精确测量和规划后，可采用台上手工缝合的方法自制分支支架完成。作为全腔内介入治疗的补救或替代措施，必要时也可采用杂交手术完成——覆膜支架由头臂干直接连接至右侧颈总动脉，再行右侧颈总动脉-右侧锁骨下动脉旁路移植，辅以右侧锁骨下动脉近端结扎，从而完成右上肢血供重建，这样可避免开胸和体外循环。本例患者最终采用自制分支支架，成功重建了右侧颈总动脉、右侧锁骨下动脉血流，精确测量和规划具有至关重要的作用。

对于该患者，另一个需要关心的问题是围手术期脑梗死的预防，常见主要原因一是椎动脉覆盖问题，二是术中栓塞问题。在行全腔内重建时，该患者因右侧锁骨下动脉锚定区不足，覆膜支架需永久覆盖右侧椎动脉开口，导致右侧椎动脉血流永久阻断，可能面临脑干、小脑缺血问题。对于头臂干、锁骨下动脉瘤涉及椎动脉处理问题，目前文献尚无定论，一般如为优势侧椎动脉或对侧椎动脉已闭塞者，以重建椎动脉为宜，重建方式多以杂交或开放性手术为主；部分直径较粗且解剖条件合适者，可采用腔内覆膜支架植入方式重建。对临床不能确认覆盖椎动脉后果的情况，可采用球囊阻断试验进行评估，如阻断试验可耐受，则直接覆盖椎动脉发生脑梗死、脑缺血的风险可能较低。由于输送系统内残余气体、血管腔内附壁血栓、支架继发血栓等情况，在头臂干动脉瘤腔内修复过程中，需高度警惕栓塞风险。术中需注意及时冲洗输送系统、导管等结构，轻柔操作，预防栓塞事件发生。

本例患者通过精确测量和设计，利用自制分支支架，对一例复杂头臂干动脉瘤成功地进行了腔内修复，获得了满意的效果，对此类患者的处理具有一定借鉴意义。

（医疗作者：宋希涛　陈跃鑫；护理作者：任红艳）

参 考 文 献

［1］URBANSKI P P，IRIMIE V，LENOS A，et al. Innominate artery pathology in the setting of aortic arch surgery：incidences，surgical considerations and operative outcomes［J］. Eur J Cardiothorac Surg，2019，55（2）：351-357.

［2］CURY M，GREENBERG R K，MORALES J P，et al. Supra-aortic vessels aneurysms：diagnosis and prompt intervention［J］. J Vasc Surg，2009，49（1）：4-10.

［3］CHAMBERS C M，CURCI J A. Treatment of nonaortic aneurysms in the endograft era：aneurysms of the innominate and subclavian arteries［J］. Semin Vasc Surg，2005，18（4）：184-190.

［4］SAFRAN B，GARG K，SCHER L，et al. Repair of Isolated Innominate Artery Pathology with a Modified Endovascular Graft［J］. Ann Vasc Surg，2019，60：475. e475，e410.

病例4

腹主动脉瘤支架植入术后移位继发
胸腹主动脉瘤的多次腔内修复

专家点评

医疗方面

胸腹主动脉瘤的腔内修复治疗是目前主动脉外科治疗的难点，尤其本例患者合并有原腹主动脉瘤支架移位，显然增加了手术的难度。术者通过自身的经验，对现成的主动脉支架进行各种改造，逐渐成为目前常用的治疗选择，尤其在主动脉分支支架尚没有成熟商用品的情况下。对于分支支架的制造，不同的术者会根据具体病例解剖结构而有所不同，本书的其他病例可能会有相关介绍。本例在制作分支支架时，选择的是直行支架，而不是大多数"八爪鱼"技术使用的分叉型主动脉支架作为基础，应该还是考虑到原腹主动脉瘤支架对于病变部位的影响。但此种设计对于分支支架的选择和内脏动脉的定位有一定的困难，术者进行了相关改进和困难挑战，为我们展现了其思考过程。

同时，感谢北京协和医院术者愿意分享这样一例不够完美的病例，包括术后出现截瘫的处理，以及短期内内漏出现后的处理技术，这些补救性措施的使用，对于读者的临床操作有一定的参考价值。

（北京大学第三医院　李　选）

护理方面

脊髓缺血是胸腹主动脉瘤外科治疗的常见并发症，此例患者由于腹主动脉瘤支架导致截瘫的发生率进一步增加。北京协和医院护理团队术后对患者肌力的评估及时，并在给予积极治疗与康复的过程中动态评估患者的肌力情况，这是非常值得推广的。同时，临床上对于脊髓缺血患者的护理是很繁重的，除了需要树立患者及其家属的信心，还要耐心指导患者，需要投入大量的精力，是非常不容易的。

（中国人民解放军总医院　胡智飞）

一、病历摘要

患者，男性，59岁。主因"腹主动脉瘤支架术后9年，发现主动脉支架移位合并胸腹主动脉瘤2个月"入院。

现病史：患者9年前于当地医院体检时行胸腹部CT检查，发现腹主动脉瘤（瘤体直径约4.5cm），无相关症状，于外院行"腹主动脉瘤腔内修复术"（具体手术资料丢失），术后患者顺利出院，每年复查1次，复查3～4年后患者一般情况好，后自行放弃随访；2个月前，患者自觉右侧肩胛下区不适，否认疼痛、大汗、心悸等不适，至当地医院行胸腹部CTA检查（图2-4-1），提示主动脉支架移位，胸腹主动脉瘤。为求手术治疗，转至我院住院。

既往史：高血压病史20年，药物治疗，血压控制满意；冠脉旁路移植术后5年，阿司匹林治疗不规律；腔隙性脑梗死9年，一过性言语不利。长期吸烟，30支/天×30年。

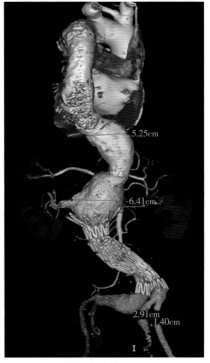

图2-4-1 术前CTA

二、术前检查

术前完善常规检查

（1）一般实验室检查：血常规正常，生化基本正常，LDL-C 2.66mmol/L，D-dimer 10.59mg/L FEU，HbA1c 6.5%，血气分析指标正常。

（2）超声心动图：节段性室壁运动异常，升主动脉及主动脉窦部增宽，左心室松弛功能减低；LVEF 67%。

（3）冠脉CTA：①冠状动脉旁路移植术后，AO-SV-PDA旁路移植血管通畅，远端吻合口及远端血管充盈良好；AO-SV-D1-OM旁路移植血管通畅，远端吻合口及远端血管充盈良好；LIMA-LAD旁路移植血管通畅，远端吻合口及远端血管充盈良好。②原位冠状动脉，右冠优势型，左主干混合斑块，轻度狭窄；前降支近端、中段弥漫混合斑块，起始处轻度狭窄，余次全闭塞；回旋支近端混合斑块，中度狭窄；右冠状动脉近端混合斑块，轻度狭窄，中段非钙化斑块，次全闭塞，远端混合斑块，中段狭窄；PDA、PLVB混合斑块，轻度狭窄。③左、右心室大小未见明显异常，二尖瓣、三尖瓣及主动脉瓣瓣膜未见明显赘生物。主动脉增宽。

三、术前准备

1. 术前一般准备　入院后完善术前检查，严格监测、控制血压与心率。术前禁食、禁水12小时，双侧腹股沟区及会阴部备皮，备异体红细胞10U、血浆2000ml，术前适当补液、水化，术前0.5小时给予预防性抗生素。

2. 手术专项准备——测量、规划　术前精确测量主动脉及入路各项解剖参数，包括主动脉动脉瘤范围、直径，各内脏动脉的空间、角度及直径（图2-4-2、图2-4-3、表4-1）。精确制订手术计划，并预估使用支架参数，术前备齐可能所需支架型号及其他所需器械。

四、术前科室查房讨论

1. 多学科会诊意见　组织心内科、心外科、麻醉科、重症医学科、神经外科、输血科于科室内进行多学科会诊。

（1）麻醉科：患者合并多种心脑血管基础病，手术范围大，手术麻醉风险极高，加强围手术期监测，维持水、电解质、血压、血糖稳定，保证重要组织脏器灌注；充分交代围手术期心肌梗死、心力衰竭、脑卒中、多器官功能衰竭、严重心律失常、低氧、肺不张、呼吸衰竭、脱机拔管延迟以及大出血风险，医务处备案，律师公证；术后返ICU。

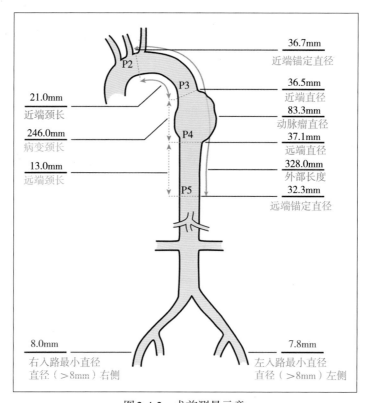

图2-4-2　术前测量示意

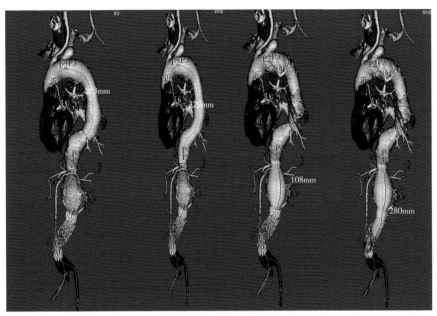

图2-4-3　测量示意

表2-4-1　术前测量数据

测量	测量值
角度	
腹腔干时角	00：30（15°）
肠系膜上时角	00：00（0°）
左肾时角	03：25（103°）
右肾时角	09：09（275°）
C臂机位置	
C臂机位置	CAU 0°-LAD 24°
左颈总C臂机位置	CAU 9°-LAD 27°
左锁骨下C臂机位置	CAU 0°-LAD 38°
腹腔干C臂机位置	CAU 13°-RAD 79°
肠系膜上C臂机位置	CAU 19°-RAD 79°
左肾C臂机位置	CRA 19°-RAD 5°
右肾C臂机位置	CRA 2°-RAD 35°
直径	
近端锚定直径（P2）	36.7mm
近端直径（P3）	36.5mm
远端直径（P4）	37.1mm
远端锚定直径（P5）	32.3mm
动脉瘤直径	83.3mm
右入路最小直径	8.0mm
左入路最小直径	7.8mm
长度	
近端颈长（P2～P3）	21.0mm
病变长度（P3～P4）	246.0mm
远端颈长（P4～P5）	13.0mm
外部长度（P2～P5）	328.0mm

（2）心内科：充分交代手术风险，术后警惕心肌梗死，尽早恢复抗血小板治疗；继续他汀类药物降脂，调整降压药物。

（3）心外科：患者围手术期心脏事件高风险，暂无特殊处理指征；围手术期警惕新发心肌梗死；愿协助相关诊治。

（4）重症医学科：充分交代围手术期相关并发症；围手术期注意监测血压，维持冠脉灌注，监测心电图、心肌酶谱改变，警惕心肌缺血加重、新发心肌梗死、心律失常、心力衰竭等；如手术范围大，注意术后肾灌注情况，神经外科、麻醉科评估是否有腰大池引流指征，围手术期注意颅内压改变；术后返ICU。

（5）神经外科：患者围手术期分支血管损伤风险大，截瘫风险高，告知病情；术前可协助行腰大池引流。

（6）输血科：术前进行有效配血、备血，备异体红细胞10U、血浆2000ml，注意凝血复合物和血小板准备。

2. 血管外科科室内讨论

（1）医疗方面：患者为腹主动脉瘤支架植入术后，整个主动脉壁进行性退行性改变，导致出现整体的瘤样改变，进而导致原支架锚定区无法提供锚定，从而使支架发生移位。新发的胸腹主动脉瘤累及重要的内脏动脉、远端髂动脉，提示患者主动脉退行性改变程度严重且复杂。病因上仍考虑以动脉粥样硬化为最大可能，基本可排除马方综合征、埃勒斯-当洛综合征等常见的主动脉退行性疾病。结合患者合并出现冠脉闭塞性疾病和脑血管闭塞，以及严重吸烟史，考虑患者动脉粥样硬化严重，导致动脉中膜层的弹力纤维层和内膜内皮细胞均破坏严重，围手术期应积极给予他汀治疗，控制动脉炎性反应。

患者同时合并较多心脑疾病，开放性手术进行主动脉置换风险显著增加，且患者及家属完全拒绝此方案，使得腔内修复治疗成为唯一选择。腔内修复治疗手术方案，根据目前测量结果，考虑术者自制的分支支架重建内脏动脉方案，但考虑到患者主动脉扭曲严重，且原主动脉支架干扰，分支支架有一定的失败风险，需做好"烟囱"支架预案。

围手术期采取积极措施预防心脏、肺部、肾以及脊髓缺血的并发症，具体措施参见相关科室会诊意见。术前1天完成腰大池引流管留置。

（2）护理方面：①因患者有长期严重吸烟病史，动脉粥样硬化严重，导致动脉中膜层的弹力纤维层和内膜内皮细胞均破坏严重，围手术期嘱咐患者规律口服降脂类药物，控制动脉炎性反应，对患者进行健康教育，需严格戒烟。②因患者有高血压病史，能规律服药，血压控制相对满意，嘱患者保持情绪稳定，避免情绪波动引起血压波动，保持血压、心率稳定，控制在正常范围内，规避血压升高造成动脉瘤破裂出血。③因患者有冠脉旁路移植手术史，且未规律口服阿司匹林，用药依从性差，了解患者无法很好依从的原因，针对原因给予积极有效的健康教育，同时监测心功能，维持生命体征、水及电解质稳定，保证组织脏器灌注，准确记录出入量，警惕心肌梗死、脑梗死的发生。④因患者有腔隙性脑梗死病史，有一过性言语不利后遗症，且手术血管损伤风险大、手术范围广，可能出现脊髓缺血并发症，截瘫风险高，遂患者术前1天留置腰大池引流管，应妥善固定引流管，保持腰大池引流管处于夹闭状态，对患者进行管路滑脱注意事项宣教。

五、手术过程

1. 全身麻醉完成后，手术切开显露双侧股总动脉和左侧锁骨下动脉，分别套带备控。静脉肝素化，激活全血凝固时间（activated clotting time of whole blood, ACT）维持在200～300秒。

2. 左侧锁骨下动脉分别置入2枚6F短血管鞘，并置换为8F长血管鞘置于胸主动脉段。双侧股总动脉逆行穿刺置入8F导管鞘，双侧股浅动脉近端顺行穿刺置入6F导管鞘，股总－股浅动脉导管鞘之间用连接管连通用于远端血运灌注。

3. 左侧股总动脉导管鞘置入C2导管配合导丝上行，达第12胸椎水平腹主动脉，选择进入肠系膜上动脉，留置导管作为标记。

4. 取34-34-200mm覆膜支架（Ankura®，先健）于体外释放约2/3，按术前测量数据对应腹腔干、肠系膜上动脉、双侧肾动脉分别开窗4个。取7-150mm覆膜支架（Viabahn®，GORE）截成4节，各自一端修剪后与开窗的覆膜支架缝合，其开口处以抓捕器头端显影导丝缝合固定作标记。再将支架回置入释放外鞘。

5. 自左侧锁骨下动脉鞘置入MPA导管，配合导丝沿降主动脉、腹主动脉下行，选入右侧髂总动脉－髂内动脉，于右侧髂内动脉主干置入弹簧圈行右侧髂内动脉栓塞。

6. 自右侧股总动脉鞘置入Lunderquist®导丝，上行达升主动脉，自左侧锁骨下动脉开口以远依次置入40-32-200mm、36-32-160mm、34-34-200mm"开窗"覆膜支架（Ankura®，先健）。自左侧锁骨下动脉两个动脉鞘分别置入MPA导管配合导丝分别选入开窗支架对应肾动脉的"开窗"分支支架，再分别选入双侧肾动脉，跨"开窗"分支支架与肾动脉之间置入覆膜支架：右6-100mm覆膜支架（Viabahn®，GORE）、左6-150mm覆膜支架（Viabahn®，GORE）。造影显示支架位置好，双肾显影好。

7. 再自左侧锁骨下动脉鞘置入MPA导管，配合导丝选入对应腹腔干的开窗分支支架，再选入腹腔干，置入7-100mm覆膜支架（Viabahn®，GORE），造影显示支架位置好，腹腔干显影良好。

8. 自右侧股总动脉鞘置入C2导管，配合导丝选入对应肠系膜上动脉的"开窗"分支支架，尝试选入肠系膜上动脉，未果。遂于该分支支架出口处填塞弹簧圈行栓塞。再自左侧股总动脉鞘预置的C2导管内置入交换导丝，沿导丝置入长导管鞘，依次释放7-150mm、8-150mm覆膜支架（Viabahn®，GORE）。

9. 于开窗覆膜支架与腹主动脉覆膜支架之间再置入34-34-80mm覆膜支架，于肠系膜上动脉的"烟囱"支架内再植入8-100mm自膨支架（Smart Control®，Cordis）。

10. 于右侧髂总–髂外动脉处植入16-12-80mm覆膜支架髂支（Hercules-B®，微创心脉）。CODA球囊依次贴附支架连接处。

11. 造影显示支架位置良好，各内脏动脉显影良好。

12. 撤去导丝、导管鞘，缝合关闭各穿刺点，创面确切止血，各置引流管一根，逐层缝合关闭切口。

13. 术中出血约2000ml，输入异体红细胞4U，自体血回输750ml。因手术时间长，应用人工移植物，预防性应用抗生素。患者返ICU继续观察治疗。

具体手术过程见图2-4-4。

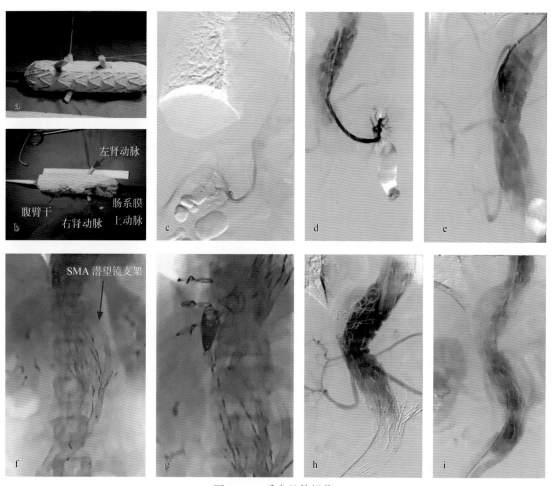

图2-4-4　手术具体操作

注：a. 自制分支支架；b. 各分支支架示意；c. Viabhan®支架重建右侧肾动脉分支支架；d. Viabhan®支架重建左侧肾动脉分支支架；e. Viabhan®重建腹腔干动脉分支支架；f. Viabhan®支架重建肠系膜上动脉倒烟囱支架；g. 栓塞原肠系膜上动脉分支支架；h. 最后造影提示腹腔干动脉和双侧肾动脉供血满意；i. 最后造影提示肠系膜上"倒烟囱"支架供血满意，主动脉支架整体无明显内漏。

六、术后处理

1. 医疗方面

（1）术后患者带气管插管返回ICU，常规进行心肺功能支持以外，予静脉肝素泵入，控制APTT在40～50秒；注意维持血压不低于140mmHg；注意呼吸道管理，间断纤维支气管镜吸痰，术后即刻PLT $82×10^9$/L，WBC $13.14×10^9$/L，NEUT% 84.9%，RBC $2.90×10^{12}$/L，Hb 91g/L，HCT 26.6%，Alb 20g/L，Na^+ 146mmol/L，Ca^{2+} 1.85mmol/L，Urea 7.74mmol/L，Glu 7.9mmol/L，ALT 7U/L，Cr（E）132μmol/L，CK 366U/L，cTnI 0.136μg/L，NT-proBNP 157pg/ml。PT 27.1秒，PT% 31.1%，INR 2.32，Fbg 1.12g/L，D-dimer 14.96mg/L FEU。

（2）术后第2天恢复清醒后，发现双侧肢体肌力减退，双上肢3级，双侧下肢2～3级，遂开放腰大池引流管，维持引流于$10cmH_2O$，控制每天引流量在200ml以内、每小时15ml以内。

（3）术后12小时顺利脱机拔管，术后16小时返回普通病房。

（4）普通病房处理要点：①继续心电监护，关注患者血压、心率变化，适当维持稍高血压，警惕脊髓缺血损伤加重；关注患者凝血结果，警惕DIC，三系减低考虑手术支架植入相关可能，可予以输血对症处理；继续抗凝治疗，密切监测凝血指标变化；保持脑脊液引流出口平面高于穿刺点约10cm，关注脑脊液引流，避免引流量持续大于200ml/d，酌情调整引流出口高度；患者卧床期间，警惕深静脉血栓形成及坠积性肺炎；动态监测心肌酶谱变化，必要时复查心电图变化，密切关注患者心脏情况，警惕新发心肌梗死；关注切口内引流，警惕出血。②术后48小时，输4U红细胞、400ml血浆，双侧肢体肌力逐渐恢复。48小时内，近心端肌力3级，远心端肌力4～5级，PLT $59×10^9$/L，WBC $16.10×10^9$/L，NEUT% 91.3%，Hb 76g/L；K^+ 3.8mmol/L，Alb 28g/L，TBil 9.3μmol/L，ALT 52U/L，Cr（E）167μmol/L；CK 781U/L，CK-MB-mass 0.8μg/L，NT-proBNP 2351pg/ml，cTnI 0.069μg/L，Myo 525μg/L；PT 13.0秒，Fbg 4.51g/L，APTT 37.2秒，D-dimer 18.06mg/L FEU。③术后72小时，可辅助下地活动，拔除腰大池引流管。各切口引流管依次拔除，血红蛋白和血小板计数趋于稳定。④术后7天，神经内科会诊，双侧第7胸椎以下针刺觉减退，双音叉振动感尚可；双上肢近端肌力5级，远端肌力4＋级；双下肢近端肌力3级，远端肌力5-级；腱反射、巴宾斯基征（-）。考虑脊髓前动脉综合征，继续阿托伐他汀20mg每晚1次。同时开始重叠华法林抗凝。⑤术后10天，准予出院，出院时双上肢近端、远端肌力5级，双下肢近端肌力5-级，远端肌力5级，INR 1.56。

2. 护理方面

（1）持续心电监护，关注患者血压、心率变化，因患者清醒后出现脊髓缺血症状，要求血压控制在130～140mmHg，维持正常偏高血压，避免脊髓缺血损伤加重。

（2）呼吸道管理：患者脱机拔管后回到普通病房，因长期吸烟导致气管发炎、纤毛运动减退，因穿刺处加压包扎患者卧床，为避免发生坠积性肺炎，应保持呼吸道通畅，促进患者有效咳嗽排痰，必要时可给予雾化吸入改善通气功能。

（3）管路护理：①腹腔引流管，妥善固定管路，避免出现脱管不良事件。密切观察腹腔引流管引流量及性质，腹部切口敷料是否干净，同时因为抗凝治疗，各班次观察出血情况，如果患者引流液＞200ml/h，同时评估引流管引流液温度，警惕出血可能，及时通知医生。②脑脊液引流管，保持脑脊液引流管引流通畅，引流量＜200ml/d，每小时＜15ml，且引流出口平面固定高于穿刺点约10cm，以降低脊髓压力，关注患者有无头痛主诉。③外周静脉，患者经外周静脉补液，观察穿刺点有无红肿渗液，保证管路通畅，补液顺利；患者术后持续泵入肝素盐水，关注患者凝血指标，每4小时监测1次，控制APTT在40～50秒正常偏高水平，妥善固定管路。

（4）因患者术前有心肌梗死病史，继续密切监测心肌酶谱变化，准确记录24小时出入量，必要时复查心电图，警惕新发心肌梗死。

（5）评估穿刺肢体的末梢血运情况，包括皮肤颜色、温度，足背动脉搏动情况，肢体水肿及疼痛等。

（6）患者血常规结果提示红细胞、白细胞、血小板计数三系均低，考虑与支架植入相关，予红细胞及血浆输血对症处理。输血过程中要观察患者有无输血反应、输血部位局部情况，关注患者生命体征，询问患者有无不适主诉。

（7）患者术后1天出现肌力减退，双上肢可以抬离床面，但不能抗阻力，双下肢较上肢弱，经评估，双上肢肌力3级，双侧下肢2～3级，开放腰大池引流，静脉输血治疗，加强患者心理护理，嘱患者保持良好的稳定情绪，树立战胜疾病的信心；同时指导患者进行功能锻炼，卧床期间，练习直腿抬高训练；下床以后，可以在医护人员或家属的陪同下，在室内平路慢行；上肢进行平举、上举的运动，主动屈伸手臂以及手腕，每班均要评估患者肌力情况。

（8）患者压疮评分为12分，定时协助患者床上翻身活动，因双下肢加压包扎，协助患者轴线翻身，预防压力性皮肤损伤。

（9）出院前加强出院宣教，遵医嘱进行复查，早发现，早治疗，避免贻误病情。

七、术后随访

因患者初次手术后存在肠系膜上动脉分支支架未对接锚定，仅靠弹簧栓栓塞，叮嘱患者密切随访，术后1个月和6个月行CTA复查，在第二次复查CTA时发现支架内漏，且髂动脉瘤有所增加，遂再次收入院，行"胸腹主动脉覆膜支架内漏修复、左侧髂总动脉瘤腔内修复（'三明治'技术）术"，具体手术过程见图2-4-5，术后顺利出院。此时患者截瘫情况完全缓解。二次术后分别于6个月与1年复查，家属电话告知未见内漏和动脉瘤复发。

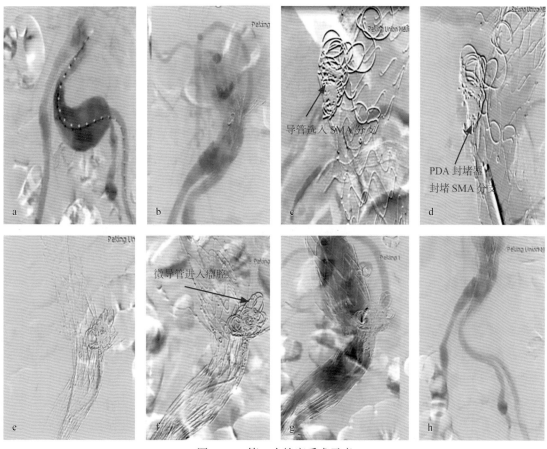

图2-4-5 第二次栓塞手术示意

注：a. 左侧髂总动脉较第一次术前显著增加；b. 主动脉造影提示内漏，瘤腔造影剂填充；c. 导管选入原肠系膜上动脉分支支架；d. 使用封堵器封堵SMA分支支架；e. 对SMA "烟囱" 支架间隙（Gutter）进行栓塞；f. 微导管通过间隙（Gutter）进入瘤腔；g. 通过微导管增加栓塞；h. "三明治" 支架技术治疗左侧髂总动脉瘤。

八、术后点评及相关指南文献解读

本例病例属于临床常见的主动脉壁退行性改变导致动脉瘤的患者。患者初次动脉瘤的发病年龄相对较早，低于大多数文献报道的平均年龄，且在术后10年出现全主动脉壁的广泛瘤样改变，并导致原主动脉支架锚定区显著扩张后支架移位。在暂时缺乏相关基因学突变证据前提下，在此例患者主要导致动脉瘤壁弹力纤维层快速破坏的可能原因中，首选严重的动脉粥样硬化。动脉粥样硬化导致患者出现了狭窄闭塞性病变和扩张性病变两种表现形式，此类患者的动脉粥样硬化危险因素通常较多，包括重度吸烟、重度高脂血症或家族性高脂血症、高同型半胱氨酸血症等，在术前和术后都需要给予充分的重视，包括并不限于强化降脂，以控制LDL和hs-CRP为监测重点的治疗方案，严格戒烟，且避免尼古丁替代治疗。

本病例的治疗难度在于分支支架的设计和操作，由于瘤体在膈肌水平出现较大的扭曲，导致分支支架对位困难。一方面，可以通过术前制作3D模型用于协助分支支架的设计，另一方面，在术中需要非常耐心的对位和寻找靶血管。手术中最困难的是左侧肾动脉支架的锚定，术者在此处植入的是Viabhan®支架，但是肾动脉相对正常的远端锚定血管较短，导致临床常用的超硬导丝，如Supercore®或Amplatz®导丝均无法提供足够的加硬支撑，进而导致常用的血管长鞘无法有效到位，来为Viabhan®支架提供充分的保护和支撑。术者在操作中，选择了Rossen®导丝，此款导丝的前端软质段相对更短，中段的加硬钢丝段也有足够的支撑力；同时，在常用的长鞘无法到位的前提下，选择Fu-star®可调弯鞘放置在距离肾动脉尽量近的部位做有效支撑。在实际操作中，Viabhan®支架在释放过程中，需要在长鞘内释放大部分后，逐步后撤可调弯鞘，来获得覆膜支架的安全释放。

由于在术中释放主体支架过程中出现了肠系膜上分支支架无法有效对位，术者在术中紧急改为通过髂动脉逆行的"倒烟囱"支架来获得血运保证，而此分支支架的有效关闭以及"倒烟囱"支架常见的支架与主动脉间隙（Gutter）成为远期内漏的重要隐患。幸运的是，患者在术后随访中及时发现了内漏的存在，而在后续的处理中，主要的技术要点是采用封堵器作为栓塞的主要支撑物，实践证明，此封堵器显著优于单纯的弹簧栓。而在栓塞Gutter中，需要注意的是应该在多个角度去寻找潜在Gutter，进行充分有效的弹簧栓栓塞。

脊髓缺血是胸腹主动脉瘤外科治疗的常见并发症，有文献报道，标准的Crawford法治疗TAAA，截瘫发生率约为11%，腔内修复治疗时代，截瘫发生率显著降低，但仍有3%～10%。截瘫的主要原因是脊髓缺血，因为脊髓的主要供血动脉是肋间动脉，尤其是位于第9胸椎～第1腰椎的脊髓最大根动脉。所以，在膈肌水平的胸腹主动脉交界区进行外科干预时，脊髓缺血的风险显著增加。外科手术需要将此段的肋间动脉进行长时间的阻断甚至永久闭塞，所以截瘫风险显著增加。而腔内修复治疗，虽然对此段主动脉进行了覆盖，但因为可能有瘤腔内的II型内漏导致残余血流，故截瘫风险显著降低。但当支架同时覆盖肾下的腹主动脉，或者覆盖左侧锁骨下动脉，则截瘫风险会显著增加。此例患者恰因为前序的腹主动脉支架导致了截瘫的发生率进一步增加。截瘫的预防和治疗措施主要包括提高有效动脉压、降低脊髓内压力，后者可通过脑脊液引流实现，同时可以给予糖皮质激素、纳洛酮等药物。脑脊液引流一般是将压力控制于40～100mmH$_2$O，同时脑脊液的引流量控制于每天少于200ml，过多的脑脊液引流可能会增加患者头痛风险。同时，一般脑脊液引流管放置时间建议不多于72小时，降低感染风险。

（医疗作者：叶 炜 宋小军；护理作者：郭玉颖 王 磊）

参 考 文 献

[1] CHAIKOF E L, BREWSTER D C, DALMAN R L, et al. SVS practice guidelines for the care of patients with an abdominal aortic aneurysm: executive summary [J]. J Vasc Surg, 2009, 50（4）: 880-896.

［2］ANDERSON J，NYKAMP M，DANIELSON L，et al. A novel endovascular debranching technique using physician-assembled endografts for repair of thoracoabdominal aneurysms［J］. J Vasc Surg，2014，60（5）：1177－1184.

［3］SCHWIERZ E，KOLVENBACH R R，YOSHIDA R，et al. Experience with the sandwich technique in endovascular thoracoabdominal aortic aneurysm repair［J］. J Vasc Surg，2014，59（6）：1562－1569.

［4］TANAKA A，SAFI H J，ESTRERA A L，et al. Current strategies of spinal cord protection during thoracoabdominal aortic surgery［J］. Gen Thorac Cardiovasc Surg，2018，66（6）：307－314.

［5］SCHLÖSSER F J V，VERHAGEN H J M，LIN P H，et al，TEVAR following prior abdominal aortic aneurysm surgery：increased risk of neurological deficit［J］. J Vasc Surg，2009，49（2）：308－314.

［6］FEEZOR R J，LEE W A. Strategies for detection and prevention of spinal cord ischemia during TEVAR［J］. Semin Vasc Surg，2009，22（3）：187－192.

病例 5

主动脉夹层合并胸主动脉
假性动脉瘤的腔内治疗

专家点评

医疗方面

本病例前次I型夹层的全弓置换 + 术中支架，因为没有术中造影保障，支架远心端放置于假腔中，术后的CTA提示此点，这也是支架植入术的一个可能并发症。对于这种情况出现后，应该尽快完成修复，还是像本例病例等待4年再进行，就笔者观点，还是应该尽快修复为宜。目前经过4年的等待，假腔进一步扩大，真腔缩小后导致的内脏供血等问题都会影响术后愈合。尽管如此，我们仍看到术者团队经过努力，重新建立了真腔-假腔-真腔的安全导丝路径，同时，胸主动脉段的假腔经过4年的生长，其动脉壁也有充分的安全保障，使得手术支架的锚定都足以可靠进行。但考虑到腹主动脉瘤近内脏区可能还有较大缺口存在，对于此例患者远期的随访仍不可或缺，需要密切关注，必要时需再次手术，完成全主动脉腔内置换。

（首都医科大学附属北京朝阳医院　张望德）

护理方面

此例患者是主动脉急重症患者，一般情况不佳，这为诊治和护理造成很大困扰。术前患者不断出现的急性胸痛症状说明疾病的进展，在紧急情况下要完善各种术前检查的同时，还要保证患者转运过程中的安全和充分术前评估，充分展示了北京协和医院多学科合作的能力以及急重症患者"绿色通道"的能力。护理团队需要从多学科会诊中快速了解、掌握信息，预知性地制订术后护理要点，体现了团队的专业性。针对这样的一个复杂病例，护理人员术后系统地制订了护理措施，特别是在抗凝策略中，护理人员起了很重要的作用，护理人员不仅需要掌握各种抗凝操作技术，还要熟练掌握抗凝原理，才能知道抗凝操作的根源，保证了患者的安全。

（中国人民解放军总医院　胡智飞）

一、病历摘要

患者，男性，52岁。主因"主动脉夹层术后4年余，胸痛半年余"入院。

现病史： 患者2017年因"DeBakey Ⅰ型主动脉夹层、前降支中段管腔重度狭窄、右冠状动脉中段中度狭窄"，行"主动脉根部替换（Bentall术）＋主动脉全弓替换＋降主动脉支架象鼻术＋冠状动脉旁路移植术"，术后恢复可。患者近半年来有心悸、胸痛症状，休息后上诉症状可好转，当地医院行主动脉＋冠脉CT，提示降主动脉支架腔外造影剂内漏，支架下方胸腹主动脉夹层撕裂至髂总动脉分叉水平，升主动脉薄层壁内血肿。患者诉近4天来上述症状加重，轻度活动即出现症状，新发右前胸疼痛，性质同前。

既往史： 高血压、高血脂、高HCY、冠心病，冠脉旁路移植术后，吸烟史。目前规律华法林抗凝。

查体： 四肢脉搏搏动可及，未及腹部压痛。四肢血压：左上肢131/62mmHg，右上肢144/72mmHg，左下肢158/77mmHg，右下肢164/70mmHg。

二、术前检查

术前完善常规检查

（1）一般实验室检查

全血细胞分析：PLT 138×10^9/L，WBC 5.72×10^9/L，Hb 144g/L，LDL-C 3.50mmol/L，HCY 17.0μmol/L，余在正常范围。

凝血功能：INR 1.78，D-dimer 3.82mg/L FEU。

尿常规：未见异常。

输血8项：未见异常。

（2）肺部情况评估

动脉血气分析：PO_2 70mmHg，SO_2 93.9%，pH 7.41，cLac 1.4mmol/L。

（3）心脏情况评估

心肌酶谱：CK 146U/L，CKMB-mass 1.1μg/L，cTnI＜0.017μg/L，NT-proBNP 1079pg/ml。

心电图：窦性心率、左心室肥厚。

超声心动图：主动脉瓣瓣膜功能正常；室间隔、左心室下节段性室壁运动异常；双房增大；轻度二、三尖瓣关闭不全；左心室肥厚；主肺动脉增宽；左心室舒张功能减低。

（4）周围血管评估

颈动脉、椎动脉彩超：右侧颈总动脉及颈内外动脉起始处可见双腔结构延伸至升主动脉，双侧颈总动脉粥样硬化伴斑块形成，左侧椎动脉高位入椎间孔，阻力指数增高。

下肢动脉彩超：双下肢动脉粥样硬化伴斑块形成，未见狭窄。

CTA："主动脉根部替换（Bentall术）＋主动脉全弓替换＋降主动脉支架象鼻术"后，主动脉弓、降主动脉见支架影，支架周围可见造影剂充盈，支架远端降主动脉可见内膜片破口及双腔结构，右侧颈总动脉近段可见双腔结构；AO-SV-RCA旁路移植血管狭窄、起始段闭塞可能，远端吻合口狭窄，远侧血管通畅；AO-SV-LAD旁路移植血管通畅，远端吻合口及远侧血管通畅；前降支近端轻度狭窄，中段重度狭窄，远端轻度狭窄；回旋支远端充盈欠佳，狭窄不除外；右冠状动脉近端、中段管腔重度狭窄，远端轻度狭窄；PLVB混合斑块，管腔轻度狭窄。左心室增大（图2-5-1）。

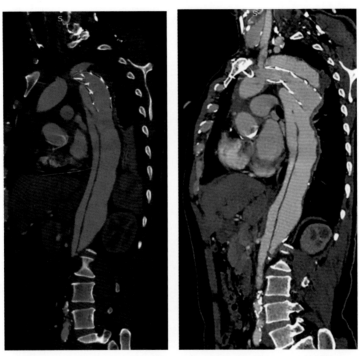

图2-5-1　2017年（左）及2021年（右）主动脉CTA对比图

注：左图为2017年，右图为2021年；可见支架移位，夹层假腔明显增大，瘤样扩张。

三、术前准备

1. 术前一般准备　入院后完善术前检查，严格监测、控制血压与心率。术前禁食禁水12小时，双侧腹股沟区及会阴部备皮，备异体红细胞4U、血浆800ml，术前适当补液、水化，术前0.5小时给予预防性抗生素。术前放置腰大池引流管。

2. 术前专项准备——测量、规划　主动脉夹层腔内修复，左侧颈总动脉原位开窗。左侧颈总动脉-左侧锁骨下动脉，及左侧颈总动脉-左侧锥动脉旁路移植（图2-5-2）。

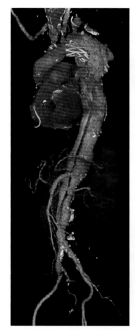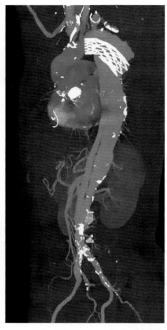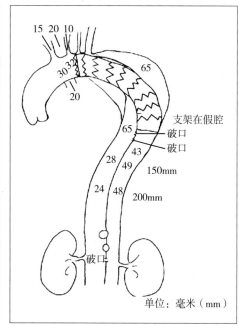

图2-5-2 术前动脉夹层测量数据

注：原支架远端开口于假腔，真假腔之间存在多个破口，真腔纤细。肾动脉水平可见多个破口，迷走椎动脉及左侧锁骨下动脉开口于假腔，左侧颈总动脉起始部可疑夹层形成。

四、术前科室查房讨论

1. 医疗方面　患者病史复杂，合并症较多，术前行多学科会诊。

（1）心内科意见：患者此次超声心动图示左心室下壁、室间隔无运动，考虑已发生透壁陈旧性心肌梗死，与目前RCA闭塞有关，但目前心功能状态尚可，无急性冠脉综合征（acute coronary syndrome，ACS）证据，建议优先处理降主动脉夹层，病情平稳后我科随诊评估RCA及LAD介入时机；充分交代围手术期心脏事件风险，积极应用抗栓药；强化降脂，予阿托伐他汀20mg每天1次＋依折麦布（益适纯）10mg每天1次；予抗心绞痛治疗，单硝酸异山梨酯缓释片（依母多）＋倍他乐克缓释片47.5～95mg，曲美他嗪尼可地尔5mg每天3次。

（2）心外科意见：患者前次手术在带支架人工血管上左侧锁骨下、左侧椎动脉起始处对应位置开窗，目前CTA见分支血管有血流，但可疑为倒灌血，进一步可结合CTA时相分析，此外可根据患者左上肢及后循环缺血症状、双上肢血压差、经颅多普勒超声结果评估，仍存在二次支架术后左侧锁骨下动脉、左侧椎动脉缺血可能，建议充分向患者及家属交代风险；抗凝方面，可于术前5天停口服华法林，予低分子肝素桥接至术前24小时，术前1天INR低于1.5为宜；术后视出血风险尽早恢复抗凝治疗，可用低分子肝素或普通肝素抗凝，桥接口服华法林至INR大于1.5，最终INR目标1.5～2.0。

（3）麻醉科意见：患者拟行降主动脉夹层手术，合并冠心病、旁路移植血管狭窄，手术复杂，需交代围手术期心脑血管意外、大出血风险极高，建议医务处备案、律师公证；术前充分备血，术中自体血回输；术前建立动脉血压监测、建立中心静脉置管，备血管活性药，术后返ICU。

（4）重症医学科意见：患者拟行降主动脉手术，交代围手术期心肌梗死、心力衰竭、出血、多器官功能障碍及脱机拔管困难风险；术前联系沟通床位。

（5）总结多学科会诊意见：遵心内科意见，予强化降脂、抗心绞痛治疗，注意观察患者心悸、胸闷、胸痛症状，必要时请心内科再次会诊；遵心外科意见，今日停用华法林，复查INR，桥接依诺肝素钠（克赛）抗凝；完善头部CT检查排除术前脑梗死、脑出血等。患者此次手术风险大，积极完善术前准备，完善律师公证及医务处备案，余治疗同前。

2. 护理方面

（1）患者属于主动脉急重症患者，存在胸痛症状，CTA示降主动脉支架腔外造影剂内漏，支架下方胸腹主动脉夹层撕裂至髂总动脉分叉水平，升主动脉薄层壁内血肿。术前需严格控制患者血压、心率在目标范围，定时服用降压药物，监测血压、心率变化；避免患者情绪激动，定时评估患者胸痛程度，避免血压升高以及任何增强腹压的情况，重视患者的主诉，防止动脉瘤破裂的风险。

（2）患者存在心悸、胸痛不适，心功能Ⅲ级，CTA提示冠状动脉前降支中度至重度狭窄，右冠状动脉近端、中段重度狭窄，AO-SV-RCA旁路移植血管狭窄、局部闭塞可能。故术前完善超声心动图检查，严格控制出入量、监测心肌酶谱变化，关注心电图结果以及心悸、胸痛程度、持续时间等；遵医嘱给予强化药物治疗，嘱定时口服降脂、抗心绞痛药物，术前5d，停用华法林抗凝改为低分子肝素皮下注射抗凝治疗，并监测INR变化，关注患者INR是否能降到1.5以下，达到术前的指标，为手术治疗做好准备。

（3）术前患者血压左上肢131/62mmHg，右上肢144/72mmHg，双上肢收缩压差在10mmHg以上，结合CTA结果考虑患者仍存在二次支架术后左侧锁骨下动脉、左侧椎动脉缺血可能。术前予以监测双上肢血压变化，定时评估患者有无头晕、左上肢无力等症状，关注疾病的进展。

（4）预防术后复发，保证手术效果。患者存在高同型半胱氨酸血症病史，给予定时口服叶酸片、维生素B_6、维生素B_{12}降低同型半胱氨酸，并监测用药效果。患者存在吸烟史，告知患者吸烟是导致疾病及影响手术效果的重要危险因素，使其认识到戒烟的重要性。

（5）脊髓缺血是胸腹主动脉瘤腔内治疗的严重并发症，预防脊髓缺血的方法之一是术前放置腰大池引流管；置管后暂予夹闭，妥善固定引流管，嘱患者平卧位休息6小时，并关注有无头晕、头痛等不适，监测体温变化及穿刺处切口敷料情况。

五、手术过程

首次发病、第一次手术到本次手术后的手术方案见图2-5-3。

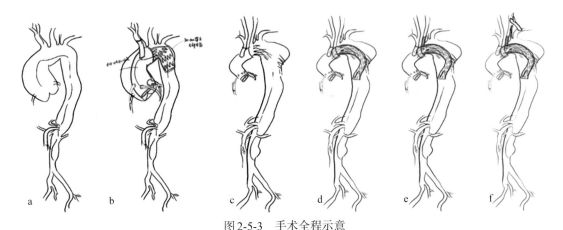

图2-5-3　手术全程示意

注：a.第一次夹层术前；b.第一次夹层术后示意；c.本次就诊支架发生移位，假腔扩大成瘤；d～f.本次手术操作的3个步骤。

1. 全身麻醉完成后，逆行穿刺双侧股总动脉及右侧肱动脉。

2. 经右侧肱动脉导丝导管逆行进入主动脉弓，经人工血管及象鼻支架下行至胸主动脉，经右侧股动脉进入抓捕器捕获右侧肱动脉至胸主动脉导丝，从而建立右侧肱动脉经象鼻支架内到右侧股动脉的通路（图2-5-4）。

3. 胸主动脉腹膜支架（32-24-200mm，Ankura®，先健），沿超硬导丝（Lunderquist®，COOK），近端定位头臂干动脉开口以远释放支架（图2-5-5）。

4. 切开显露、穿刺左侧颈总动脉，穿刺针沿导丝选入左侧颈总动脉根部并破膜原位开窗。先以3-80mm球囊扩张，再以4-14mm球囊扩张，然后于原位开窗处置入8-39mm球扩支架（Omnilink®，雅培）及13-50mm覆膜支架（Viabhan®，GORE）。

5. 最后行2处旁路移植手术并复查造影，旁路移植血管通畅，内脏区各分支动脉显影可（图2-5-6）。

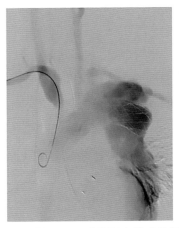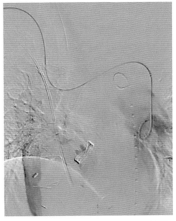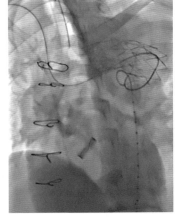

图2-5-4　分别经右股动脉及右肱动脉引入导管、导丝，造影下行进、会合。抓捕导丝，建立右侧肱动脉－右侧股动脉导丝工作路径

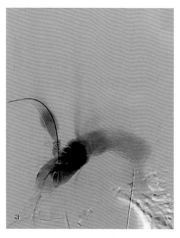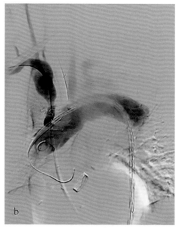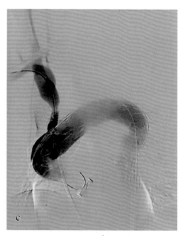

图 2-5-5　支架主体定位及释放

注：a.造影定位；b.沿工作导丝引入支架主体；c.支架近端定位于无名动脉起始部远端，精确释放。

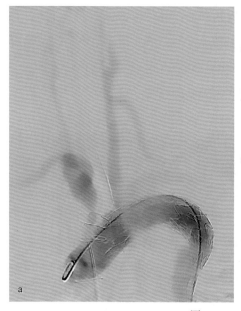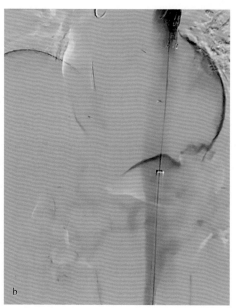

图 2-5-6　术毕造影

注：a.原位开窗及颈总动脉-锁骨下动脉旁路移植术后造影，未见明显内漏，桥血管通畅；b.内脏区分支动脉显影可。

六、术后处理

1. **医疗方面**　术后患者带气管插管镇静状态返ICU治疗。术后第1天逐渐脱机拔管，返回普通病房。术后3天内密切关注以下方面。

（1）肝素静脉泵入抗凝治疗，APTT目标值维持在30～40秒。

（2）腹股沟切口加压包扎24小时，无血肿表现。

（3）血常规和凝血功能提示无DIC和出血表现。

（4）下肢足背动脉搏动好，下肢积极活动，无静脉血栓表现。

（5）术后3天拔出腰大池引流管，下肢活动正常，无截瘫表现。

（6）术后cTnI升高，最高达2.131μg/L，患者无胸痛症状，内科会诊，结合心电图等考虑ACS可能性不大，动态观察，后心肌酶谱逐渐降低至正常范围。

（7）术后第3天开始发热，查血，血细胞计数轻度升高，WBC 11.89×10^9/L，LY% 5.2%，NEUT% 91.4%，EOS% 0，LY# 0.62×10^9/L，NEUT# 10.87×10^9/L，EOS# 0，Hb 92g/L；考虑不除外感染，经感染科会诊，给予盐酸万古霉素＋亚胺培南西司他丁钠抗感染治疗，留取尿常规、痰涂片及痰培养，继续追踪外周血培养结果，继续监测体温及相关感染指标变化。后体温逐渐恢复正常，抗生素序贯治疗。

（8）术后第5天普通肝素改为依诺肝素钠4000IU每12小时1次，后重叠华法林，INR目标值1.8～2.0。

2. 护理方面

（1）生命体征观察：持续心电监测、吸氧，术后保持血压、心率平稳，关注患者用药依从性，避免因血压波动导致血液对支架的冲击过大造成支架移位，或旁路移植血管吻合口破裂或出血。

（2）预防心脏事件：患者围手术期心脏事件的发生率很高，需要密切了解患者的心脏功能，防止因为手术相关因素造成患者恶性心脏事件发生。遵医嘱监测患者cTnI，虽然术后有一过性增高，经过动态监测以及患者的症状评估，患者术后并没有发生心脏事件。

（3）切口部位观察：双侧腹股沟、右上肢加压包扎，予约束带及支具制动，保证患者，右上肢处于外展体位；每班关注切口敷料有无出血、渗血、皮肤发绀等情况。关注旁路移植处切口敷料有无渗血或渗液。

（4）血运观察：除关注患者穿刺肢体皮肤温度、颜色是否改变，还应关注动脉搏动情况，触摸时指腹按压动脉的力量要适中，不可过强或过轻，以免将自己手指的搏动误认为动脉搏动，必要时对动脉搏动处标注标记。①穿刺肢体血运观察，关注患者双足及右手皮肤温度、颜色，触摸双足背动脉、胫后动脉搏动情况，触摸患者右侧桡动脉搏动情况。②旁路移植血管血运观察，患者行左侧颈总动脉－左侧锁骨下动脉及左侧颈总动脉－左侧椎动脉旁路移植术，术后监测旁路移植血管血运，关注患者左手皮肤温度及颜色变化，触摸左侧桡动脉搏动情况；监测双上肢肱动脉收缩压，评估患者无头晕、头痛等不适。③脊髓缺血观察，虽然术前放置腰大池引流管，但术中放置覆膜支架仍有可能影响脊髓血供导致脊髓缺血风险。故术后患者清醒后及每班评估双下肢感觉、运动情况及大小便功能是否正常。

（5）抗凝治疗观察：患者行左侧颈总动脉－左侧锁骨下动脉及左侧颈总动脉－左侧椎动脉旁路移植术后，术后人工血管内存在血栓风险，为保证动脉血供，需给予低剂量肝素抗凝治疗。当患者生命体征稳定，引流液颜色浅、量少且病情稳定时，开始启动抗凝治疗，定时监测APTT结果，遵医嘱维持其在30～40秒；术后第5天过渡至低分子肝素抗凝治疗，后重叠华法林抗凝，INR目标值1.8～2.0。治疗期需观察手术切口及动脉穿刺处有无渗血或血肿；引流液颜色有无变化，量有无增多；还要注意观察有无牙龈、鼻腔出血，皮肤瘀斑以及呕血、黑便等消化道出血征象；监测凝血功能变化，维持APTT及INR于目标范围。抗凝策略结合以上评估结果制订，护理人员需要全面了解患者病情变化，及时和医生沟通，提供安全的照护。

（6）引流管路护理：①左颈部切口引流管，因术中肝素化，术后继续经静脉泵入抗凝药物，应密切观察患者引流液性质、颜色、引流量，同时保证引流管通畅，翻身活动时勿打折，以"高举平台"法妥善固定引流管路，避免皮肤压力性损伤。每班做好交接工作，准确记录引流量。②腰大池引流管，此患者通过术前放置腰大池引流管来预防脊髓损伤，术后除观察患者生命体征、意识状态、引流量、性质以及四肢感觉、活动情况，二便情况，还应关注腰大池引流管的相关并发症。出血：导致出血的原因很多，包括过度引流、抗血小板和抗凝药物的使用，INR异常升高等。感染：更换引流袋时严格遵守无菌操作，更换体位或外出检查时避免引流管内引流液逆流，必要时遵医嘱暂夹闭引流管。脱管：脱管是护理的不良事件，若患者躁动，可适当予以约束，妥善固定引流管。过度引流：应评估颅内压后设定引流量，密切关注引流量，随时记录，达到设定量时及时夹闭。若术后患者出现低颅压性头痛，多因脑脊液引流速度过快、过多引起，不推荐常规应用静脉或局部镇痛药物预防或治疗腰穿后低颅压性头痛；不推荐通过长时间平卧或补液的方法改善腰穿后低颅压性头痛的症状。

（7）监测心功能：患者术前存在心悸、胸痛不适，心功能Ⅲ级，伴有冠状动脉多处狭窄。术后监测患者心肌酶谱的变化，发现cTnI升高，最高达2.131μg/L，患者无胸痛症状，排除ACS可能性。控制患者出入量及电解质平衡，维持循环系统稳定，动态监测患者心肌酶谱的变化，患者cTnI逐渐降至正常水平。

（8）相关并发症：①深静脉血栓，因患者全身麻醉术后双下肢、右上肢处于压迫体位，且行颈部血管重建术，术后不适导致患者活动依从性差，易发生深静脉血栓形成事件，嘱患者坚持双下股行踝泵运动，右手行握拳运动；患者病情稳定后，协助患者下地活动，预防深静脉血栓形成。②感染，术后第3天患者出现发热，WBC 11.89×10⁹/L，NEUT% 91.4%，均增高，考虑不除外感染，留取尿常规、痰涂片及痰培养，抽取外周血培养，查找感染因素，并给予静脉抗生素治疗，监测患者感染指标及体温变化，后患者体温逐渐降至正常。③DIC或出血，术中覆膜支架植入及颈部动脉旁路移植术均可导致患者失血，引起凝血因子丢失或消耗，易导致DIC或出血。术后持续静脉泵入肝素盐水抗凝治疗，APTT维持在30～40秒，亦增加了出血的风险。观察切口有无渗血，引流量有无突然增多，监测凝血功能变化，该患者没有发生这类问题。

（9）健康宣教：加强患者出院后对降压药、抗凝药、保护心脏类药物的用药指导及健康宣教，嘱患者按时吃药，勿私自停药改药，患者既往长期口服华法林抗凝治疗，通过问诊了解患者的抗凝依从性比较好。长期的华法林抗凝，该患者能熟练掌握服药期间的注意事项。

七、术后随访

术后无门诊随诊记录。

八、术后点评及相关指南文献解读

1. 技术难点讨论 ①患者原手术中放置的象鼻支架，由于夹层动脉瘤逐渐增大，支架发生移位并使得真腔非常纤细，且存在多发破口，建立工作通路较为困难。本例手术的技术难点及亮点为通过上肢导管选入真腔，再通过下肢入路，通过抓捕导丝方式建立工作通路。②患者椎动脉开口于主动脉弓，左侧椎动脉直径较粗（CT测量为6.7mm），经考虑行颈动脉-椎动脉旁路移植手术；椎动脉解剖位置位于左侧颈动脉深方，显露及旁路移植具有一定的难度。③原位开窗后仍存在显著的内漏，这是因为患者原本颈动脉及开口于主动脉假腔，合并颈动脉夹层。后追加覆膜支架成功解除内漏问题。

2. 手术计划思考 患者一般情况弱，尤其是冠脉病变重，反复手术后，再次开胸手术难度极大，副损伤及出血风险极高，本例手术通过精细化、个体化设计，使用杂交手术的方式解决了看似难以解决的难题，是各种诊疗策略选择中最适合于本例患者的选择。

3. 多篇文献报道提示，不开胸杂交手术解决累及弓部的慢性主动脉夹层是合适的手术选择，具有较好的早期随访结果，但长期随访结果有待进一步研究。

（医疗作者：崔立强 曾 嵘 郑月宏；护理作者：徐雪蕾）

参考文献

［1］REN C，GUO X，SUN L，et al. One-stage hybrid procedure without sternotomy for treating thoracic aortic pathologies that involve distal aortic arch：a single-center preliminary study［J］. J Thorac Dis，2015，7（5）：861-867.

［2］WANG W，PIAO H，WANG Y，et al. Early outcomes with a hybrid technique for repair of a non-A non-B aortic dissection［J］. J Thorac Cardiovasc Surg，2020，S0022-5223（20）31530-0.

［3］CHEN S，LEE K B，NGUYEN B N，et al. Hybrid repair of chronic stanford type b aortic dissection with expanding arch aneurysm［J］. Heart Surg Forum，2020，23（5）：699-702.

［4］JUAN S，LIANGTAO X，LIGANG L，et al. Application of different types of hybrid aortic arch repair：toward to solve dissection involving the aortic arch［J］. Ann Vasc Surg，2021，S0890-5096（21）00955-9.

四分支支架的全腔内修复
V型胸腹主动脉瘤

✎ 专家点评

医疗方面

此例手术介绍了经典的外分支支架进行V型胸腹主动脉瘤的全腔内修复治疗，手术的要点：①术前精准测量。②术中缝制和释放分支支架时精准按照术前准备。③术中导丝有效选择分支支架和靶内脏血管，同时建立可靠的支架输送通道。很高兴看到术者团队精确地做好上述要点，整体手术过程堪称经典。

（上海第九人民医院　陆信武）

护理方面

本例病例存在脊髓缺血和下肢缺血的高风险，术者在术前、术中都做了充足的准备和预案来防止两者的发生，术后护理人员的密切观察也是不可或缺的。护理团队对此例患者制订了详尽的围手术期护理计划，包括对动脉搏动的位置都进行了很详细的标记，可以看到护理的细节所在。针对患者造影剂肾病的预防，目前研究显示以及手术技术的发展，对于术前没有危险因素的患者，可以不用提前水化，但是对于有明确危险因素的患者，如此例患者，加之手术过程复杂，可能会增加造影剂的使用，还是建议围手术期尤其是术前进行水化治疗。

（北京华信医院　邱　菊）

一、病历摘要

患者，男性，55岁。主因"发现胸腹主动脉瘤2年"入院。

现病史： 2年前患者因发作呼吸困难于当地医院行CT检查发现胸腹主动脉瘤（具体不详），后因呼吸困难缓解未随访动脉瘤。入院前3个月再次出现呼吸困难，行主动脉CTA提示"胸腹主动脉管腔局限性扩张，最宽内径约5.2cm，瘤壁可见附壁血栓"，诊断胸腹主动脉瘤，建议手术治疗。遂就诊于我院。

既往史： 高血压病史3年，口服缬沙坦控制可；此次发病时外院发现慢性肾功能不全。

查体： 生命体征平稳，心、肺、腹部查体（－），四肢动脉搏动有力，双上肢血压对称。

辅助检查： 主动脉CTA示胸腹主动脉管腔局限性扩张，最宽内径约5.2cm，跨主动脉裂孔，上方约平左下肺静脉，下端达左侧肾动脉开口（第9胸椎～第2腰椎），瘤壁可见附壁血栓（图2-6-1、图2-6-2）。

二、术前检查

1. **术前完善常规检查** 患者为中年男性，合并高血压及慢性肾功能不全，手术相对复杂，完善必要的基础实验室检查外，应对合并症进行相应检查和会诊，对异常结果及时分析、处理。

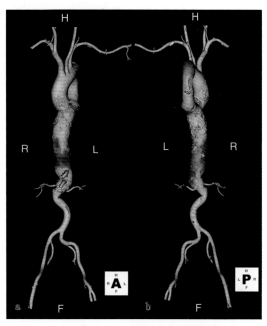

图2-6-1 主动脉CTA三维重建
注：a.前后位像；b.后前位像。

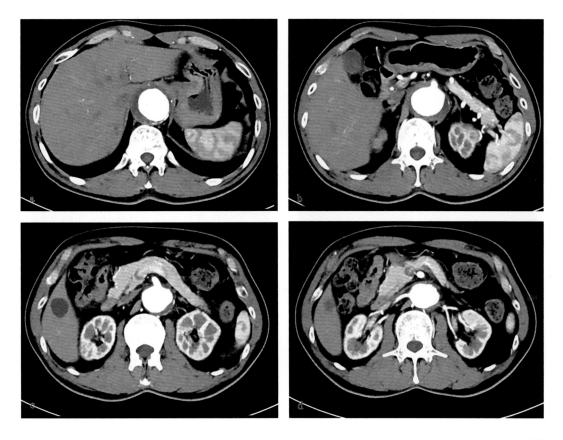

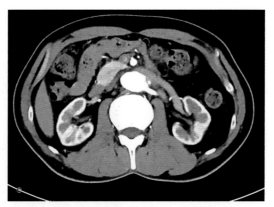

图2-6-2　主动脉CTA断面扫描

注：a.瘤体最大径层面；b.腹腔干（CA）开口层面；c.肠系膜上动脉（SMA）开口层面；d.右侧肾动脉（R-RA）开口层面；e.左侧肾动脉（L-RA）开口层面。

（1）一般实验室检查：血型、血常规、肝肾功能、凝血功能、感染指标、尿常规。

（2）肺功能评估：动脉血气分析（主动脉CTA已有肺窗）。

（3）心脏情况评估：心肌酶谱、12导联心电图、超声心动图。

（4）肾功能评估：肾血流图。

2. 异常检查结果提示　Cr 126μmol/L，GFR 60.95 ml/（min·1.73m²）[（左肾30.81ml/（min·1.73m²），右肾30.14 ml/（min·1.73m²）]，考虑与高血压相关，围手术期注意水化。

三、术前准备

1. 术前基本治疗　继续降压药物控制血压并监测，保证血压平稳。

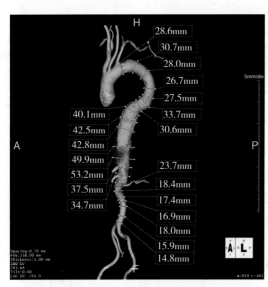

图2-6-3　主动脉各节段直径

2. 术前一般准备　因主动脉覆盖节段长，请神经外科会诊准备术前放置腰大池引流防止截瘫。手术复杂，时间长，ICU备床。术前禁食、禁水，双侧腹股沟区及会阴部备皮，充分备血，术前充分水化，术前0.5小时给予预防性抗生素。

3. 手术专项准备——测量、规划

（1）精确测量：术前使用专业软件精确测量主动脉、内脏动脉和肾动脉以及入路各项解剖参数，包括动脉瘤累及范围及直径，近、远端锚定区直径，内脏动脉直径、位置及角度，各入路直径、是否存在迂曲等（图2-6-3～图2-6-5）。

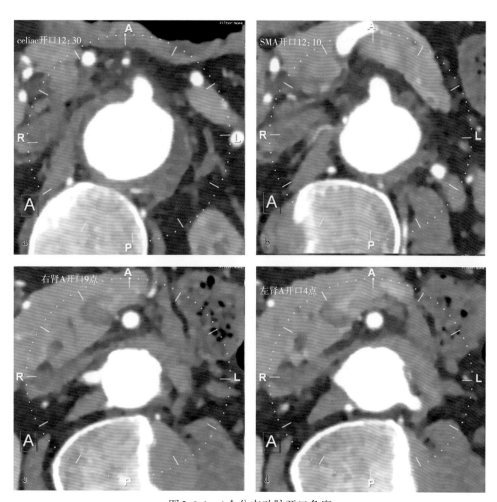

图2-6-4　4个分支动脉开口角度

注：a.CA；b.SMA；c.R-RA；d.L-RA。

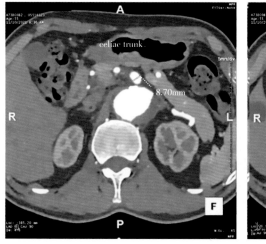
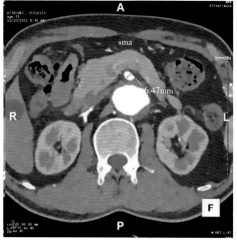

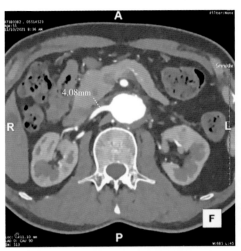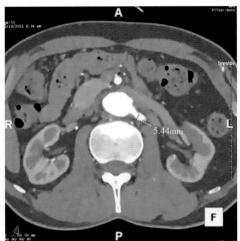

图2-6-5　4个分支动脉开口直径

注：a.CA；b.SMA；c.R-RA；d.L-RA。

（2）制定手术计划：由于瘤体累及胸降主动脉及内脏区胸腹主动脉，需2枚支架主体隔绝瘤体，腹腔干、肠系膜上动脉及双侧肾动脉均受累，均需进行重建。因瘤腔内径足够，拟采用自制外分支支架的方式予以重建。根据内脏动脉及肾动脉直径，入路选取双侧股动脉＋左侧腋动脉（需切开）及右侧肱动脉。根据测量结果设计外分支支架开窗位置，预估使用支架参数，术前备齐可能所需型号支架及其他所需器械。

四、术前科室查房讨论

1. 医疗方面

（1）手术指征及手术方式选择：根据本例患者主动脉瘤累及范围，属于Crawford Ⅴ型TAAA，瘤体最大径大于5.0cm，从瘤体大小方面，尚未达到严格的处理指征；但其瘤体直径约为近端正常主动脉直径的2倍，患者有两次不典型症状发作，且手术意愿强烈，因此可考虑手术治疗。内脏区4个分支动脉均受累，开放性手术创伤大，手术难度高，而瘤体内径足够，具备介入重建分支动脉的条件，综合考虑介入手术为首选。

（2）主体支架选择：需重建4个分支动脉，一方面需要术中定位显影清晰，另一方面要求预开窗后支架容易回收，先健公司的Ankura®支架为不对称的"8"字与"O"字形标记相对设计，易于判断方向，且容易回收，因此选择此款支架作为主体支架。

（3）两枚主体支架的释放顺序：如果先释放近端主体支架，优点是可以确保与四分支支架主体桥接稳定，但若对位不准确，调整能力受限，分支动脉超选困难；若先释放四分支支架主体，由于主动脉迂曲，后续引入近端支架主体时输送系统可能会触碰四分支支架使其移位。最终讨论决定先释放四分支支架主体，引入近端支架主体时以大鞘管（GORE）输送进行保护，将大鞘管输送至腹腔干动脉上方。

（4）左侧肾动脉超选困难：左侧肾动脉开口向下随后向上走形，呈"V"字形，预计导丝超选及鞘管、支架跟进困难。经讨论决定适当调低左侧肾动脉分支支架开窗孔位，使"V"字形变"C"字形。若无法成功，则用短Cuff（GORE）封堵开窗孔位，自股动脉入路，以"潜望镜"技术重建左侧肾动脉。

（5）术后抗凝或抗血小板治疗：因有分支支架，术后早期以普通肝素静脉泵入抗凝治疗，根据脑脊液及颈部引流和血红蛋白情况调整APTT目标值，病情稳定后可改为口服药物。

2. 护理方面

（1）因患者既往有高血压合并慢性肾功能不全病史，避免患者情绪激动，严格控制血压，避免血压升高以及任何增高腹压的情况，防止动脉瘤破裂的风险。术前评估肾功能，检查肝肾功能、尿常规、肾血流图等，结果Cr（E）126μmol/L，GFR 60.95ml/min，遵医嘱予患者术前12小时水化，水化时注意滴速不宜过快，60～80滴/分，同时关注尿量情况。计划右上肢也作为手术入路，所以术前留置针选择左手背或左上肢，避免影响手术部位。

（2）患者有呼吸困难的主诉，主动脉CTA检查提示"胸腹主动脉管腔局限性扩张，瘤壁可见附壁血栓"，进一步检查动脉血气分析，关注患者氧分压及血氧饱和度，现生命体征平稳，若出现呼吸困难、端坐呼吸等症状，必要时遵医嘱氧气吸入，监测生命体征，做好记录工作，同时对患者进行心理疏导，尽量消除其过度紧张等情绪，以免出现冠状动脉痉挛急性发作的情况。

（3）胸腹主动脉瘤患者常伴有附壁血栓形成或下肢动脉硬化闭塞，易出现急性、慢性缺血的表现，因此术前查体判断血运情况是术后评估的基础。此患者术前查体结果：双上肢血压对称，双侧桡动脉、足背动脉搏动良好。

（4）脊髓缺血是胸腹主动脉瘤腔内修复治疗的严重并发症，预防脊髓缺血方法之一是放置脑脊液引流管，故术前放置，夹闭后妥善固定，置管后去枕平卧6小时，定时观察穿刺部位有无渗血、渗液，敷料是否干净，翻身活动时注意管路勿打折。

（5）严密观察患者瞳孔、意识状态、生命体征，有无头痛、呕吐、肢体活动障碍、颈部抵抗感等，若发现异常立即报告医生，及时处理。

五、手术过程

1. 全身麻醉完成后，患者仰卧位，右上肢外展。取左侧锁骨下切口，解剖显露腋动脉第一段，穿刺置入导管鞘；双侧股动脉穿刺，右侧预置2把缝合器，重新置入10F导管鞘；穿刺右侧肱动脉，置入6F血管鞘；全身肝素化（肝素钠80IU/kg）。

2. 经双侧股动脉鞘分别将金标猪尾导管及猪尾导管置于降主动脉起始部，分段造影（图2-6-6），确认动脉瘤与术前主动脉CTA一致，准备按术前计划进行手术。

3. 取主动脉覆膜支架（XJZDZ2622160，Ankura®，先健）体外半释放，按术前测量结

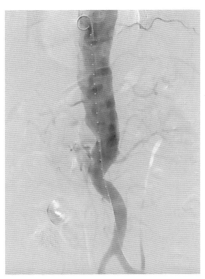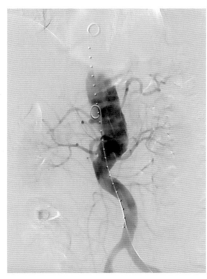

图 2-6-6　建立入路后分段造影

果进行腹腔干、肠系膜上动脉及双侧肾动脉开窗，直径分别为 8mm、7mm、5mm、5mm；然后取覆膜支架（Viabahn®，GORE）体外释放并修剪后缝制为外分支支架（CA&SMA 7-25mm，RA 5-25mm），并于开窗位置及分支支架远端内侧缝制标记物用于术中定位。缝制完毕后将支架重新回收至输送鞘内。

4. 右侧肱动脉置换 7F 长鞘，左侧腋动脉置换 8F 长鞘；体外透视标记物位置，预判支架输送方向，自右侧股动脉入路将自制的四分支支架主体送至主动脉内，支架远端高于肠系膜下动脉，适度旋转支架使各开窗孔位对位各分支动脉开口方向且分支支架远端高于动脉开口位置。缓慢释放支架直至最低位的左侧肾动脉 viabahn® 支架远端打开。自右侧肱动脉长鞘导丝、导管配合选择进入左侧肾动脉，长鞘无法跟进至主干远端，置换为两根 V-18 导丝，先以 4-40mm 球囊预扩，然后引入 5-50mmViabahn® 近端稍突出主动脉支架，精确定位后释放。自左侧锁骨下动脉长鞘超选进入 SMA，长鞘跟进至主干内，置换为 SupraCore® 导丝，引入 7-50mm Viabahn® 近端稍突出主动脉支架内释放。同法自左侧锁骨下动脉长鞘选入腹腔干，引入 8-50mmViabahn® 释放，自右侧肱动脉超选入右侧肾动脉，引入 5-50mm Viabahn® 支架释放。造影确认各分支动脉显影良好后，完全释放支架主体并撤出输送系统（图 2-6-7）。右侧股动脉置换为 22F 导管鞘（GORE），头端尽可能超过腹腔干分支支架，引入另一枚主动脉覆膜支架主体（32-28-160mm，Ankura®，先健）于四分支支架主体近端释放，两枚支架相接驳。撤出支架输送系统，再次造影见动脉瘤隔绝良好，未见明显内漏，各分支动脉显影良好（图 2-6-8）。

5. 撤出各导管鞘，收紧右侧股动脉穿刺点预埋缝线，闭合器闭合左侧股动脉穿刺点，分别局部加压包扎；右侧肱动脉穿刺点行切开直视下缝合后关闭切口；直视下缝合左侧锁骨

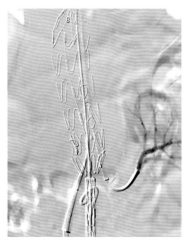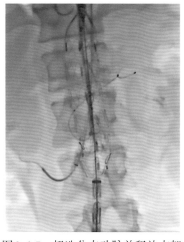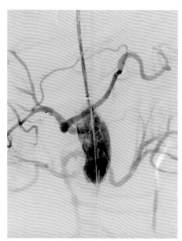

图2-6-7　超选分支动脉并释放支架

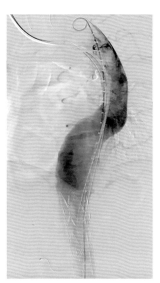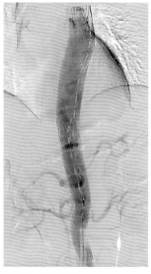

图2-6-8　引入近端主体支架接驳

下动脉穿刺点，放置引流管后逐层关闭切口。

　　6. 手术结束，开放脑脊液引流。

六、术后处理

　　1. 医疗方面　患者术后带气管插管返ICU进一步治疗，密切监测生命体征、肢体活动情况，卧床制动24小时，静脉泵入肝素抗凝治疗，根据引流量及血红蛋白动态调整APTT目标值。术后第1天顺利脱机拔管，四肢感觉活动良好，拔除脑脊液引流管后转回普通病房。术后早期着重关注以下几个方面。

　　（1）截瘫表现：四肢运动、感觉无明显异常，二便正常。

（2）各项实验室检查：术后第1天起出现血红蛋白水平及血小板计数下降，D-dimer水平升高，伴低热，考虑为瘤腔血栓化伴吸收热，予输注红细胞2U、新鲜冰冻血浆后逐渐稳定；术后肌酐水平较术前稍有所下降。

（3）穿刺点及切口：腹股沟穿刺点加压包扎24小时，未见血肿或假性动脉瘤；术后第3天拔除颈部引流管，右上肢及左颈部切口愈合良好。

（4）双下肢足背动脉搏动良好，加强下肢主动活动，预防下肢深静脉血栓形成。

（5）术后持续静脉泵入肝素抗凝治疗，APTT目标值为30～45秒，出院时改为拜阿司匹林100mg每天1次＋利伐沙班20mg每天1次口服。

（6）术后第8天出院。

2. 护理方面

（1）生命体征观察：持续心电监测、氧气吸入，患者术前口服缬沙坦血压控制可，术后保持血压、心率平稳，关注患者用药依从性，避免因血压波动导致血液对支架的冲击过大造成支架移位，或支架移位导致内漏的情况发生。

（2）穿刺部位观察：双侧腹股沟、右上肢加压包扎，予约束带及支具制动，保证患者处于有效的压迫体位，右上肢处于外展体位；左腋下穿刺点处每班关注切口敷料有无出血、渗血、皮肤发绀等情况。

（3）血运观察：除关注患者穿刺肢体皮肤温度、颜色是否改变，还应关注动脉搏动情况，触摸时指腹按压动脉的力量要适中，不可过强或过轻，以免将自己手指的搏动误认为动脉搏动，必要时对动脉搏动处标注标记。①足背动脉解剖位置，足背动脉为胫前动脉的延续，自内、外踝连线的中点稍下方起，在足背的趾长伸肌肌腱与长伸肌腱之间前行，至第1跖骨间隙的近侧部，分为第1跖背动脉和足底深支两条终支（图2-6-9）。②桡动脉解剖位置，在腕关节的外侧，贴近于桡骨的位置（图2-6-10）。

（4）体位摆放：在有效的压迫体位下，定时协助患者轴线翻身，腰下可垫软枕或靠垫缓解术后体位引起的腰部不适，右上肢予软枕垫高，并讲解握拳-松拳等方法预防上肢制动引起的肿胀、麻木等情况，但同时需注意患者有无疼痛的主诉，警惕肱动脉假性动脉瘤的发生。

（5）引流管路：①左颈部切口引流管，因术中肝素化，术后继续经静脉泵入抗凝药物，应密切观察引流液性质、颜色、引流量，同时保证引流管通畅，患者翻身活动时勿打折，以"高举平台"法妥善固定引流管路，避免皮肤压力性损伤。每班做好交接工作，准确记录引流量。②脑脊液引流管，此患者通过术前放置脑脊液引流管来预防脊髓损伤，术后除观察患者生命体征、意识状态、引流量、引流性质以及四肢感觉、活动情况、二便情况，还应关注脑脊液引流管的相关并发症，包括：①出血，导致出血的原因很多，包括血管异常、引流管直径过大、脑脊液过度引流、抗血小板和抗凝药物的使用、INR异常升高等。②感染，更换

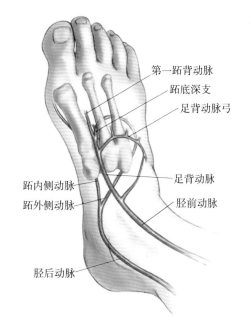

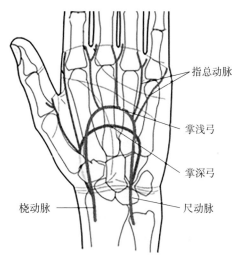

图2-6-9　足背动脉解剖位置　　　　图2-6-10　桡动脉解剖位置

引流袋时严格遵守无菌操作，变换体位时避免引流管漏液和逆流，防止引流管外口与脑脊液引流袋中的液体接触以及外出检查时夹闭引流管等，都是预防颅内感染的重要环节。必要时根据常见院内感染病原菌，遵医嘱予抗菌药物预防性治疗。③脱管与堵管，脱管是护理的不良事件，若患者躁动，可适当予以约束，妥善固定引流管。堵管的原因可能是管腔过小，选择管径稍大的引流管；合并脑室出血、可疑血块阻塞时可反复挤压引流管；若血块较大也可经引流管给予溶栓药物。若怀疑引流管位置改变，需行头部CT检查以确诊，确诊后立即拔除，必要时另选穿刺点置管。④过度引流，为防止硬膜下或硬膜外血肿、硬膜下积液、动脉瘤再破裂、低颅压、反常性脑疝、颅内积气的情况发生。应评估颅内压后设定引流量，密切关注引流量，随时记录，达到设定量时及时夹闭。⑤低颅压性头痛，多因脑脊液引流速度过快、引流量过多引起，亦可因穿刺部位脑脊液漏所致，需控制引流速度及量，观察患者穿刺点情况。若确定脑脊液漏应及时拔管或另选椎间隙重新置管。不推荐常规应用静脉或局部镇痛药物预防或治疗腰穿后低颅压性头痛；不推荐通过长时间平卧或补液的方法改善腰穿后低颅压性头痛的症状。

　　（6）相关并发症：①肺部感染，因患者术前有呼吸困难症状，行胸腹主动脉瘤术后可能会影响腹式呼吸，排痰不畅会引起呼吸道阻塞导致肺部感染，又因患者术后输血，肺部毛细血管内可能有纤维蛋白沉积，妨碍气体交换，呼吸衰竭的发生率升高，而必要的雾化吸入、辅助患者排痰是有效的护理措施。②深静脉血栓形成，因患者全麻术后双下肢、右上肢处于压迫体位，因周身不适导致不想活动，依从性会受到影响，易发生深静脉血栓形成事件，因手术的复杂性，增加了手术事件和造影剂用量。首先嘱患者多饮水，其次嘱患者行踝泵运动，预防深静脉血栓形成的同时排出造影剂，减轻肾的压力。③发热，术后出现低热情况，考虑"瘤腔血栓化伴吸收热"，一般持续时间不会超过3天，做好相关解释工作，避免患者及其家属因低热而焦虑。同时关注患者血常规检查结果，若发热时间过长，血常规相关指数升高，及时查看患者切口情况，避免切口感染、腹腔感染或肺部感染的情况。此患者经静脉输注红细胞、新鲜冰冻血浆后逐渐缓解，输血过程顺利，无输血反应。④DIC或出血，术后持续静脉泵入肝素盐水抗凝治疗，APTT维持在30～45秒，观察切口有无渗血、引流量有无突然增多。同时妥善固定输液管路，确保抗凝顺利，因肝素盐水半衰期为6～8小时，故抽血监测较频繁，做好相关解释工作，并嘱患者穿刺点按压时间大于5分钟。

（7）健康宣教：患者从肝素盐水静脉泵入过渡到口服抗凝药物，加强患者出院后对降压药、抗凝药、保护肾类药物的用药指导及健康宣教，嘱患者按时吃药，勿私自停药改药，提高患者用药依从性，但若出现牙龈出血、鼻腔出血、便血等情况及时就医，患者出院复诊后肝肾功能检查结果偏高，建议继续就诊，根据情况调整治疗方案。

七、术后随访

术后2个月返院随访，除肌酐与尿酸水平升高（与术前水平持平）外，血常规及其他生化指标基本正常；患者口服出院所开剂量的抗凝及抗血小板药物无出血表现，预计于术后3个月返院行主动脉CTA检查。后续复查时间：术后半年、1年，之后每年随访1次。

八、术后点评及相关指南文献解读

本例胸腹主动脉瘤位于第9胸椎～第2腰椎，根据改良Crawford分型，为Ⅴ型TAAA。大多数TAAA无明显症状，多因其他疾病或体检时发现，有症状者多表现为胸背部、肩背部甚至腹部的隐痛，疼痛不典型且很快消失；部分患者因瘤体压迫气管或食管出现咳嗽、吞咽困难，左侧喉返神经受压迫可表现为声音嘶哑。TAAA的破裂风险与瘤体直径、形态及生长速度相关，有报道认为慢性阻塞性肺疾病是TAAA破裂的独立危险因素。与腹主动脉瘤相比，TAAA发病率低，由于缺乏大宗单独针对TAAA病例的研究数据，无症状性TAAA的手术指征目前尚存在争议。有研究者认为应该根据不同节段主动脉的直径决定手术治疗的指征（身高170～180cm的成年男性，降主动脉近端、中段及远端的直径分别为2.8cm、2.7cm、2.6cm），若超过正常主动脉直径的2倍应进行干预。有研究者认为6.0cm为判断手术指征的阈值，超过该阈值则需接受手术治疗。其他被认为影响是否进行手术干预的因素包括病因、分型甚至身高。针对本例患者，动脉瘤最大径约为受累节段主动脉直径的2倍，患者有不典型症状且手术意愿强烈，存在手术处理的指征。

胸腹主动脉瘤的治疗一直是血管外科医生的挑战，过去多采用开放性手术，但由于动脉瘤累及内脏区，重建内脏动脉及肾动脉大大增加了手术难度，围手术期并发症发生率及死亡率都较高。随着腔内技术和器械的发展，全腔内治疗胸腹主动脉瘤取得了较好的临床效果，由于国内大多中心尚无定制"开窗"支架，医生自制移植物，包括采用"开窗"/分支支架技术重建内脏动脉的EVAR，是目前采用较多的腔内治疗方式。

对于复杂的主动脉手术，术前精准测量、设计手术方案，术中精确开窗对位以及术者对器械的掌握和经验是手术成功的关键。术前主动脉CTA的扫描范围自双侧股总动脉至主动脉弓上3分支动脉起始段，层厚不能超过1mm，且需提供可在专业软件上进行测量的电子数据文件（DICOM格式）。精确测量瘤颈长度及角度、内脏动脉及肾动脉的开口位置、直径及与主动脉夹角，瘤体不同部位直径、长度，断面扫描要清晰显示主动脉、瘤体、入路血管及需重建血管的钙化程度、附壁血栓、狭窄程度，3D重建多角度显示主动脉弓弓型及走形、内脏动脉及肾动脉位置及走形、髂股动脉的走形，这些都关系到手术能否成功。其中需重建动脉的直径、狭窄程度、角度以及迂曲程度决定了分支动脉能否成功重建，包括导丝超选困难、导丝、导管及鞘管无法跟进至动脉主干，支架无法成功引入等，一方面增加手术时间及造影剂用量，下肢缺血及脊髓缺血风险增加，另一方面动脉重建失败意味着所支配脏器缺血或瘤体内漏的发生，后果都是灾难性的。而肾动脉的角度与迂曲程度被认为与分支支架的远期通畅率相关。对于本病例，手术最大的难点就在于左侧肾动脉的重建。虽然左侧肾动脉的角度为负数，但向下走形后很快向上走形，呈"V"字形，术前预判超选困难，一方面调低了左侧肾动脉的开窗孔位位置，使锐利的"V"字形变成平缓的"C"字形，另一方面准备了用短Cuff封堵开窗孔位，然后以"潜望镜"技术重建的备选方案。而术中也证实了术前的判断，调整后导丝可选入左侧肾动脉主干远端，即便应用小球囊预扩张，长鞘依然无法跟进，Viabahn®只得在无鞘管保护的情况下进入肾动脉主干。进行肾动脉重建时，由于主干较短，SupraCore®导丝软头端较长，可使用两根V-18导丝进行支撑。

本病例术前考虑的另一个问题是脊髓缺血与下肢缺血问题。由于瘤体累及范围较大，需覆盖节段较多，脊髓缺血风险高；而主动脉主体支架的输送系统较粗，重建4个分支动脉导致下肢缺血时间较长，也会增加脊髓缺血的风险。脊髓缺血是TAAA腔内修复治疗的严重并发症，文献报道发生率不一。目前，常用的预防脊髓缺血的措施包括：①放置脑脊液引流；②术中维持稍高的平均动脉压（90～100mmHg）；③减少术中主动脉完全阻断时间；④尽量保留左侧锁骨下动脉与髂内动脉以保证侧支代偿。有研究者提出，对于条件允许的累及多节段的TAAA，应采取分次或多次手术的策略以减少脊髓缺血的发生。本病例中，我们术前放置脑脊液引流，术后即刻打开，通过降低脑脊液压力减少血液灌注的阻力，从而增加脊髓供血；同时，术中告知麻醉师尽量维持稍高的平均动脉压。另外，两名医生同时进行分支动脉的超选，并且超选时无先后顺序，这样可以缩短手术时间，减少主动脉完全阻断的时间，也缩短了下肢血运阻断的时间。若超选不顺利，有研究者认为应该完全释放支架主体，撤出输送系统，避免下肢缺血事件的发生，但这样支架主体将无法再进行调整，使得分支动脉的超选更加困难。

（医疗作者：刘志丽 曾 嵘 郑月宏；护理作者：刘雅菲）

参 考 文 献

［1］SAFI H J, MILLER CC. Spinal cord protection in descending thoracic and thoracoabdominal aortic repair［J］. Ann Thorac Surg, 1999, 67（6）：1937-1939, 1953-1958.

［2］ESTRERA A L, MILLER C C, HUYNH T T, et al. Neurologic outcome after thoracic and thoracoabdominal aortic aneurysm repair［J］. Ann Thorac Surg, 2001, 72（4）：1225-1230.

［3］CAMBRIA R A, GLOVICZKI P, STANSON A W, et al. Outcome and expansion rate of 57 thoracoabdominal aortic aneurysms managed nonoperatively［J］. The American Journal of Surgery, 1995, 170（2）：213-217.

［4］PARTICIPANTS TUSAT. Mortality results for randomised controlled trial of early elective surgery or ultrasonographic surveillance for small abdominal aortic aneurysms［J］. The Lancet, 1998, 352（9141）：1649-1655.

［5］LEDERLE F A, WILSON S E, JOHNSON G R, et al. Immediate repair compared with surveillance of small abdominal aortic aneurysms［J］. NEJM, 2002, 346（19）：1437-1444.

［6］SIDAWY A N, BRUCE A, PERLER B A. Rutherford's Vascular Surgery and Endovascular Therapy［M］. 9th edition. Philadelphia：ELSEVIER, 2019.

［7］FANN J I. Descending thoracic and thoracoabdominal aortic aneurysms［J］. Coron Artery Dis, 2002, 13：93-102.

［8］ODERICH G S, FORBES T L, CHAER R, et al. Reporting standards for endovascular aortic repair of aneurysms involving the renal-mesenteric arteries［J］. J Vasc Surg, 2021, 73（1S）：S4-S52.

［9］CONWAY B D, GREENBERG R K, MASTRACCI T M, et al. Renal artery implantation angles in thoracoabdominal aneurysms and their implications in the era of branched endografts［J］. J Endovasc Ther, 2010, 17（3）：380-387.

［10］SUGIMOTO M, PANUCCIO G, BISDAS T, et al. Tortuosity is the significant predictive factor for renal branch occlusion after branched endovascular aortic aneurysm repair［J］. Eur J Vasc Endovasc Surg, 2016, 51（3）：350-357.

［11］MASTRACCI T M, EAGLETON M J, KURAMOCHI Y, et al. Twelve-year results of fenestrated endografts for juxtarenal and group IV thoracoabdominal aneurysms［J］. J Vasc Surg, 2015, 61（2）：355-364.

［12］WONG C S, HEALY D, CANNING C, et al. A systematic review of spinal cord injury and cerebrospinal fluid drainage after thoracic aortic endografting［J］. J Vasc Surg, 2012, 56（5）：1438-1447.

［13］KASPRZAK P M, GALLIS K, CUCURUZ B, et al. Temporary aneurysm sac perfusion as an adjunct for prevention of spinal cord ischemia after branched endovascular repair of thor- acoabdominal aneurysms［J］. Eur J Vasc Endovasc Surg, 2014, 48（3）：258-265.

［14］O'CALLAGHAN A, MASTRACCI T M, EAGLETON M J. Staged endovascular repair of thoracoabdominal aortic aneurysms limits incidence and severity of spinal cord ischemia［J］. J Vasc Surg, 2015, 61（2）：347-354.

病例7

三维立体导航下体外预"开窗"EVAR 处理贝赫切特综合征合并V型 胸腹主动脉假性动脉瘤

✎ 专家点评

医疗方面

本病例属于典型的累及内脏动脉假性动脉瘤的腔内修复治疗，由于术前肠系膜上动脉已闭塞，腹腔干动脉的保护和双侧肾动脉的保护重建均成为必需。术者将术前CTA融合进血管造影机的数据库，进行融合下开窗操作，可以有效提高开窗准确度，提高超选目标血管的成功率。本例手术总体手术时间和造影时间均显著少于常见的腹主动脉瘤"开窗"支架治疗时间，一方面体现了术者团队的熟练度，另一方面也说明了融合技术的先进性。此技术极为值得推广。

（北京大学人民医院　张小明）

护理方面

此例患者是贝赫切特综合征引起的动脉血管病变的诊治，针对合并自身免疫性疾病的患者，其本身血管条件需要护理人员关注，如穿刺处的假性动脉瘤发生率会提高，尽管术者已经意识到此类问题并做了预防措施，但是术后护理人员还是要重视每班观察以及患者的主诉，区分加压包扎引起的不适。同时患者免疫抑制剂治疗过程中，从口服到静脉冲击治疗再过渡到口服治疗期间，护理人员要按时给药并注意药物的半衰期保证治疗的安全性和有效性。这名患者出院后选择了经典的华法林治疗，其健康宣教相对比较多，需要护理人员逐一解释，并利用多维度的宣教方式让患者理解，提高依从性。

（首都医科大学附属北京友谊医院　全珊珊）

一、病历摘要

患者，男性，27岁。主因"反复口腔溃疡5年，腹痛2个月，发现腹主动脉假性动脉瘤1个月"入院。

现病史：患者5年前出现口腔溃疡，每年7～8次。1年前外阴溃疡，伴双下肢结节样皮疹及毛囊炎。同时出现左上腹痛，为持续性绞痛，视觉模拟评分为7～8分，与进食无关，不伴腹胀、腹泻、恶心、呕吐等不适。外院行腹主动脉CTA示，肠系膜上动脉近端瘤样扩张并周围多发渗出影，瘤后肠系膜上动脉管腔闭塞。结合病史及检查结果考虑贝赫切特综合征，予甲泼尼龙40mg联合托珠单抗560mg抗炎治疗，后改为泼尼松30mg每天1次＋吗替麦考酚酯1.0g每天2次＋甲氨蝶呤10mg每周1次治疗，治疗后CRP、ESR正常。就诊于我科门诊，以腹主动脉假性动脉瘤、肠系膜上动脉闭塞收入我科病房进一步诊治。

既往史：4年前因右侧颈内动脉假性动脉瘤破裂行右侧颈动脉支架植入术、右颈血肿清除术，术后穿刺动脉假性动脉瘤行右侧股动脉人工血管旁路移植术。高血压1个月，硝苯地平20mg每天2次治疗，期间未监测血压。发现乙型肝炎病毒感染3年，规律口服恩替卡韦治疗。

查体：腹部隆起，右侧腹股沟可见手术瘢痕。上腹部轻压痛。双上肢桡动脉搏动可，右侧股动脉搏动未触及，左侧股动脉搏动可触及。

二、术前检查

术前完善常规检查

（1）一般实验室检查（手术前1天）：WBC $13.52×10^9$/L，NEUT% 65.6%，Hb 150g/L，PLT $223×10^9$/L，肝肾功能正常，ESR 2mm/h，hs-CRP 50.9mg/L，D-dimer 8.9mg/L FEU，HCT 31.8μmol/L，ACL-IgM（＋），余（－）。

（2）影像学检查：腹盆腔CTA提示腹主动脉假性动脉瘤，破口位于腹腔干与双侧肾动脉之间、肠系膜上动脉开口附近，肠系膜上动脉开口因瘤体压迫闭塞，远端通过腹腔干及肠系膜下动脉侧支显影良好（图2-7-1）。

颈动脉彩超：右侧颈动脉支架术后；右侧颈总动脉及支架内血栓形成。

下肢动脉彩超：右侧股动脉人工血管旁路移植术后，右侧股浅动脉人工血管内未见明确血流信号。

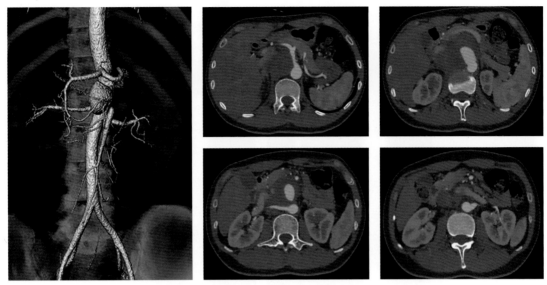

图 2-7-1　术前主动脉 CTA

三、术前准备

1. 术前一般准备　入院后完善术前检查，严格监测、控制血压与心率。术前禁食禁水12小时，双侧腹股沟区及会阴部备皮，备异体红细胞2U、血浆400ml，术前适当补液、水化，术前0.5小时给予预防性抗生素。

2. 用药方面　术前将口服泼尼松改为甲泼尼龙琥珀酸钠40mg每天1次静脉注射，使用2～3天，术后改为口服，继续口服吗替麦考酚酯＋甲氨蝶呤，同时补充钙剂及维生素D。降压治疗，硝苯地平30mg每12小时1次，缬沙坦80mg每天1次。口服叶酸片、维生素 B_6，维生素 B_{12} 降低同型半胱氨酸。

3. 手术专项准备——测量、规划　术前精确测量主动脉及入路血管各项解剖参数，包括主动脉假性动脉瘤范围、直径，破口位置，近、远端锚定区直径，重要内脏动脉开口位置、开口角度及直径，入路血管直径、有无迂曲等（图2-7-2、图2-7-3）。精确制订手术计划，并预估使用支架参数，术前备齐可能所需支架型号及其他所需器械。

四、术前科室查房讨论

1. 医疗方面

（1）患者持续性腹痛且近期腹痛症状有所加重，有限期外科干预指征。同时患者炎症指标尚未降至正常，围手术期应强化激素冲击及免疫治疗，避免动脉瘤复发导致手术失败。

（2）在手术方案的制定方面，由于患者动脉瘤位于内脏动脉区，开放手术难度大，容易出现吻合口假性动脉瘤，可选择腔内介入下覆膜支架植入隔绝假性动脉瘤破口，同时采取内

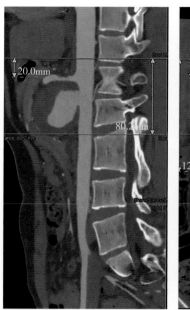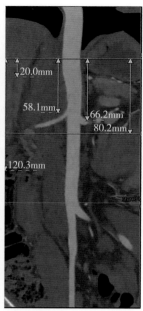

图 2-7-2　术前测量规划开窗位置

注：以腹腔干上方 2.0cm 作为支架近端锚定区，双箭头表示内脏
各分支动脉开口距锚定区中心线距离。

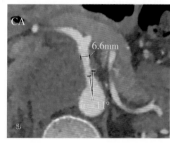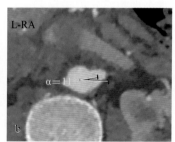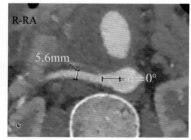

图 2-7-3　腹腔各分支动脉的开口角度及直径测量

注：a. 腹腔动脉；b. 左侧肾动脉；c. 右侧肾动脉。

脏动脉开窗的方式进行内脏动脉重建。

（3）贝赫切特综合征具有高凝倾向，围手术期注意抗凝及抗板治疗，预防支架内血栓
形成。

（4）该患者为贝赫切特综合征引发的假性动脉瘤，围手术期有一定的破裂出血风险，术
前应做好术中转开放手术的预案，并做好相应术前准备，如配血等。

（5）术前与患者及家属充分交代围手术期可能出现的手术风险及术后动脉瘤复发等风
险，取得家属理解。

2. 护理方面

（1）术前持续心电监护、吸氧，严格控制血压、心率，预防假性动脉瘤破裂。

（2）患者左上腹部持续绞痛，CTA 提示肠系膜上动脉近端瘤样扩张，瘤后肠系膜上动脉

管腔闭塞。关注患者腹部症状，包括腹痛程度、有无腹胀及大便情况，若疼痛加重，或出现腹部症状加重、血便等异常情况，需警惕动脉瘤增大、破裂或发生肠坏死。

（3）指导患者活动，嘱其活动时动作需轻柔缓慢；保持情绪稳定，预防假性动脉瘤破裂。

（4）给予低盐低脂饮食，保持大便通畅，避免因腹压增加所致假性动脉瘤破裂。

（5）患者口腔及外阴反复溃疡、双下肢结节样皮疹及毛囊炎进行相应皮肤护理，保持清洁，避免感染。

（6）因患者持续腹痛，进食水较少，记录出入量，必要时肠外营养支持。

（7）患者入院前因贝赫切特综合征口服糖皮质激素治疗，术前遵医嘱将口服泼尼松改为甲泼尼龙琥珀酸钠40mg静脉输入冲击治疗，以达到抑制炎症反应的目的，降低术后复发率。

（8）患者乙型肝炎病毒感染3年，规律口服恩替卡韦治疗，告知患者继续口服药物治疗，无须停药。

五、手术过程

1. 全身麻醉完成后，取双侧腹股沟纵行切口，解剖显露双侧股动脉。

2. 取22-80mm直筒型腹主动脉覆膜Cuff支架（Ankura®，先健），体外完全释放支架，按照术前测量行体外开窗（图2-7-4），具体数据如下。

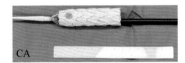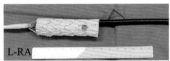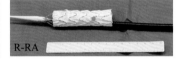

图2-7-4　体外开窗

CA：12点、8mm大窗、距支架上缘15mm。

R-RA：21点、6mm小窗、"O"字形标记下方54mm。

L-RA：9点、6mm小窗、"8"字形标记下方60mm。窗孔周围分别环形缝制，10-14mm弹簧栓作为标记便于定位。

3. 右侧股动脉入路穿刺，植入14F大鞘（GORE）。导入猪尾导管至降主动脉造影，评估动脉瘤形态及三分支位置，造影提示腹主动脉假性动脉瘤破口位于腹腔干与双侧肾动脉之间，直径约5.5cm。肠系膜上动脉起始处受压闭塞，中远端通过侧支显影。腹腔干及双侧肾动脉血流满意（图2-7-5）。

4. 穿刺左侧肱动脉，置入微穿鞘，置换硬导丝及7F 90cm长鞘于腹腔干动脉上方。

5. 通过右侧股动脉入路导入导丝及Cobra®导管，分别超选双侧肾动脉，分别预支Cobra导管于双侧肾动脉内进行肾动脉保护（图2-7-6）。

6. 左侧股动脉入路导入自制开窗腹主动脉覆膜Cuff支架（22-80mm），借助3D影像融

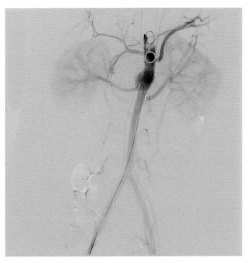

图2-7-5　术前造影

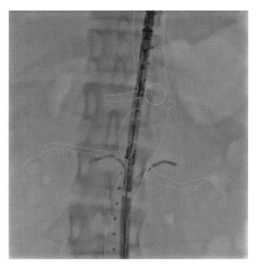

图2-7-6　双侧肾动脉导管保护下导入预开
窗Cuff覆膜支架

合导航将支架置于预定位置，释放近端2～3节支架后固定，使腹腔干窗口开放，配合3D影像融合技术使窗口对准腹腔干动脉。

7. 左侧肱动脉入路导入导丝及MPA导管，超选进入腹腔干动脉，置换成5-40mm球囊，打开球囊微调大支架位置，在3D导航指引下使双侧肾窗口对准双侧肾动脉开口。造影确认腹腔干窗口对准无误（图2-7-7）。

8. 继续向下释放腹主动脉覆膜支架，直至右侧肾窗口开放。撤出腹腔干预置球囊。肱动脉入路导丝及MPA导管超选进入右侧肾动脉，撤出右侧肾动脉预支导管，将7F长鞘跟进右侧肾动脉内，导入6-25mm自膨式覆膜支架，定位后精确释放，使用7-40mm球囊扩张支架腹主动脉一端，使其成喇叭口状（图2-7-8）。

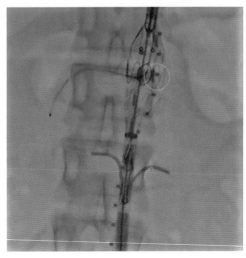

图2-7-7　超选腹腔干及置入球囊辅助对位

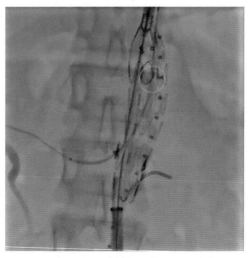

图2-7-8　超选右侧肾动脉并植入支架

9. 将腹主动脉覆膜支架完全释放,使左侧肾动脉窗口开放。通过肱动脉入路导入导丝及MPA导管,超选进入左侧肾动脉,撤出左侧肾动脉预支导管,长鞘跟进后,导入6-25mm球扩支架,精准定位后释放,使用7-40mm球囊扩张支架腹主动脉一端,使其成喇叭口状(图2-7-9)。

10. 撤出腹主动脉支架输送系统。左侧股动脉置入14F血管鞘,导入猪尾导管造影评估动脉瘤隔绝情况及分支血管情况,造影显示腹主动脉假性动脉瘤隔绝满意,瘤腔内无造影剂充盈。腹腔干动脉及其分支、双侧肾动脉血流通畅满意,肠系膜上动脉中远端显影良好,近端同术前(图2-7-10)。

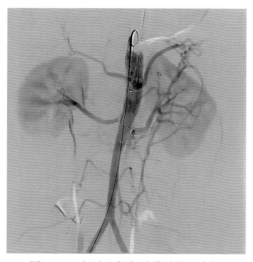 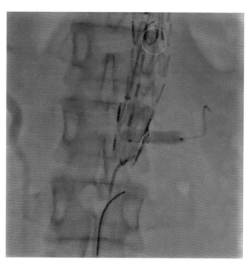

图2-7-9　超选左侧肾动脉并植入支架　　　　图2-7-10　术后即刻造影

11. 撤出导丝及鞘管,切开左侧肱动脉,直视下缝合穿刺点,放置切口引流片后逐层缝合切口。再分别缝合股动脉穿刺口。双侧腹股沟分别放置引流管,逐层缝合切口。术中出血约100ml。造影剂总用量80ml,总X线照射时间为32分钟,总射线量35.2 Gy·cm²,手术时间150分钟。术后安返病房。

六、术后处理

1. 医疗方面　术后予心电监护监测生命体征,吸氧、补液等对症支持治疗,肝素静脉泵入治疗,APTT目标值为40秒,术后第3天开始重叠华法林3mg每天1次抗凝,调整INR维持在2.0～3.0。术后3天内密切关注以下方面。

(1)腹部症状及体征,无腹痛、腹胀,腹部搏动性包块明显减弱。

(2)腹股沟切口引流量及性状,无活动性出血及切口血肿表现。

(3)监测血常规、肝肾功能及电解质及凝血功能,提示无DIC、出血及肾功能不全等表现。

（4）下肢足背动脉搏动好，下肢积极活动，无静脉血栓表现。

（5）术后第3天再次请免疫内科会诊，停用静脉甲泼尼龙琥珀酸钠，继续术前口服泼尼松25mg每天1次治疗（每2周减2.5mg），同时继续吗替麦考酚酯1.0g每天2次＋甲氨蝶呤10mg每周1次，补充钙、维生素D。

2. 护理方面

（1）术后持续心电监护，重点控制血压及心率的变化，以降低假性动脉瘤及血肿的发生。

（2）患者术后使用肝素静脉抗凝治疗，监测患者凝血指标，维持APTT目标值在40秒。密切观察患者切口有无渗血、皮下淤血甚至血肿等异常情况；观察患者有无皮肤黏膜出血情况，包括口腔、鼻腔出血，血性大小便，甚至颅内出血等征象。

（3）患者由于贝赫切特综合征导致血管壁薄弱，容易在穿刺处产生假性动脉瘤，所以术后要严密观察患者左上肢及双侧腹股沟处切口情况，定时评估患者局部疼痛程度，远端动脉搏动及温度变化，及切口局部有无搏动性肿块，警惕假性动脉瘤的发生。

（4）关注患者术侧肢体血运情况：①温度、桡动脉搏动情况，是否肿胀，在告知患者左上肢制动的同时，指导患者抬高肢体远心端、进行握拳活动，促进血液回流，预防肢体肿胀。②观察患者双足皮肤颜色、温度、足背动脉及胫后动脉搏动情况。

（5）贝赫切特综合征疾病本身易导致静脉血栓形成，患者术后卧床制动，指导患者早期进行双足跖屈背伸活动，预防下肢DVT，同时观察下肢有无肿胀、皮肤温度升高、疼痛等异常表现。

（6）患者左上肢及双下肢制动，定时协助患者翻身，观察皮肤有无压红，可使用泡沫敷料保护皮肤，预防压力性损伤。

（7）关注患者腹痛症状是否有所缓解，遵医嘱指导患者术后由流食过渡为正常饮食。

（8）贝赫切特综合征是自身免疫性疾病，术后需要长期使用糖皮质激素和免疫抑制剂，患者术后第3天停用静脉甲泼尼龙琥珀酸钠（甲强龙），改为口服激素治疗。术后停用糖皮质激素是主动脉支架术后假性动脉瘤复发的最主要原因，应指导患者坚持糖皮质激素治疗，提高治疗依从性，从而降低复发率。同时因长期服用糖皮质激素会导致骨质疏松，指导患者补充钙剂和维生素D。

（9）患者术后第3天开始口服华法林抗凝治疗，应关注INR情况，INR目标值为2.0～3.0。同时予患者健康宣教，告知患者服用华法林的相关注意事项。华法林每天服用1次，最好在每天的同一时间服药，饭前饭后均可，不能随意停药或调整剂量。若忘记按时服药，尽量于4小时内补服，第2天继续正常用药，不能因为忘记服药而在第2天用加倍用药的方式来补足剂量。漏服药物、改变两次用药之间的时间间隔，都属于调整剂量，需要患者及时到医院监测INR。

七、术后随访

术后1个月返院随访，生化指标和血常规检查正常，ESR 1mm/h，hs-CRP 27.1mg/L，复查CTA提示动脉瘤隔绝满意，腹腔干、肠系膜上动脉及双侧肾动脉血流通畅，且周围无新发炎症表现，支架位置满意（图2-7-11）。风湿免疫科会诊建议泼尼松逐渐减量，每2周减2.5mg，减至15mg长期维持。嘱患者每月复查血常规、生化、ESR，术后6个月、12个月、24个月复查CT/CTA。

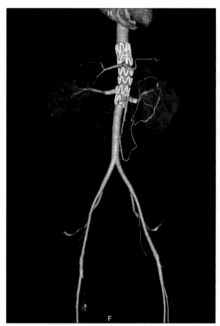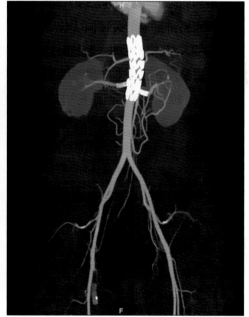

图2-7-11　术后1个月复查CTA

八、术后点评及相关指南文献解读

贝赫切特综合征是一种自身免疫性疾病，可多器官受累，最为严重的就是血管受累，占20%~30%。临床表现包括以血栓为主要表现形式的静脉性疾病、以假性动脉瘤为主要形式的动脉性疾病，或两者合并存在，其中以主动脉假性动脉瘤预后最差。主动脉受累多累及降主动脉及腹主动脉，而主动脉弓受累较为少见。本节提供的是比较典型的贝赫切特综合征合并腹主动脉假性动脉瘤的诊疗过程。结合该病例特点，我们将从以下3个方面加以探讨。

1. 外科干预时机及手术方式的选择　理论上，对于贝赫切特综合征合并主动脉假性动脉瘤的患者，外科干预时机最好在患者通过足量、足疗程的糖皮质激素及免疫抑制剂治疗，

ESR、CRP等炎症指标正常后，且糖皮质激素减至维持量后再进行手术干预。但如内科治疗期间患者病情变化，无法继续保守治疗，也可以在糖皮质激素治疗的同时采取外科干预。对于是否需要急诊外科干预，取决于动脉瘤是否已发生破裂或者先兆破裂。我们在临床工作中体会到，多数情况下，贝赫切特综合征导致的主动脉假性动脉瘤，因瘤体周围致密的炎性组织包裹，较少发生急性动脉瘤破裂。因此，也给了我们进行免疫治疗的时间。如患者存在持续性腹痛、血红蛋白水平持续下降且血流动力学不稳定，则需进一步行主动脉CTA检查，如提示有明确造影剂外溢，多需要急诊外科干预。若此类急诊手术患者术前未给予足量、足疗程的免疫治疗，术后出现假性动脉瘤复发的风险较大。

在手术方式的选择上，在腔内修复治疗技术和介入器材发展之前，贝赫切特综合征引发的主动脉假性动脉瘤通常需要外科手术治疗，如动脉瘤累及内脏动脉（如肾动脉、肠系膜动脉等），还需要进行内脏动脉的重建。此后，国内外学者通过长期的临床实践，发现外科旁路移植术后人工血管吻合口假性动脉瘤发生率较高（30% ~ 50%），一旦发生吻合口假性动脉瘤，死亡率较高，且处理棘手，同时，外科手术创伤大、术后恢复较慢。因此，目前开放性手术逐渐被腔内修复治疗所取代。

2. 腔内修复治疗贝赫切特综合征合并主动脉假性动脉瘤的技术要点　贝赫切特综合征引发的假性动脉瘤的腔内修复治疗与标准的真性动脉瘤以及其他原因引发的假性动脉瘤的腔内修复治疗有一定的相似之处，但贝赫切特综合征引发的血管壁炎症反应较重，其腔内修复治疗有特殊之处，如覆膜支架锚定区的选择、支架类型及型号的选择等。

对于覆膜支架锚定区的选择，考虑到贝赫切特综合征炎症活动对于主动脉的侵袭可能不局限于假性动脉瘤破口周边的主动脉壁，甚至无法预测健康主动脉壁的具体位置，为了减少远期新发假性动脉瘤的发生，建议支架的锚定区尽量选择远离假性动脉瘤破口的正常主动脉段。如本例患者，尽管假性动脉瘤破口位于腹腔干下方2.0cm、右侧肾动脉上方1.5cm，如患者不合并贝赫切特综合征，选择腹腔干下缘及右肾上缘作为近远端锚定区是足够的，无须进行体外开窗。但从患者术前CT上看，假性动脉瘤周围的炎性组织包裹已累及了腹腔干及右侧肾动脉附近的主动脉，从长远考虑，我们选择距离腹腔干上方2.0cm、右侧肾动脉下方2.0cm的正常主动脉作为锚定区，因此，需要行体外开窗以保存内脏动脉。此外，我们在选择覆膜支架时，尽量选择近端没有倒钩，甚至没有大的外向型裸区设计的主动脉覆膜支架以减少支架对主动脉的刺激。如假性动脉瘤位于腹主动脉分叉部位，可使用一体式覆膜支架。

在覆膜支架直径的选择上，为减少支架对于主动脉的刺激，同时由于是假性动脉瘤，不同于真性动脉瘤远期存在瘤颈直径增大的风险，因此，对于贝赫切特综合征假性动脉瘤的腔内修复治疗，覆膜支架的直径选择一般建议控制10%左右的放大率，不超过15%。同时对于支架的外扩力选择上，也建议选择相对低外扩力的覆膜支架。对于本例患者，术前测量近端锚定区主动脉直径约20mm，因此，我们选择22-80mm的直筒Cuff覆膜支架。

对于累及内脏区的动脉瘤，为保证足够的近远端锚定区及内脏动脉的血供，腔内修复治疗多选用体外"开窗"或者分支支架技术。贝赫切特综合征引发的假性动脉瘤不同于瘤腔较大的真性动脉瘤，如使用外分支支架技术、缺乏支架展开空间，而内分支支架往往需要预制导丝，且操作较为复杂，故二者均较少使用。此类患者大多较年轻，主动脉走行通常较直，便于"开窗"对位，故多选用"开窗"支架。可选择商业化的定制"开窗"支架，或者使用常规的分体覆膜支架或Cuff覆膜支架进行体外"开窗"。体外"开窗"术中，对于动脉硬化导致的真性动脉瘤，通常主动脉钙化较重且迂曲，为了便于术中超选内脏动脉，通常需要进行主体支架的束颈，便于术中旋转支架调整窗口位置，同时为防止内脏动脉超选困难，术中需要在内脏动脉内预支导丝导管保护。对于贝赫切特综合征引发的假性动脉瘤，患者通常较为年轻，主动脉相对较直且钙化轻，通常不需要进行束颈及内脏动脉预支导丝进行保护。术前测量以及对窗口位置的规划极其重要，是保证术中超选成功的关键所在。此外，在本例手术过程中，我们利用血管造影机自带的影像融合技术，术前对主要内脏动脉（双侧肾动脉、腹腔干、肠系膜上动脉）做好标记，实现术中实时定位，可方便术中超选内脏动脉，避免反复血管造影，减少造影剂用量及缩短手术时间。

此外，腹主动脉支架体外开窗后所需的外鞘较大，尽管目前可使用预置血管缝合器的方法闭合股动脉穿刺点，但贝赫切特综合征本身血管壁薄弱，术后发生穿刺点假性动脉瘤的风险仍较高。建议术中切开腹股沟，显露股动脉，直视下穿刺术后缝合股动脉穿刺点以降低假性动脉瘤的发生。

3. 围手术期内科治疗　对于累及血管的贝赫切特综合征，术前通常给予标准的糖皮质激素和免疫抑制剂治疗，糖皮质激素起始剂量要足够［如泼尼松1mg/（kg·d）起始］，缓慢减量至维持剂量（如泼尼松5～10mg每天1次）。免疫抑制剂以环磷酰胺为首选，多建议长期使用。也可以选择单克隆抗体或TNF-α抑制剂，达到减少炎症的治疗目的。手术前3天可改为静脉甲泼尼龙冲击治疗代替口服激素。贝赫切特综合征是长期自身免疫性疾病，术后需要长期使用糖皮质激素和免疫抑制剂，且长期使用维持剂量至少2年以上。相关文献提示，术后停用糖皮质激素是主动脉支架术后复发的最主要原因。复发部位多位于支架的两端锚定区，一旦出现复发，应积极考虑二次干预，且恢复足量糖皮质激素治疗。

（医疗作者：倪　冷　狄　潇；护理作者：刘文静）

参 考 文 献

［1］KUZU M A, OZASLAN C, KÖKSOY C, et al. Vascular involvement in Behçet's disease: 8-year audit［J］. World J Surg, 1994, 18（6）: 948-953.

［2］EHRLICH GE. Vasculitis in Behçet's disease［J］. Int Rev Immunol, 1997, 14（1）: 81-88.

［3］KWON T W, PARK S J, KIM H K, et al. Surgical treatment result of abdominal aortic aneurysm in Behçet's disease［J］. Eur J Vasc Endovasc Surg，2008，35（2）：173-180.

［4］HATEMI G，CHRISTENSEN R，BANG D，et al. 2018 update of the EULAR recommendations for the management of Behcet's syndrome［J］. Ann Rheum Dis，2018，77（6）：808-818.

［5］LIU C W，YE W，LIU B，et al. Endovascular treatment of aortic pseudoaneurysm in Behcet disease［J］. J Vasc Surg，2009，50（5）：1025-1030.

病例8

多分支支架治疗肾周腹主动脉瘤

专家点评

医疗方面

这是一例比较常见的累及肾动脉的肾周腹主动脉瘤的腔内修复术式。由于肾动脉水平的腹主动脉直径达到33mm，导致常规的"开窗"支架不再适合，易出现"开窗"后的内脏动脉支架脱载。术者选择了"八爪鱼"模式的分支型支架操作模式，比其他病例中自行缝制的外分支或内分支法，相对更加迅速和简便。三支架平行支架模式置入腹主动脉分叉支架的短髂支，在支架直径设计上需要考虑如何减少内漏。本病例为三个8mm支架置于14mm的分支中，面积上似乎有些略小，应该密切关注术后内漏可能。术者建议此类病例术后避免弯腰，减少支架脱节可能，同时各节支架重叠大于3.0cm，甚至达到4.0cm，此处细节，值得记录。

（中国医学科学院阜外医院　舒　畅）

护理方面

此例患者围手术期心脏事件风险大，"八爪鱼"技术重建内脏动脉，术后对内脏功能的监测是这个病例需要重点考虑的问题。例如，重建肾动脉加上造影剂对肾的损害，术后补液又受制于预防心脏事件的发生，出入量需严格控制，所以需要护理人员全方位地评估患者，并善于思考每一项措施之间的联系，才可以给予患者整体的照顾。针对患者的术后护理措施也要考虑术者术中的处理情况。对于此患者术后活动策略也是需要关注的，很多患者对于突然改变的活动方式会产生不适应，需要护理人员提前计划，不仅通过传输知识的形式给予健康宣教，也可以在了解患者平时生活习惯的同时，示教患者下蹲的动作，来加强患者的认知和理解。

（北京医院　罗家音）

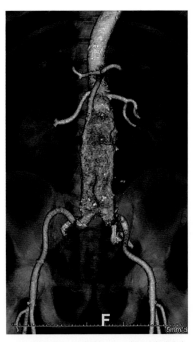

图 2-8-1 术前CTA提示肾周胸腹主动脉瘤

一、病历摘要

患者，男性，56岁。主因"发现胸腹主动脉瘤1月余"入院。

现病史： 1月余前因一过性血尿于外院行腹部超声检查提示腹主动脉瘤。来我院行增强CT示自肠系膜上动脉水平的腹主动脉开始扩张，扩张范围达髂总动脉远端，最大横截面为6.5cm×6.4cm（图2-8-1）。

既往史： 高血压病史9年，血压最高达160/90mmHg，药物控制血压尚可。糖尿病8年，口服药物控制。8年前因心包积液检查发现"室壁瘤、冠状动脉重度狭窄"，于外院行"室壁瘤切除＋冠状动脉自体大隐静脉旁路移植术"，术后1周复查发现冠脉旁路移植血管闭塞，之后规律服用阿司匹林100mg每天1次，单硝酸异山梨酯40mg每天1次。因肉眼血尿发现肾结石2年。

查体： 腹部脐周可见搏动，脐略左侧可触及搏动性包块，大小约10.0cm×5.0cm，无压痛，边界清楚，活动度差，未闻及血管杂音。双侧桡动脉、股动脉、足背动脉搏动良好。

二、术前检查

术前完善常规检查

（1）心脏情况评估

心肌酶谱：（－）。

心电图：窦性心律，$V_4 \sim V_6$ 导联T波低平。

超声心动描记：左室后壁运动消失，提示陈旧性心肌梗死；左室收缩功能正常低限，LVEF 54%。

（2）影像学检查：冠脉CTA示原位冠状动脉，左主干未见明确狭窄，前降支近中端混合斑块，管腔轻度狭窄；回旋支混合斑块和钙化斑块，轻中度狭窄；右冠状动脉多发混合斑块，中远端管腔中重度狭窄。

两支旁路移植血管：①AO-SV-PDA旁路移植血管全程闭塞；②LIMA-LAD旁路移植血管近端通畅，中远端闭塞。

三、术前准备

1. **术前一般准备**　入院后完善术前检查，尤其是评估心脏功能及冠状动脉情况。密切监测血压，调整降压药物，维持血压正常稳定。评估肺功能。保证大便通畅。术前1天，请神经外科会诊，行腰大池置管引流。术前禁食、禁水12小时，双侧腹股沟区及会阴部备皮，备异体红细胞6U、血浆800ml，术前适当补液、水化。术前0.5小时给予预防性静脉抗生素。

2. **手术专项准备——测量、规划**　术前精确测量胸腹主动脉瘤各个部位的参数（图2-8-2）。根据测量结果，尤其是内脏动脉区腹主动脉的各个层面的直径，经科室多次讨论后，决定采用"八爪鱼"技术来进行处理。详细测量各入路的直径参数，精确制订手术计划，预估使用的支架型号，规划支架释放位置。术前备齐所需型号支架及其他所需器械。

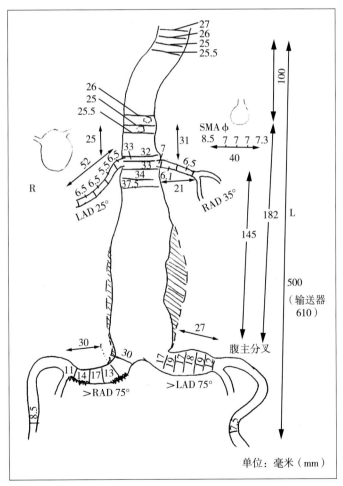

图2-8-2　术前测量结果示意

四、术前科室查房讨论

1. 医疗方面

（1）患者既往有明确的冠心病病史，且曾行冠状动脉旁路移植手术，术后1周即发现旁路移植动脉闭塞，之后未再行手术干预冠状动脉，维持冠心病二级预防治疗。虽然冠状动脉旁路移植术后，患者日常生活中没有发生明确的冠脉事件，但要在全麻下进行一个长时间的主动脉相关手术，冠脉以及心功能方面是临床医生最担忧的。术前评估主要也侧重于对心脏的评估。经过多科讨论以及心内科、心外科的多次会诊，考虑可行微创治疗，不建议行开放性手术治疗。

（2）微创治疗的方案也经过了反复讨论。由于患者内脏动脉水平的腹主动脉直径偏粗，且呈梯形结构，无法采用常规的腹主动脉瘤腔内修复术（EVAR）方案，甚至无法应用常规的"开窗"或"烟囱"支架技术。关于定制"开窗"支架，也因国内"开窗"支架的最大直径所限无法完成。经讨论后，决定采用"八爪鱼"技术进行重建。

2. 护理方面

（1）因患者既往有高血压病史，密切关注生命体征，严格控制血压、心率，每天监测不少于2次，避免血压、心率过高。规律服用降压药物，除药物治疗外，还应限制患者活动，同时避免情绪波动，避免因血压波动过大造成瘤体破裂的风险，同时关注患者的意识状态、腹部及腰背部疼痛症状。

（2）控制血糖平稳：血糖的控制对术中以及术后的恢复都非常重要，高血糖会诱发相关并发症，也会增加术后切口感染的风险，同时影响切口口恢复。

（3）患者曾因冠心病于外院行"室壁瘤切除＋冠状动脉自体大隐静脉旁路移植术"，监测患者心功能，检查心肌酶谱，如出现心前区不适或检查结果异常，配合医生予心电图、冠脉CTA等相关检查，嘱患者规律服用保护心脏类药物，准确记录出入量，警惕心肌梗死的发生。

（4）患者存在血尿，配合医生检查肝肾功能、尿常规等，根据患者心功能情况，嘱患者适当多饮水，增加尿量防止形成血块，阻塞尿道，持续观察患者血尿及出入量情况。

（5）因手术存在一定的脊髓缺血导致截瘫的风险，术前留置腰大池引流管，观察引流管性质、引流量、通畅度、敷料清洁、实时关注患者血压、脉搏、呼吸及意识状态。

五、手术过程

1. 全身麻醉完成后，患者仰卧位，双侧腹股沟、肩部术野常规消毒铺巾。解剖显露双侧股总动脉、双侧锁骨下动脉。静脉肝素化。

2. 双侧股动脉逆行穿刺置鞘，左侧置入标记导管，右侧置入猪尾导管，上行至降主动脉下段造影，明确动脉瘤基本形态以及内脏动脉开口位置。

3. 右侧股动脉交换置入C2导管，配合导丝选入腹腔干-脾动脉，置入8F长鞘后，于腹

腔干处置入8mm封堵器（先健）（图2-8-3）

4. 右侧股动脉交换置入超硬导丝，沿导丝置入分叉型覆膜支架（C3，GORE，31-130mm），将其短髂支支架下缘锚定在肠系膜上动脉开口上方1cm处释放（图2-8-4）。

5. 双侧锁骨下动脉分别穿刺，右侧置入一枚鞘管，左侧置入两枚鞘管，均交换为8F长鞘。导丝配合MPA导丝，均选入分叉型覆膜支架的短髂支内，再分别选入肠系膜上动脉、双侧肾动脉，长鞘跟进后分别置入各内脏动脉内（图2-8-5）。

6. 在长鞘保护下，分别自内脏动脉至第一枚分叉型支架短髂支放置覆膜支架（Viabahn®，GORE®）。肠系膜上动脉：8-50mm；双侧肾动脉：8-100mm各1枚（图2-8-6）。

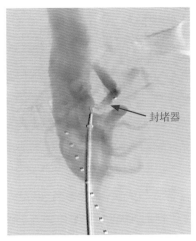

图2-8-3　封堵腹腔干

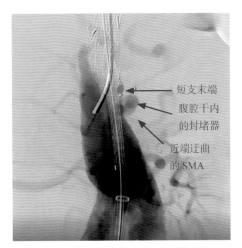

图2-8-4　第一枚支架释放至短髂支展开

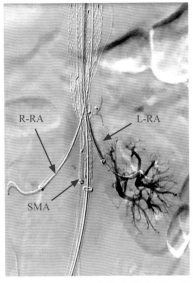

图2-8-5　选入各内脏动脉后置入长导管鞘

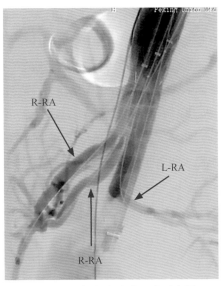

图2-8-6　各内脏动脉重建后造影

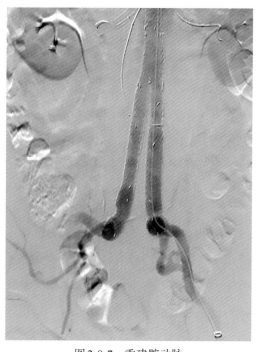

图2-8-7　重建髂动脉

7. 释放第一枚分叉型支架的长髂支，再沿导丝置入20-20-100mm覆膜支架（C3®，GORE），与第一枚支架的长髂支重叠约4cm释放。再置入23-120mm分叉型覆膜支架（C3®，GORE），与近端支架重叠约4cm释放。自第二枚分叉型支架的短髂支向远端续接16-100mm、20-140mm覆膜支架髂支（GORE）重建左侧髂动脉，再自第二枚分叉型支架的长髂支向远端续接18-140mm覆膜支架髂支（GORE）重建右侧髂动脉。

8. CODA球囊贴附各支架重叠区以及远、近端瘤颈处。最后造影显示支架位置满意，肠系膜上动脉、双侧肾动脉、双侧额髂内动脉、双髂外动脉显影良好，未见内漏（图2-8-7）。分别缝合关闭四肢切口。

六、术后处理

1. 医疗方面　术后患者带气管插管返回ICU，进行呼吸机支持治疗。术后第2天根据患者情况逐渐脱机拔管，返回普通病房。术后3天内密切关注以下情况。

（1）下肢感觉、活动正常，二便正常，无截瘫表现；术后72小时拔除腰大池引流。

（2）血常规和凝血功能检查结果提示无DIC和出血表现。

（3）各切口引流情况，择期拔除引流管。

（4）雾化吸入治疗，预防肺部感染。

（5）关注心肌酶谱变化，控制出入量，警惕心血管事件及心衰发生。

2. 护理方面

（1）生命体征：持续心电监测，关注生命体征，严格控制血压、心率，避免因血压、心率过高，血流对支架的冲击过大造成支架移位进而导致内漏。

（2）下肢循环：因术中阻断股动脉时间长，远端动脉可能血栓形成。术后除密切观察患者切口有无渗血、血肿之外，还要观察肢体末梢有无紫绀等缺点表现等情况，包括双侧足背动脉搏动、皮肤温度、颜色以及疼痛的主诉。

（3）正确体位：因长段主动脉支架植入需定时协助患者轴线翻身，预防患者因制动而引起的周身不适。术后尽量避免做弯腰动作，建议采用腰椎术后轴位翻身及下蹲动作，减少支架连接处内漏或脱节现象发生。但因直立下蹲动作平时做得较少，下蹲站立时存在跌倒风险，加强安全宣教。

（4）心功能：关注患者是否有冠脉综合征的发生，另外因患者既往曾行冠状动脉自体大隐静脉旁路移植术，关注心肌酶谱变化，准确记录出入量，若患者出现心前区不适、呼吸困难、端坐呼吸、咳泡沫样痰等心衰表现时，配合医生行心电图、心肌酶谱检查，予强心、利尿、扩血管药物治疗，警惕心衰的发生。

（5）引流管路：①锁骨下切口引流管，以"高举平台"法妥善固定引流管路，避免出现管路打折、管路滑脱等相关不良事件的发生。因术中肝素化，虽严密止血，但患者有高血压病史，存在血压波动的情况，同时术后继续服用抗凝药物，为避免DIC或出血的情况，每班关注引流管性质、引流量的同时还应密切关注血常规、凝血功能等检查结果有无异常，以及生命体征和切口的情况。②腰大池引流管，成人一般脑脊液引流量约500ml/d，应根据患者情况严格控制引流量，当患者发生体位改变时，注意调节引流管口高度，维持颅压在正常水平。同时每班巡视，观察引流管引流量、性质，敷料是否清洁干燥，下肢感觉、活动等情况，若引流液颜色由清亮变浑浊、有沉淀物或鲜红色脑脊液引出时，及时汇报主管医生予以处理。③导尿管，因患者术前有血尿，术后严密观察患者尿液颜色、量、性质，分别记录，挤压尿管是否通畅，必要时予患者膀胱冲洗，以防堵塞尿道。

（6）重建内脏动脉功能监测：此患者因行常规的腹主动脉瘤腔内修复术、"开窗"支架技术和烟囱支架技术风险较大，故采取"八爪鱼"技术来重建动脉血管，重建的动脉为肠系膜上动脉、双侧肾动脉，包括患者有无腹痛、腹胀、腹膜刺激征，有无疼痛等症状。同时术中要借助造影剂对患者胸腹主动脉及内脏动脉进行位置确认和精准定位，增加了患者罹患造影剂肾病的可能性，故术后在患者心功能允许的情况下，遵医嘱予患者静脉补液，液速60～80滴/分，适当多饮水，准确记录出入量，必要时遵医嘱予利尿剂。

（7）相关并发症：①DVT，为防止DVT及肺栓塞，向患者介绍踝泵运动，预防血栓事件的发生。②截瘫，对于胸腹主动脉瘤手术，由于需要覆盖的主动脉节段较长，存在一定的脊髓缺血导致截瘫的风险，需关注患者双下肢情况，包括肌力是否明显下降，是否出现下肢腱反射活跃、病理征阳性、踝阵挛等临床体征，双下肢感觉是否异常，如不能感受到痛觉、温度觉等。另外，截瘫的患者还会出现自主神经功能障碍，导致大、小便功能障碍。③皮肤压疮，患者因手术时间长，术前骶尾贴膜保护预防骶尾部压疮的发生。④肺部感染，术后肺部感染的因素很多，由于全麻气管插管后，呼吸道分泌物增多；长期卧床，分泌物坠积，患者卧床期间应保持呼吸道通畅，密切关注患者呼吸频率、节律的改变，若痰液过多，必要时予雾化吸入稀释痰液，协助患者排痰，预防肺炎等相关并发症。

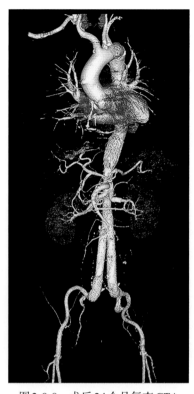

图 2-8-8　术后 24 个月复查 CTA

七、术后随访

术后 1 个月返院随访，生化指标和血常规检查结果正常，复查增强 CT 提示内漏消失、内脏动脉血流良好。术后 6 个月、12 个月、24 个月规律随诊，复查 CTA：胸腹主动脉瘤腔内隔绝效果良好，无明确内漏发生，内脏动脉血运正常。术后 24 个月复查 CTA 见图 2-8-8。

八、术后点评及相关指南文献解读

本病例是肾周腹主动脉瘤的一种腔内修复方案。在病例讨论上，主要考虑以下几点。

1. **手术方案的选择**　本患者的主动脉瘤形态，初看似乎是比较普通的肾周腹主动脉瘤，但经精确测量后发现，在内脏动脉区，其主动脉直径较大且呈现锥形表现。经多方讨论，行常规的 EVAR 以及 "开窗" 支架技术、"烟囱" 支架技术均存在较大风险，不建议采取。而侧开腹主动脉瘤切除，肠系膜上动脉、肾动脉重建的开放性手术方案，由于患者存在较明确的冠脉病变，经多科会诊后予以否决。故最后商定采用 "八爪鱼" 支架技术予以腔内重建。

2. **"八爪鱼" 支架的技术要点**　采用覆膜支架技术治疗动脉瘤，需要支架的近端、远端所覆盖的区域具有一定长度的正常动脉范围。而对于胸腹主动脉瘤而言，其重要的内脏动脉区域均处于瘤样病变区内，所以需要将覆膜支架的近端向腹主动脉以上水平的降主动脉延伸，再从近端的主动脉覆膜支架内分出 3～4 支分支来重建肠系膜上动脉、双侧肾动脉，甚至是腹腔干动脉，其形态有点类似于八爪鱼的多个腕足，故形象地称之为 "八爪鱼" 技术。该技术尤其重视术前精细的测量、缜密的支架设计，术中严格地按照术前计划进行支架释放，内脏动脉重建。

3. **腰大池引流**　对于胸腹主动脉瘤，由于需要覆盖的主动脉节段较长，存在一定的脊髓缺血导致截瘫的风险。目前比较有效的措施是在术前进行腰大池置管，术后以调整腰大池引流管的水平高低来释放部分脑脊液，以调控脑脊液压力，同时配合调节动脉压力，加大动脉-脑脊液之间的压力差，来降低截瘫风险。术后根据患者下肢感觉、运动情况以及二便状况来进行判断。若恢复良好，一般于术后 72 小时内拔除。

4. **术后体位要求**　由于本病例手术从降主动脉到双侧髂动脉进行了较长节段的多枚覆膜支架的连接，术后弯腰动作可能会影响到支架连接处的内漏，甚至可能会导致支架间脱节。所以，第一是支架之间的衔接长度要足够，我们大支架之间均重叠了4.0cm。第二是需要嘱咐患者在术后注意尽量避免做常规弯腰动作，建议采用腰椎术后的轴位翻身及下蹲动作，以尽量减少支架连接处内漏或脱节现象的发生，并建议患者避免弯腰直至1个月后随访，其后仍建议其避免过度弯腰。

（医疗作者：宋小军　叶　炜；护理作者：刘雅菲　王　磊）

参 考 文 献

［1］谷涌泉，郭连瑞，郭建明，等. 胸主动脉覆膜支架联合八爪鱼技术腔内修复复杂胸腹主动脉瘤［J］. 介入放射学杂志，2016，25（6）：487-490.

［2］MENDES B C，ODERICH G S. Endovascular repair of thoracoabdominal aortic aneurysm using the off-the-shelf multibranched t-Branch stent graft［J］. J Vasc Surg，2016，63（5）：1394-1399.

［3］邹以席，黄方炯，孙东，等. 胸腹主动脉瘤手术中脑脊液引流对脊髓的保护作用［J］. 中国胸心血管外科临床杂志，2012，19（2）：154-158.

［4］CHUTER T，GREENBERG R K. Standardized off-the-shelf components for multibranched endovascular repair of thoracoabdominal aortic aneurysms［J］. Perspect Vasc Surg Endovasc Ther，2011，23（3）：195-201.

病例9

杂交手术治疗梅毒性主动脉弓动脉瘤

专家点评

医疗方面

本病例的特点在文章中的讨论已经基本提及，目前市售产品中可以用于主动脉弓的分支支架只有Castor®，而此款支架的主要适应证是用于锁骨下动脉的重建，术者及其团队创造性地将其用于颈总动脉重建，这需要非常精准的测量和释放。囿于动脉瘤的解剖特点，重建颈总动脉后，支架无法有效贴边，而且锁骨下动脉在此处扭曲较大，使得原位"开窗"有一定难度。术者在此处使用杂交技术解决问题，是合理的选择。

梅毒性主动脉瘤，与常见的感染性主动脉瘤有相当的差别。梅毒性主动脉瘤是梅毒螺旋体侵袭主动脉中层导致的真性动脉瘤，而一般细菌性感染性主动脉瘤多是假性动脉瘤。后者植入主动脉支架后出现支架感染的风险更大，而梅毒性主动脉瘤相对更为耐受植入物，当然更多结果我们也拭目以待。

（首都医科大学附属北京朝阳医院　张望德）

护理方面

感染性主动脉瘤是死亡率很高的疾病，在北京协和医院血管外科团队的努力下，这例少见的弓部真性动脉瘤的病例获得了良好的预后。患者是Ⅲ期梅毒患者，术前的青霉素治疗是手术关键，能延缓梅毒的进展，减少对血管的进一步损伤，为手术赢得时机。对吉海反应的监测也体现了协和团队的专业和严谨，治疗期间生命体征的监测和症状的评估，防止原本破裂危险很高的动脉瘤面临更高的风险。在协和多学科合作下，保证患者的安全，为我们树立了很好的榜样。

（清华大学附属北京清华长庚医院　王　宇）

一、病历摘要

患者，女性，50岁。主因"胸背部疼痛1个月"入院。

现病史：1个月前患者无明显诱因出现胸背部胀痛不适，无放射性，伴胸闷、气促，无恶心、呕吐、心悸、黑朦、眩晕等症状。1个月以来症状逐渐加重，夜间因疼痛及憋闷无法平卧，外院就诊查梅毒抗体阳性，后就诊于我院，行胸主动脉CTA提示主动脉弓部动脉瘤形成，累及范围约6.4cm×5.7cm，主动脉弓及胸主动脉管壁环周增厚，纵隔软组织增厚，邻近正常脂肪间隙密度消失。考虑主动脉弓部动脉瘤诊断明确，为行手术治疗收入院。

既往史： 长期慢性贫血，Hb 100～110g/L，曾行检查未明确病因。

查体： 生命体征平稳，心、肺、腹部查体（－），四肢动脉搏动有力，双上肢血压对称。

影像学检查： 主动脉CTA示主动脉弓右后缘管腔瘤样扩张，累及范围约6.4cm×5.7cm，主动脉弓及胸主动脉管壁环周增厚，纵隔软组织增厚，邻近正常脂肪间隙密度消失，食管局部略右移（图2-9-1、图2-9-2）。

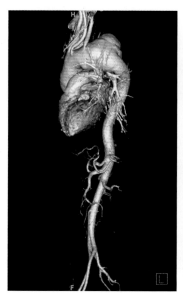
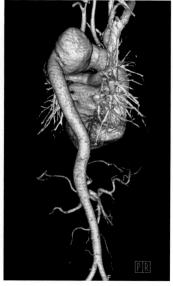

图2-9-1 主动脉CTA三维重建

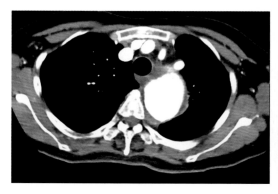
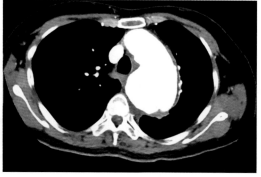

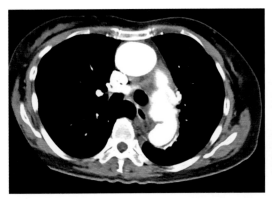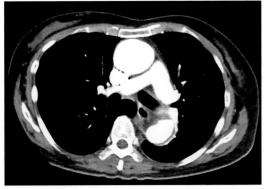

图 2-9-2　主动脉 CTA 断面扫描

二、术前检查

1. 术前完善常规检查　患者为中年女性，隐匿起病，无高血压、糖尿病等合并症，外院梅毒抗体阳性，首先考虑感染性动脉瘤可能性大。因此，入院后除完善必要的基础实验室检查外，进行了梅毒相关检查，并请专科会诊指导诊治。

（1）一般实验室检查：血型，血常规，肝肾功能，凝血功能，感染相关指标，尿常规，ESR，CRP，梅毒各项抗体检测及效价检测。

（2）肺功能评估：动脉血气分析（主动脉 CTA 已有肺窗）。

（3）心脏情况评估：心肌酶谱、12 导联心电图、超声心动图。

（4）外周血管评估：颈动脉、椎动脉、锁骨下动脉、双下肢动脉超声。

2. 异常检查结果

（1）Hb 101g/L，Alb 34g/L，患者无活动性出血表现，考虑营养相关。

（2）ESR、CRP 均升高，考虑与梅毒原发病情活动相关。

（3）梅毒螺旋体抗体、梅毒特异性抗体均为阳性，梅毒快速血浆反应素试验（rapid plasma regain test，RPR）效价 1∶128（＋）。

三、术前准备

1. 术前基本治疗及准备

（1）患者有活动后胸痛，卧床，心电监护，严格监测、控制血压与心率，必要时药物镇痛治疗。

（2）遵皮肤科意见给予抗感染治疗（青霉素 240 万 U，肌内注射，每周 1 次，疗程 3 周），因 RPR 效价高，发生吉海反应风险高，首次应用青霉素前 1 天给予糖皮质激素口服治疗，连续 3 天；皮肤科定期会诊评估治疗效果。

（3）慢性贫血，未发现活动性出血证据，给予加强营养、补充铁剂等治疗。

（4）手术复杂，风险高、时间长，ICU备床。

（5）术前禁食、禁水，左颈部、双侧腹股沟区及会阴部备皮，充分备血，术前充分水化，术前0.5小时给予预防性抗生素。

2. **手术专项准备——测量、规划**
术前使用专业软件精确测量主动脉、弓上三分支动脉以及入路各项解剖参数，包括动脉瘤累及范围及直径，近端、远端锚定区直径，左侧锁骨下动脉（left subclavian artery，LSA）、左侧颈总动脉（left common carotid artery，LCCA）及头臂干动脉直径、位置、角度以及三支动脉间的距离，各入路直径、是否存在迂曲等（图2-9-3～图2-9-5）。根据测量结果预估使用支架参数，术前备齐可能所需支架型号及其他所需器械。

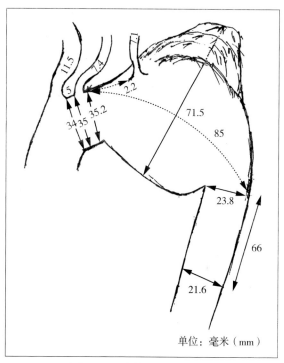

单位：毫米（mm）

图2-9-3　术前测量数据示意

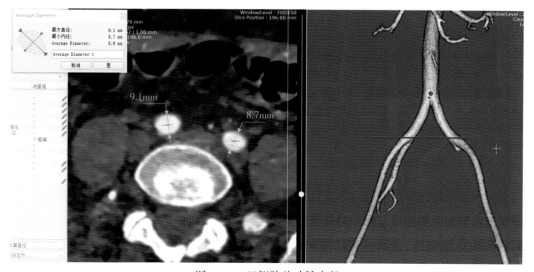

图2-9-4　双侧髂总动脉直径

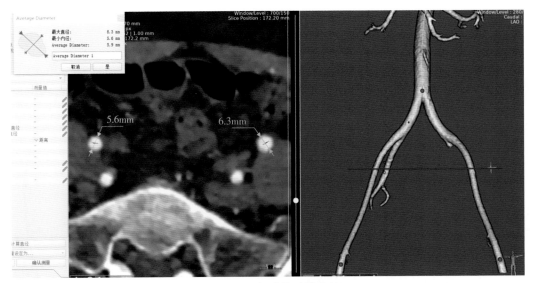

图2-9-5　双侧髂外动脉直径

四、术前科室查房讨论

1. 医疗方面

（1）手术指征：患者瘤体较大，最大径＞5.5cm，且有明确胸背部疼痛，破裂风险极高，手术指征明确。

（2）手术方式选择：由于瘤体累及主动脉弓，小弯侧已靠近左侧颈总动脉开口，胸主动脉支架需覆盖左侧锁骨下动脉，双侧椎动脉为均衡型，为避免脑梗死及脊髓缺血的发生，建议行LCCA-LSA旁路移植术；由于瘤体靠近左侧颈总动脉开口，支架覆膜区起始平左侧颈总动脉开口后缘，锚定区不足，内漏概率较大，可选择使用Castor®支架（微创心脉），分支支架放置于左侧颈总动脉。

（3）入路选择：术前测量双侧髂外动脉直径约6mm，而拟选用Castor®支架外径为24F，无法导入，测量髂总动脉直径尚可，可选择腹膜外入路解剖髂总动脉作为入路导入主体支架；左侧颈部切开解剖颈总动脉，先穿刺导管鞘作为引出Castor®支架的分支支架的入路，之后直接行LCCA-LSA旁路移植术；左侧肱动脉穿刺置管引入造影导管，用于术中定位，若支架放置后存在因左侧锁骨下动脉导致的Ⅱ型内漏，还可由此入路进行栓塞。

（4）患者前期应用青霉素治疗梅毒未发生不良反应，但围手术期需警惕心脑血管意外，术后返ICU密切监护治疗，继续抗感染治疗。

（5）术后抗凝或抗血小板治疗：因有分支支架与人工血管旁路移植，术后早期以普通肝素静脉泵入抗凝治疗，根据颈部引流和血红蛋白情况调整APTT，病情稳定后可改为口服药物。

2. 护理方面

（1）预防瘤体破裂风险：因患者瘤体直径＞5.5cm，有胸背部胀痛，伴胸闷、气促，且近期症状逐渐加重，夜间因疼痛及憋闷无法平卧，瘤体破裂风险极高，嘱患者卧床休息，减少活动。患者既往血压控制良好，嘱其住院期间保持情绪稳定，予疾病相关健康宣教，减少患者因焦虑、情绪波动进而引起血压升高，诱发动脉瘤破裂。

（2）抗感染治疗：患者是由梅毒感染引起的感染性主动脉弓部动脉瘤，术前应用青霉素抗感染治疗。因患者首次使用青霉素治疗梅毒且检查结果提示RPR效价高，因此发生吉海反应风险很高，即在治疗后的数小时可能会出现寒战、高热、头痛、骨骼肌疼痛、皮肤潮红、恶心、心悸、多汗等全身症状，严重者会引起动脉瘤破裂，因此应密切观察患者有无发热、寒战、头痛、乏力等不适主诉，警惕吉海反应的发生。患者出现不适症状，立即通知医生，予以相应处理。患者在首次应用青霉素前1天给予糖皮质激素口服治疗，服用糖皮质激素后会出现胃保护屏障功能减弱，嘱患者进食易消化的食物，严格遵医嘱服药。准确记录患者24小时出入量，关注患者肝肾功能。持续予心电监护，密切监测患者生命体征。

（3）慢性贫血史：因患者有长期慢性贫血史，Hb 100～110g/L，且无活动性出血表现，应嘱咐患者加强营养，补充铁剂，提高免疫力，多进食富含维生素、蛋白质的食物，如鱼、蛋、奶制品、瘦肉等，禁忌辛辣刺激性食物。

五、手术过程

1. 全身麻醉完成后，患者仰卧位，肩部及腰部垫高。分别取左颈部胸锁乳突肌前缘斜行及左侧锁骨上方横行切口，解剖游离左侧颈总动脉及左侧锁骨下动脉，取左下腹旁正中切口，自腹膜后解剖游离左侧髂总动脉近、远端。

2. 纵行切开左侧髂总动脉，取10mm人工血管修剪后与左侧髂总动脉末端行端-侧吻合，延长入路，夹闭人工血管远端，穿刺人工血管置入导管鞘，将金标猪尾导管置于升主动脉造影，确认动脉瘤与术前CTA检查结果一致，准备按术前计划进行手术（图2-9-6）。

3. 穿刺左侧肱动脉，置入6F导管鞘，引入猪尾导管，头端位于升主动脉。逆行穿刺左侧颈总动脉，置入导管鞘，将MPA导管自此入路下行至降主动脉进而选择进入左侧髂总动脉导管鞘中引出体外，建立工作通路。

4. 左侧髂总动脉入路置换工作导丝，置于升主动脉，撤出导管鞘，自工作导丝左引入Castor®支架

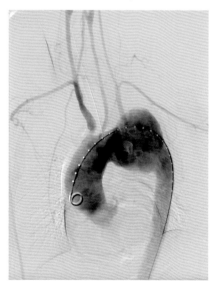

图2-9-6 术前造影

（C363010-2002505，微创心脉）输送系统，分支导丝经MPA导管由左侧颈总动脉导管鞘引出，手术助手牵拉分支导丝同时将支架输送系统送入降主动脉，解除分支导丝缠绕后继续送入支架，使主体近端平齐头臂干开口远心端，分支支架进入左侧颈总动脉；造影确认定位准确后，分别释放分支支架与主体支架，并以5-40mm球囊扩张左侧颈总动脉支架，再次造影确认主体支架及分支支架位置良好，左侧颈总动脉及头臂干显影良好；此时瘤体内见到来自左侧锁骨下动脉的Ⅱ型内漏（图2-9-7～图2-9-9）。

5. 撤出主动脉支架输送系统，左侧髂动脉入路更换为大鞘后引入造影导管置于升主动脉；自左侧肱动脉入路以弹簧圈栓塞左侧锁骨下动脉根部，复造影确认内漏消失，瘤体隔绝良好（图2-9-10）。

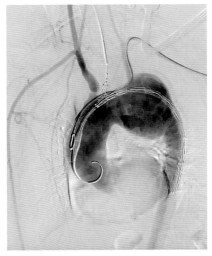

图2-9-7　支架到位后造影

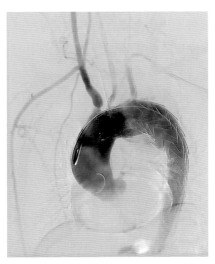

图2-9-8　主体支架及分支支架释放完毕

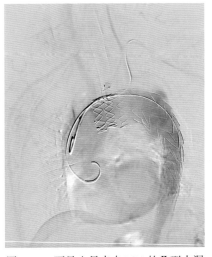

图2-9-9　可见少量来自LSA的Ⅱ型内漏

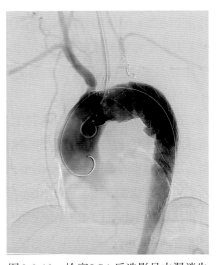

图2-9-10　栓塞LSA后造影见内漏消失

6. 取7-40mm人工血管修剪后行LCCA-LSA旁路移植术，吻合结束后确认旁路移植血管通畅，左侧锁骨下动脉远端搏动良好；阻断左侧髂总动脉近、远端，以人工血管作为补片修补髂总动脉。

7. 撤出左侧肱动脉导管鞘，压迫止血后加压包扎；各创面及吻合口彻底止血，放置左侧盆腔、左侧锁骨下及左侧颈部引流管各1根，逐层关闭各切口。

8. 手术结束，患者返ICU。

六、术后处理

1. 医疗方面　患者术后带气管插管返ICU进一步治疗，密切监测生命体征、意识、肢体活动情况，左上肢穿刺点压迫24小时，静脉泵入普通肝素抗凝治疗，根据引流量及血红蛋白动态调整APTT目标值；遵皮肤科会诊意见继续青霉素抗感染治疗。术后第1天顺利脱机拔管，四肢感觉、活动良好，转回普通病房。术后早期着重关注以下几个方面。

（1）神经系统表现：意识、语言表达及四肢运动、感觉无明显异常，无短暂性脑缺血发作。

（2）各项实验室检查：术后第1天血红蛋白浓度较术前有所下降，但较稳定；ESR、CRP较术前明显升高，考虑与手术相关，后逐渐回落。

（3）穿刺点及切口：左上肢穿刺点加压包扎24小时，未见血肿或假性动脉瘤；术后第3天拔除各引流管，切口均愈合良好。

（4）术后第1天排气并下地活动，逐渐饮食过渡，并加强营养。

（5）继续青霉素抗感染治疗，术后1周复查RPR，效价降至1∶64（＋）。

（6）术后持续静脉泵入肝素抗凝治疗，APTT控制在30～45秒，拔除引流管后改为低分子肝素4000IU每12小时1次皮下注射，出院时改为拜阿司匹林100mg每天1次＋利伐沙班10mg每天1次口服。

（7）术后第8天出院。

2. 护理方面

（1）警惕脑血管意外：密切关注患者意识是否清晰，语言表达能力是否正常，四肢活动有无障碍，感觉有无异常。

（2）血运观察：患者左上肢穿刺处加压包扎，密切关注穿刺点情况，切口敷料有无渗血、出血，穿刺点周围有无血肿、皮肤发绀情况，评估肢体的末梢血运情况，包括皮肤颜色、温度，动脉搏动情况，肢体肿胀及疼痛，警惕上肢出现血肿及假性动脉瘤可能。

（3）警惕出血倾向：患者保留盆腔引流、左锁骨下引流、左颈部引流，密切观察各引流量及性质，腹部切口敷料是否干净，同时患者术后应用抗凝治疗，根据引流量、血红蛋白浓度、凝血功能指标等调整APTT，控制在30～45秒，各班次应密切关注患者有无牙龈出血、皮肤紫癜、瘀斑，有无呕血及黑便等消化道出血症状，有无突发引流液增多的现象，警惕出血征象，若发现异常，及时通知医生。若患者血红蛋白浓度下降明显，必要时可给予静脉输注血液制品，同时妥善固定管路，避免出现拔管不良事件。

（4）预防并发症：患者术后应早期下床活动，增加胃肠道蠕动，避免出现腹胀不适，有利于尽早过渡到正常饮食；抗凝治疗过程中，要开始早期活动，促进下肢血液回流，避免因卧床导致下肢静脉血液淤积，引起深静脉血栓；同时，早期活动也能预防坠积性肺炎，避免发生肺部感染。

（5）抗感染治疗：患者术后继续使用青霉素抗感染治疗，需高度警惕吉海反应的发生，监测患者体温变化，关注患者有无发热、寒战、头痛、乏力等不适主诉；关注患者是否出现呼吸困难、头晕、血压下降等过敏性休克；关注患者生命体征变化，维持在正常范围，血压过高或过低都应立刻通知医生；关注患者是否出现药物不良反应，有无变态反应，如皮疹等；关注患者有无恶心、食欲减退、皮肤瘙痒等症状，记录患者24小时出入量，监测肝功能、肾功能；同时应加强营养，避免过度劳累、情绪紧张等，应增强免疫力。

（6）随访：对患者进行健康教育，出院后按时随访，定期监测生化指标和血常规、ESR、CRP、血红蛋白、凝血功能、RPR效价等，皮肤科、感染科、血管外科规律随诊。长期口服抗凝药物，嘱患者关注有无出血倾向，有不适随时就诊，同时勿自行减量，甚至私自停药。

七、术后随访

术后1个月第1次返院随访，血红蛋白恢复至术前水平，查双侧颈动脉、椎动脉超声均未见明显异常，LCCA-LSA旁路移植血管通畅，停用拜阿司匹林，继续利伐沙班10mg每天1次口服；术后3个月RPR效价降至1∶32（＋），术后半年降至1∶16（＋）；术后5个月复查CTA提示支架位置满意，分支支架及左侧颈总动脉-锁骨下人工血管桥通畅（图2-9-11、图2-9-12）。皮肤科、感染科规律随诊，无特殊治疗。后续复查时间更替为每年随访1次。

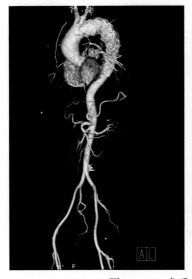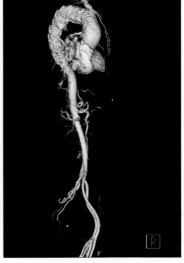

图2-9-11 术后5个月CTA重建

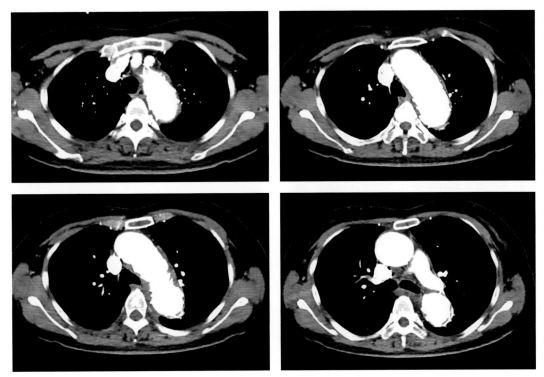

图2-9-12　术后5个月CTA断面扫描

八、术后点评及相关指南文献解读

本例是一例较少见的由梅毒感染引起的主动脉弓部动脉瘤。梅毒是由梅毒螺旋体引起的性传播疾病，临床分为Ⅲ期。早期梅毒患者未经治疗或治疗不充分，数年后约1/3会进展为晚期梅毒，除皮肤黏膜损害外，还会出现晚期神经梅毒、心血管梅毒及梅毒性树胶肿。心血管梅毒多表现为主动脉扩张（梅毒性主动脉炎，syphilitic aortitis）或成瘤（梅毒性主动脉瘤，syphilitic aortic aneurysm）、主动脉瓣关闭不全与冠状动脉开口狭窄等。主动脉累及部位以升主动脉最常见，其次是主动脉弓、胸降主动脉，腹主动脉极少累及。近年来，梅毒性主动脉瘤极为罕见，多为个案报道。主动脉弓部动脉瘤由于瘤体压迫周围组织结构而出现症状，如吞咽困难、声音嘶哑、呃逆、胸痛等，部分还可出现上腔静脉综合征或霍纳综合征。梅毒的确诊主要依赖于血清学检查。对于新发梅毒患者，一经确诊，应立即开始抗生素治疗，首选胃肠外给药青霉素，无神经梅毒患者用药方案为苄星青霉素G（240万U，肌内注射），每周1次，疗程3周，给药前进行皮试排除青霉素过敏。虽然此方案无法逆转心血管梅毒患者的病变，但可阻止疾病进展。在治疗过程中，应观察患者的临床表现及抗体效价。尤其在开始治疗的24小时内，有可能发生吉海反应，表现为发热、寒战、头痛、乏力，并伴有梅毒症状体征的加剧，严重者会出现肝肾功能不全、呼吸衰竭，合并主动脉病变者甚至出现主动脉破裂。吉海反应被认为是由于梅毒螺旋体被迅速杀死，释放出大量的脂蛋白、细胞因子和免疫复合物，而引起急性变态反应。有学者认为开始使用青霉素前1天或3天口服糖皮质激素可预防其发生，尤其适用于心血管梅毒患者。心血管梅毒患者的临床疗效需通过监测抗体效价判断。通常认为，非梅毒螺旋体检测效价下降至治疗前的1/4即可认为对梅毒治疗有适宜反应，若2年内仍未降至目标值及以下，或起初下降后复又升高至4倍，为治疗失败。

对于本例患者，我们术前请皮肤科医生会诊，确诊为Ⅲ期心血管梅毒，且抗体效价较高，在青霉素治疗前1天进行口服糖皮质激素的治疗，完成治疗疗程后复查抗体效价降至1/2，于术后3个月降至治疗前1/4，考虑治疗有效。

本例患者主动脉弓部动脉瘤瘤体累及LSA及近端主动脉，全腔内修复需行弓上三分支动脉开窗，围手术期脑梗死风险较高；若行TEVAR＋LCCA-LSA旁路移植术，LSA与LCCA间主动脉受累，近端锚定距离又不够。经过测量，头臂干与LCCA间距离为5mm，近端锚定区主动脉直径不足33mm，可以Castor®主动脉分支支架隔绝瘤体并重建LCCA，再行LCCA-LSA旁路移植术重建左侧锁骨下动脉。这样的杂交手术方式，于弓部进行的介入操作时间短，手术创伤小，可降低围手术期心脑血管意外事件的发生率。Castor®支架释放成功的关键，除了术前精确地测量选择合适支架、确定分支动脉最佳展开角度外，最重要的一步是提前在降主动脉直段判断分支导丝是否与主体导丝存在缠绕并解除缠绕，这需要术者熟悉此款支架特性并熟练掌握释放步骤。Castor®支架与其他胸主动脉覆膜支架相比，缺点是输送系统直径较大，对入路血管的直径要求高。本例患者就面临传统股动脉入路无法导入支架的问题。文献报道，髂股动脉入路条件不佳是TEVAR或EVAR无法实施的常见原因，并且与手术相关的出血、髂动脉破裂或夹层形成相关，其中TEVAR术中髂动脉破裂发生率高于EVAR。因此在实施TEVAR或EVAR术前都应进行相关影像学检查判断入路条件，包括血管直径、管腔、走行等，对入路进行预判，若判断导入支架存在困难，可选择经下腹部腹膜外切口显露髂总动脉，采用人工血管与髂总动脉末端行端-侧吻合的方式建立入路导入支架，结束后可移除人工血管，仅将遗留的残端封闭即可。但也有文献报道，这样会增加围手术期并发症的发生率与死亡率。因此，要求术者熟练掌握腹膜外入路解剖显露髂动脉的技巧。

（医疗作者：刘志丽　曾　嵘　郑月宏；护理作者：郭玉颖）

参 考 文 献

［1］HOOK E W. Syphilis［J］. Lancet，2017，389（10078）：1550-1557.

［2］TAVORA F，BURKE A. Review of isolated ascending aortitis：differential diagnosis，including syphilitic，Takayasu's and giant cell aortitis［J］. Pathology，2006，38（4）：302-308.

［3］KINGSTON M，FRENCH P，HIGGINS S，et al. UK national guidelines on the management of syphilis

2015［J］. Int J STD AIDS, 2016, 27（6）: 421-446.

［4］CLEMENT M E, OKEKE N L, HICKS C B. Treatment of syphilis: a systematic review［J］. JAMA, 2014, 312（18）: 1905-1917.

［5］BUTLER T. The jarisch-herxheimer reaction after antibiotic treatment of spirochetal infections: A review of recent cases and our understanding of pathogenesis［J］. Am J Trop Med Hyg, 2017, 96（1）: 46-52.

［6］GIANNOPOULOS S, MALGOR R D, SOBREIRA M L, et al. Iliac conduits for endovascular treatment of aortic pathologies: a systematic review and meta-analysis［J］. J Endovasc Ther, 2021, 28（4）: 499-509.

［7］FERNANDEZ J D, CRAIG J M, GARRETT H E J R, et al. Endovascular management of iliac rupture during endovascular aneurysm repair［J］. J Vasc Surg, 2009, 50（6）: 1293-1299.

［8］NZARA R, RYBIN D, DOROS G, et al. Perioperative outcomes 100 in patients requiring iliac conduits or direct access for endo-vascular abdominal aortic aneurysm repair［J］. Ann Vasc Surg, 2015, 29（8）: 1548-1553.

病例 10

主动脉多发假性动脉瘤的腔内治疗

专家点评

医疗方面

这也是一例使用"八爪鱼"技术治疗近内脏区动脉瘤的病例，与之前的病例有两点不同：第一是关于假性动脉瘤的病因，术者团队在术前对于感染、炎症等常见病因进行了仔细的筛查，但在最终原因诊断上是否应该如感染科意见那样排除结核或弱毒性分枝杆菌，笔者认为仍需要商榷。好在术者团队坚持了抗结核治疗，为预防人工血管支架感染的灾难性结果做出了努力，术后复查也没有看到可疑的感染扩散或蔓延迹象，但仍建议延长足量的抗结核治疗时间。第二是关于"八爪鱼"技术的改良，此病例中，术者花了更多的时间进行体外缝合分支支架，可以获得更可靠的稳定性，且减少了单纯平行支架"八爪鱼"技术的 Gutter 导致内漏的概率，但使用此技术需要将主动脉支架向上方提得更高，给出足够的冗余空间，同时也对此处的主动脉直径提出了一定的要求。

（北京大学第三医院　李　选）

护理方面

此患者是一例感染性多发性动脉瘤病例，虽然不能确定感染的原因，但是整个围手术期还是根据检查结果采取了抗结核治疗，堵截一切可能的原因，为手术的成功创造条件。血管外科的护理人员不仅要有外科的知识，对于抗结核药物的内科护理也要掌握，体现了护理工作的专业性和系统性。由于这例青年患者术后依然作为家庭的重要工作者，所以术后的活动策略就尤为重要。需要个性化、有针对性地给予指导，很高兴北京协和医院团队也注意到这点，给予了术后宣教指导。从患者的病史看到，每年都会进行畜牧业的体检，说明依从性还是不错的，相信抗结核治疗会有很好的结果。

（中国人民解放军总医院　胡智飞）

一、病历摘要

患者，男性，46岁。主因"腰腹部疼痛4天"入院。

现病史：4天前患者开车时突发左侧腰腹部阵痛，为刀割样疼痛，伴头晕、大汗，休息约2小时后疼痛缓解，否认胸腰部撞击伤。次日患者无诱因再次出现全腹部疼痛，为绞痛，活动后加剧，休息后可缓解。第3天患者长时间活动后再次发作腰腹部疼痛，性质同第一次发作，于当地医院行增强CT提示"主动脉瘤形成"。遂转入我院急诊，全主动脉CTA提示：降主动脉近端可见透壁溃疡伴壁间血栓、伴局部主动脉外渗出，不除外假性动脉瘤；腹腔干与肠系膜上动脉之间可见假性动脉瘤形成（图2-10-1～图2-10-3）。病程中，患者否认发热、恶心、呕吐、呕血、腹泻、黑便、血尿等表现，饮食、二便正常。

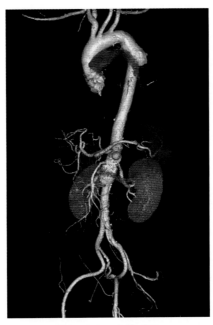

图2-10-1 术前CTA

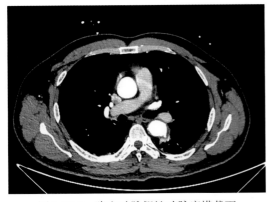

图2-10-2 降主动脉假性动脉瘤横截面

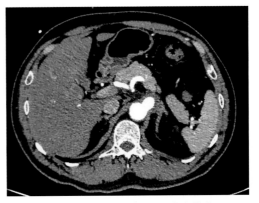

图2-10-3 腹主动脉假性动脉瘤横截面

既往史：高血压病史2年，血压最高达170/100mmHg，服用硝苯地平30mg每天1次，血压控制满意。家庭从事牛羊养殖业，自己主要作为司机运送牛羊，诉每年规律检疫布鲁氏菌，今年相关检查提示无布鲁氏菌感染。否认口腔溃疡、外阴溃疡史。否认光过敏、脱发等表现。否认家族结核病史。

查体：右下肺可闻及湿啰音。腹部未见明确搏动性包块，未见胃肠型。腹部软，无压痛、反跳痛、肌紧张，未触及腹部包块，肝、脾肋下未触及，肝区、脾区、双肾区叩痛（－），移动性浊音（－）。腹部未闻及血管杂音。双侧肱动脉、桡动脉、股动脉、足背动脉、胫后动脉搏动良好。

二、术前检查

术前完善常规检查

（1）一般实验室检查

血常规：WBC 15.18×10^9/L，NEUT% 75.2%，Hb 153g/L，PLT 261×10^9/L，PCT（－），ESR 34mm/h，CRP 116.77mg/L，布鲁氏菌凝集试验：（－）。

血培养（细菌）：（－）。

（2）心脏情况评估：心电图正常。

（3）影像学检查：肺部CT提示右下肺叶可见斑片影。

三、术前准备

1. **术前治疗** 根据患者入院时检查，考虑存在明确的右下肺叶感染，给予头孢他啶＋莫西沙星治疗1周后复查肺部CT，见右下肺斑片影消失。同时复查ESR 15mm/h、CRP 4.78mg/L，均已恢复正常。

此时，结核杆菌T细胞斑点试验（T-SPOT.TB）回报呈强阳性：ESAT 1844SFC/10S6MC（正常参考范围＜24SFC/10S6MC），CFP 436SFC/10S6MC（正常参考范围＜24SFC/10S6MC）。立即予结核菌素试验（tuberculin test，PPD），为弱阳性；痰涂片抗酸染色3次均为阴性。请感染科会诊：考虑为结核菌潜伏感染，予异烟肼单药治疗；主动脉假性动脉瘤考虑与结核菌潜伏感染的关系不密切。

术前24小时，预置腰大池引流。术前禁食禁水12小时，双侧腹股沟区及会阴部备皮，备异体红细胞6U、血浆800ml，术前适当补液、水化。术前0.5小时给予预防性静脉抗生素。

2. **手术专项准备——测量、规划** 术前精确测量胸腹主动脉瘤各个部位的参数（图2-10-4、表2-10-1）。根据测量结果，制订手术计划，预估使用支架型号，规划支架释放位置。术前备齐所需支架型号及其他所需器械。

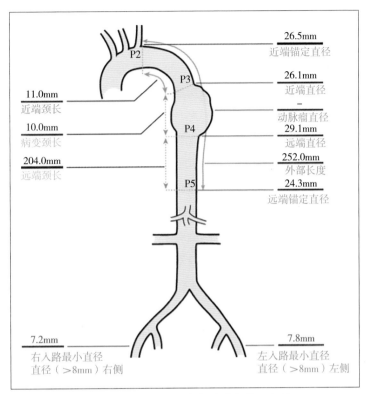

图2-10-4　术前测量降主动脉各截面直径

表2-10-1　术前测量数据

测量	测量值
C臂机位置	
C臂机位置	CAU 0° ～ LAD 55°
直径	
近端锚定直径（P2）	26.5mm
近端直径（P3）	26.1mm
远端直径（P4）	29.1mm
远端锚定直径（P5）	24.3mm
动脉瘤直径	—
右入路最小直径	7.2mm
左入路最小直径	7.8mm
腹腔干直径	9.2mm
右臂直径	7.6mm
左臂直径	7.6mm
瘤腔结束处	18.2mm
瘤腔结束处30.0mm	17.8mm
长度	
近端颈长（P2 ～ P3）	11.0mm
病变长度（P3 ～ P4）	10.0mm
远端颈长（P4 ～ P5）	204.0mm
外部长度（P2 ～ P5）	252.0mm

四、术前科室查房讨论

1. 医疗方面

（1）主动脉假性动脉瘤的病因：①感染性疾病，据文献报道，亚洲人群常见的感染菌为金黄色葡萄球菌和沙门菌，其次为布鲁氏菌。患者家中养殖牛羊，本人常年开车运送牛羊，以布氏杆菌感染的可能性较高，但患者每年均规律检测排除布鲁氏菌感染，我院复查布鲁氏菌凝集试验结果也为阴性，可排除布鲁氏菌感染。至于金黄色葡萄球菌和沙门菌感染，无相关病史支持，血培养亦无阳性发现。至于结核菌感染，有文献报道可致主动脉多发假性动脉瘤。本患者虽ESR/CRP初始明显升高，但考虑与肺部感染有关，经抗感染治疗后恢复正常，考虑炎症指标升高与结核菌感染无关。请感染科会诊后，考虑结核菌潜伏感染，给予单药治疗结核，虽感染科排除结核菌导致主动脉假性动脉瘤，但笔者个人认为无法完全排除。②自身免疫性疾病，主要为贝赫切特综合征，典型症状为痛性口腔溃疡/外阴溃疡，针刺反应（＋）。本患者缺乏足够证据。请风湿免疫科医生会诊也予以排除。③外伤，开车时的紧急刹车导致的胸腹部撞击可致主动脉损伤，但以主动脉局部夹层多见，即所谓"主动脉减速伤"。本患者主动脉病变不甚符合，且缺乏相应外伤病史。

（2）治疗方案：以微创治疗为首选。经科室讨论后，决定采用改良的"八爪鱼"技术进行微创治疗。

2. 护理方面

（1）因患者有高血压病史，遵医嘱术前严格控制血压在正常范围，嘱患者规律服药，避免血压波动，若血压较高，及时通知医生调整降压药物，必要时使用静脉持续泵入降压药，防止假性动脉瘤破裂。

（2）患者术前有腰腹部疼痛症状，应密切观察生命体征，评估疼痛发生的原因，必要时配合医生进行相应检查，给予镇痛、镇静治疗。

（3）患者术前存在明确的右下肺叶感染，配合医生应用抗生素，注意用药前详细询问用药史以及过敏史，用药开始后更要注意观察药物不良反应；注意观察患者体温变化，若有发热症状，给予降温对症处理；指导患者有效咳嗽排痰，必要时给予雾化吸入促进排痰。

（4）患者术前考虑为结核菌潜伏感染，遵医嘱给予异烟肼口服治疗，此药物可导致药物性肝损伤，因此，用药前及用药期间应配合医生定期检查肝功能，发现肝损伤时应及时停药。使用异烟肼时，还需注意观察患者是否有周围神经系统病变，如轻度手脚发麻、头晕，应遵医嘱及时补充维生素B_6，若重度手脚发麻、重度头晕或呕血，应立即停药。

（5）由于主动脉多发假性动脉瘤累及的病变，需应用覆膜支架覆盖自降主动脉近心端至肾下腹主动脉，节段长，脊髓缺血导致截瘫的风险高。术前留置腰大池引流管，保持夹闭状态，妥善固定引流管，防止管路滑脱。

五、手术过程

1. 全身麻醉完成后，患者仰卧位，双侧腹股沟、左上肢常规消毒铺巾。分别解剖游离显露双侧股总动脉、左侧肱动脉。静脉肝素化。

2. 双侧股动脉逆行穿刺置鞘，右侧置入猪尾导管，上行进入腹主动脉假性动脉瘤，取血样予细菌培养、结核菌培养。左侧肱动脉穿刺，置入导管鞘，置入导丝、导管上行进入升主动脉，标记左侧锁骨下动脉开口。

3. 左侧股动脉鞘置入C2导管，上行腹主动脉上段，选入腹腔干，跟进长鞘后交换置入V-18导丝作支撑，再跟进VER导管，于腹腔干主干处置入3枚弹簧圈进行栓塞（图2-10-5）。

4. 右侧股动脉鞘置入猪尾导管，上行达主动脉弓、升主动脉，交换置入超硬导丝。沿导丝置入覆膜支架（22-18-180mm，Ankura®，先健），覆膜区近端以左侧锁骨下动脉标记的导管为准释放（图2-10-6）。

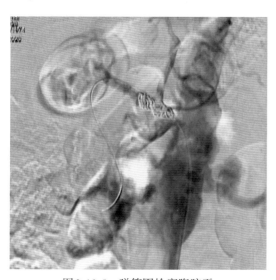

图2-10-5　弹簧圈栓塞腹腔干

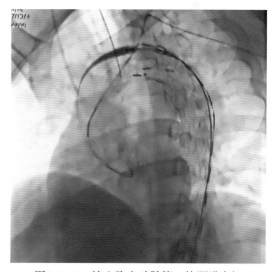

图2-10-6　植入胸主动脉第一枚覆膜支架

5. 体外释放分叉型覆膜支架（24120，Ankura®，先健）至其短髂支展开。于其短髂支近端外侧开窗。取6-150mm覆膜支架（Viabahn®，GORE），截为3段，取其中一段将其一端剪成斜面，再与开窗处缝合，以EV3抓捕器头端金属环缝合于该处做标记。再将截取的另两段支架平行缝合固定后与分叉型支架主体的短髂支缝合固定（图2-10-7）。将自制分支支架装回输送鞘内。

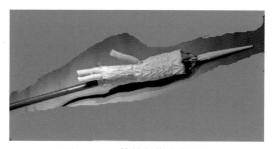

图2-10-7　体外制作分支支架

6. 沿右侧股动脉鞘超硬导丝置入自制分支支架，与第一枚覆膜支架重叠约3.0cm释放，至短髂支处缝合的覆膜小支架完全展开。此时注意，按照术前测量结果，要求第一个分支支架远端位于肠系膜上动脉以近，另两个分支支架远端位于肾动脉以近（图2-10-8）。

7. 自左侧肱动脉鞘置入导丝、导管，配合选入第一枚自制分支支架，再超选进入肠系膜上动脉，交换置入工作导丝，沿导丝置入7-100mm覆膜支架（Viabahn®，GORE），跨第一枚分支支架于肠系膜上动脉释放。再导丝、导管配合，分别选入短髂支处缝合固定的自制分支支架，再分别选入左、右侧肾动脉，分别置入8-100mm、7-100mm覆膜支架（Viabahn®，GORE）重建双侧肾动脉（图2-10-9）。

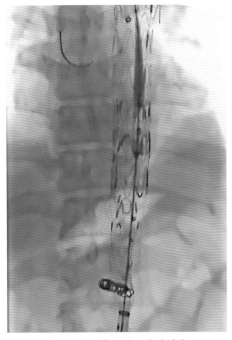
图2-10-8　体内植入分支支架

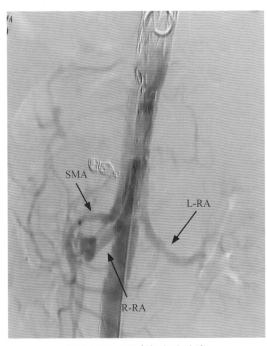
图2-10-9　重建各内脏动脉

8. 将分叉型主体支架完全释放，再于其远端续接覆膜支架（16-24-124mm，Endurant®，Medtronic），重叠约3.0cm释放。

9. 最后分段造影显示支架位置良好，胸主动脉、腹主动脉假性动脉瘤隔绝满意，未见显影；肠系膜上动脉、双侧肾动脉显影良好。

六、术后处理

1. 医疗方面　术后患者带气管插管返回ICU，进行呼吸机支持治疗。术后第2天根据患者情况逐渐脱机拔管，返回普通病房。术后3天内密切关注以下方面。

（1）下肢感觉、活动正常，二便正常，无截瘫表现；术后72小时予拔除腰大池引流管。

（2）血常规和凝血功能检查结果提示无DIC和出血表现。

（3）各切口引流情况，择期拔除引流管。

（4）雾化吸入治疗，预防肺部感染。

（5）继续给予异烟肼抗结核治疗。

2. 护理方面

（1）持续心电监护，密切监测生命体征，避免血压过高引起穿刺部位出血，因左上肢肱动脉穿刺后加压包扎，避免测量左上肢血压，防止左上肢穿刺部位出血以及假性动脉瘤形成。

（2）穿刺点观察：密切观察各穿刺点情况，包括切口敷料有无渗血、出血，穿刺点周围有无血肿、皮肤发绀情况。

（3）呼吸道管理：因患者术前考虑为结核菌潜伏感染，PPD为弱阳性，术后需要观察是否有咳嗽、咳痰症状，指导患者有效咳嗽排痰，给予雾化吸入排痰，预防肺部感染。

（4）血运观察：①观察穿刺肢体末梢血运情况，包括皮肤颜色、温度，动脉搏动、肢体肿胀及疼痛等情况。②肾缺血观察，因术中双侧肾动脉重建，术后合理安排输液，嘱患者适量饮水，准确记录出入量，并保证出入量平衡，定期监测尿比重、肾功能变化，防止出现肾功能不全，乃至急性肾衰竭，必要时给予床旁血液滤过。③肠系膜缺血观察，因术中重建肠系膜上动脉，术后需要及时观察患者腹痛症状，以及恶心、呕吐、腹泻、腹胀等消化道症状，警惕肠道缺血导致肠坏死。④脊髓缺血观察，因覆膜支架覆盖自降主动脉近心端至肾下腹主动脉，节段长，脊髓缺血导致截瘫的风险高，所以术后应观察双下肢活动情况及二便是否正常，警惕患者脊髓损伤导致截瘫。

（5）皮肤护理：因患者术后需要穿刺侧肢体制动，活动受限，需要密切观察骶尾、穿刺点周围、约束带周围、左上肢支具固定部位皮肤情况，必要时可应用贴膜保护皮肤，防止压力性损伤发生。

（6）出凝血观察：患者术中肝素化，配合医生定期监测Hb、PLT、Fbg及D-dimer，防止DIC和出血发生。

（7）腰大池引流并发症观察及处理：①出血，因患者术中肝素化，可导致穿刺道出血，应注意在引流过程中动态评估凝血功能以及血小板情况，配合医生及时纠正出凝血功能异常。②感染，继发性化脓性脑室炎和脊髓炎是最严重的并发症，注意严格无菌操作，避免引流管漏液和逆流，外出检查时需要夹闭引流管。同时，还应注意密切观察患者的体温变化，如有异常，通知医生及时给予治疗。③脱管与堵管，密切观察引流管位置，妥善固定管路，并详细讲解预防管路滑脱的注意事项。保持引流通畅，注意观察引流的量、色、质，若出现管路堵塞，无法正常引流脑脊液，及时通知医生，必要时重置管路。④过度引流，脑脊液过度引流会出现低颅压综合征，应注意观察患者是否有头痛、恶心、呕吐、耳鸣、眩晕等症状，若有上述不适症状，及时通知医生，给予相应治疗。⑤低颅压性头痛，可能因脑脊液引流速度过快或引流量过多引起，也可因穿刺部位脑脊液漏所致，所以必须严格遵照医嘱控制脑脊液引流量和流速，还应密切观察是否有脑脊液漏，若确定存在脑脊液漏，需要配合医生及时拔出管路，重新留置。

（8）健康教育：①由于该患者疾病原因尚未完全明确，无法完全排除结核菌感染所致假性动脉瘤，且考虑结核菌潜伏感染，术后维持异烟肼单药抗结核治疗，加强患者服药依从性，讲解现有治疗的目的，增加其信心，嘱患者勿自行减量，甚至私自停药。嘱患者务必定期复查，讲解复查的必要性，配合医生完善血常规、生化指标、炎症指标等检查，定期复查CTA。②由于手术方式的特殊性，向患者强调术后弯腰动作可能会影响到支架连接，尤其该患者较年轻，仍需从事重体力劳动，嘱患者尽量避免弯腰搬重物等重体力劳动，务必向患者强调尽量避免常规弯腰动作，建议采用腰椎术后的轴位翻身及下蹲动作；由于患者需要突然改变弯腰的形式，可能会不适应，活动时要保证安全。同时叮嘱患者不能剧烈运动，避免支架移位。

七、术后随访

术后1个月返院随访，患者无不适主诉，血常规、生化指标、炎性指标均正常。术后1个月、6个月、12个月复查CTA：胸腹主动脉管腔内可见支架影，原假性动脉瘤处未见血流，肠系膜上动脉、双侧肾动脉血运正常（图2-10-10）。

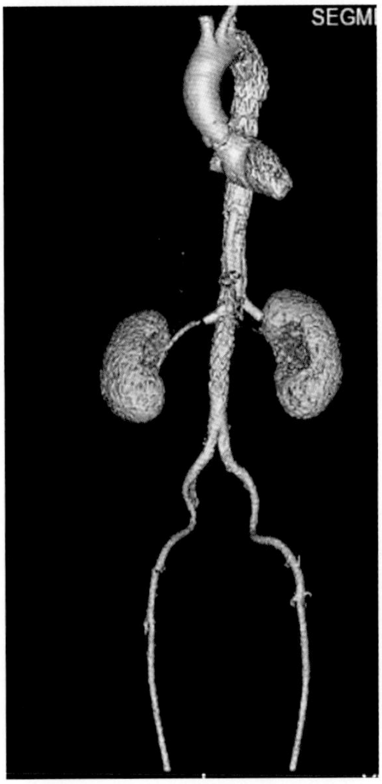

图2-10-10 术后1年复查CTA

八、术后点评及相关指南文献解读

本例病例是主动脉多发假性动脉瘤的腔内修复治疗病例。在病例讨论上，主要考虑以下几点。

1. 假性动脉瘤的病因 主动脉假性动脉瘤的病例在本中心并不少见，但以感染性和自身免疫性疾病为病因者较多，前者多为沙门菌和金黄色葡萄球菌为病原菌，牧区以布鲁氏菌多见；后者以贝赫切特综合征为主，少数可见于"大动脉炎"。可想而知，以上两大类的病因所致的假性动脉瘤术前如果没有进行针对性的干预，术后将会发生灾难性的后果。

对于本病例，病因诊断上经历了一番波折。初始存在肺部感染，经过治疗后痊愈，经与感染科讨论以及多次血培养结果，可排除肺部感染与主动脉假性动脉瘤同病原菌的可能。其他常见的感染源，没有明确证据。而关于自身免疫性疾病，也通过常规检查以及专科会诊予以排除。无意间送检的T-SPOT.TB检测带来了阳性结果，令人不得不警惕结核菌导致的感染，虽感染科会诊排除其为主动脉假性动脉瘤的罪魁祸首，但笔者个人觉得无法完全排除。从目前的随访结果来看，仍无法明确，但总体结局满意。

2. 手术方案的选择　本患者为降主动脉近端以及腹主动脉内脏区的多发假性动脉瘤，经测量后考虑可行腔内治疗，采用"八爪鱼"支架技术。常规的"八爪鱼"支架技术，内脏动脉支架间存在间隙（Gutter），可导致内漏，为减少术中内漏发生，决定采用改良的"八爪鱼"支架技术，即自制内脏分支支架。

3. 腰大池引流　由于累及的病变需应用覆膜支架覆盖自降主动脉近心端至肾下腹主动脉，节段长，脊髓缺血导致截瘫的风险高。故常规给予预置腰大池引流。

4. 术后抗结核治疗　由于无法完全排除结核菌感染所致假性动脉瘤，且考虑结核菌潜伏感染，术后维持异烟肼单药抗结核治疗9个月。之后在感染科和血管外科的随诊下，予停药。之后仍需继续观察。

5. 体位要求　从降主动脉到肾下腹主动脉进行了较长节段的多枚覆膜支架的连接，术后弯腰动作可能会影响到支架连接。尤其患者较年轻，仍需从事重体力劳动，向患者强调，术后注意尽量避免常规弯腰动作，建议采用腰椎术后的轴位翻身及下蹲动作。

（医疗作者：宋小军　叶　炜；护理作者：任红艳　王　磊）

参 考 文 献

［1］叶炜，狄潇，刘琦，等. 影响腔内修复术治疗自身免疫病相关性主动脉假性动脉瘤远期预后的危险因素分析［J］. 中华医学杂志，2016，96（45）：3637-3641.

［2］WOLOSKER N，FIORANELLI A，FERREIRA M，et al. Endovascular repair of ruptured thoracoabdominal aortic aneurysm with an off-the-shelf endoprosthesis［J］. Ann Vasc Surg，2017，43：312.

［3］HNATH J C，MEHTA M，TAGGERT J B，et al. Strategies to improve spinal cord ischemia in endovascular thoracic aortic repair：Outcomes of a prospective cerebrospinal fluid drainage protocol［J］. J Vasc Surg，2008，48（4）：836-840.

［4］KOEPPEL T A，GAHLEN J，DIEHL S，et al. Mycotic aneurysm of the abdominal aorta with retroperitoneal abscess：successful endovascular repair［J］. J Vasc Surg，2004，40（1）：164-166.

迷走左椎动脉合并主动脉弓部动脉瘤腔内修复术

✎ 专家点评

医疗方面

这是一例相对复杂的主动脉弓部假性动脉瘤的腔内修复病例，复杂情况在笔者所述的术后讨论中已经基本涉及。一个是假性动脉瘤病因，目前看感染性可能大，但究竟是梅毒相关性还是HIV相关性，笔者首先考虑为梅毒可能性大，一方面是从感染时长而言，10年的梅毒感染导致主动脉假性动脉瘤的可能性更高，而半年的HIV感染时间偏短。另一方面就是梅毒相关性主动脉瘤报道更为多见。笔者及所在团队在本文中似乎没有讨论是否进行梅毒相关药物治疗的介绍，这对预后显然至关重要。从技术上来说，使用Castor®重建左侧锁骨下动脉的同时，术者能自行"开窗"，为罕见的优势的左侧椎动脉预留血供，这是非常值得肯定的治疗方法。也值得借鉴。

（中国医学科学院阜外医院　舒　畅）

护理方面

感谢北京协和医院血管外科团队分享的该例感染性主动脉弓部动脉瘤的病例，该病例由于先天的原因，左侧椎动脉开口于主动脉弓，而且是优势动脉，术中阻断对脑血管事件的发生有很大的影响，护理人员术后每班次的评估是非常必要的。由于患者感染了HIV，免疫缺陷导致感染的危险，术后抗感染治疗和各器官的感染症状评估也是必不可少的。从病例描述中看到患者沟通顺畅、为人随和，这就为HIV的健康宣教中个人防护方面打下基础，但是护理人员也要注意在交流过程中患者个人隐私的保护以及关注患者本人的感受。由于患者术后没有使用肝素抗凝，不存在肝素诱因，所以一过性的血小板计数降低不考虑是肝素诱导的血小板减少症（heparin-induced thrombocytopenia，HIT），但是要关注患者因为血小板减少而引起的出血症状并告知术后复查的重要性，提高患者遵医行为。

（清华大学附属北京清华长庚医院　王　宇）

一、病历摘要

患者，男性，44岁。主因"发现主动脉弓部动脉瘤5个月"入院。

现病史：5个月前，患者体检时拍摄胸部X线片发现主动脉弓部增宽，进一步完善胸部CTA提示主动脉弓部管腔瘤样扩张，向外下方突出，扩张部近心端毗邻左侧锁骨下动脉开口远心端水平，瘤腔最大横截面约4.2cm×2.6cm，伴瘤壁钙化，左侧椎动脉自主动脉弓部发出。患者近期出现轻度声嘶，进食吞咽略受限。否认胸背痛、心悸、喘憋、呛咳、发热等不适。

既往史：梅毒感染10年余，规律治疗，近期复查RPR（－）；HIV感染半年余，目前服用艾考恩丙替片治疗，入院前复查HIV病毒载量＜20copies/ml；否认高血压、冠心病、糖尿病等慢性病史；否认肝炎、结核、伤寒、疟疾等传染病史；30年前高层跌落史，伤后乳糜胸，行左侧开胸手术，术中输血情况不详；20余年前曾因鼻中隔偏曲行手术治疗；10年前因左侧跟腱断裂行跟腱修补术；否认药物、食物过敏史。

查体：胸部查体无明显异常。双侧桡动脉、肱动脉、股动脉搏动对称。

辅助检查：主动脉CTA示主动脉弓部管腔瘤样扩张，向外下方突出，瘤腔最大横截面约4.2cm×2.6cm，瘤壁钙化，左侧椎动脉自主动脉弓部发出（图2-11-1、图2-11-2）。腹腔干起始部管腔稍细，局部显示欠清，正中弓状韧带压迫综合征不除外。左侧双支肾动脉。肝总动脉起自肠系膜上动脉。

入院诊断：主动脉弓部动脉瘤，左侧椎动脉解剖变异，腹腔干起始部狭窄（正中弓状韧带压迫综合征不除外），HIV、梅毒感染史。

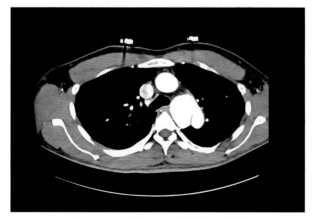

图2-11-1　术前CTA提示破口位置

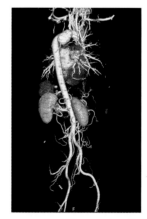

图2-11-2　主动脉CTA（三维重建）

二、术前检查

术前完善常规检查 进行心肺功能、外周血管评估，并对合并症进行检查和会诊，对异常结果及时分析、处理。

（1）一般实验室检查

血常规：PLT $169×10^9$/L，Hb 145g/L。

肝肾功能＋血脂：（－）。

凝血功能：D-dimer 0.15mg/L FEU。

梅毒螺旋体被动颗粒凝集试验：（＋）。

梅毒螺旋体抗体：（＋）。

HIV抗原抗体联合检测初筛：（＋）。

（2）肺功能评估：肺部CT、动脉血气分析均无异常。

（3）心脏评估：心肌酶谱、12导联心电图、超声心动图等均无异常。

（4）周围血管评估：颈动脉、椎动脉、锁骨下动脉、腹腔干及其分支动脉超声等，了解主动脉弓分支动脉血流情况及入路条件，均无异常。

（5）感染性疾病评估：T淋巴细胞亚群3项显示，$CD3^+$ T淋巴细胞883个/μl（正常参考值为1185～1901个/μl）、$CD4^+$T淋巴细胞432个/μl（正常参考值为561～1137个/μl）、$CD8^+$和$CD3^+$T淋巴细胞396个/μl（正常参考值为401～754个/μl）；HIV-1病毒载量（定量）、hs-CRP、全自动化需氧培养、全自动化厌氧培养、全自动化真菌培养、六铵银染色、墨汁染色、布鲁氏菌凝集试验均为阴性。

三、术前准备

1. 术前基础治疗

（1）严格控制血压、心率。

（2）避免咳嗽、便秘、剧烈运动及进食坚硬食物。

（3）注意胸部症状、体征变化。

2. **术前一般准备** 入院后完善术前检查。术前完善病因筛查，明确感染、活动性免疫系统疾病等相关病因。感染内科会诊指导围手术期继续应用艾考恩丙替片每次1片，每天1次，HIV抗病毒静脉制剂无一线用药，建议术后尽快恢复口服用药。重症医学科、麻醉科会诊评估指导围手术期支持治疗。术前禁食、禁水12小时，双侧腹股沟、会阴、左颈部备皮，充分备血，术前适当补液、水化，术前0.5小时给予预防性抗生素。

3. **手术专项准备——测量、规划** 术前精准测量胸主动脉瘤直径、累及范围，动脉瘤破口、左侧锁骨下动脉、左侧椎动脉、左侧颈总动脉距离，近端、远端锚定区主动脉直径及入路各项解剖参数，并预估使用支架参数，术前测量数据见图2-11-3。

四、术前科室查房讨论

1. 医疗方面

（1）术前影像学检查提示患者为偏心性动脉瘤，局部动脉壁薄弱，存在破裂风险，且患者近期出现声音嘶哑等压迫症状，手术指征明确。

（2）患者为中青年男性，主动脉CTA未有明显动脉硬化征象，考虑动脉硬化性病因可能性小。患者合并梅毒、HIV感染，且病变为假性动脉瘤，考虑为感染性动脉瘤可能性大。患者动脉瘤位于主动脉弓小弯侧，曾有胸部外伤及手术史，不除外在此基础上继发动脉瘤可能。患者经治疗后感染指标均为阴性，感染内科会诊考虑无明确手术禁忌证。

（3）患者左侧椎动脉支架开口于主动脉弓，且为优势椎动脉，长时间阻断会引起严重的脑卒中事件，需注意脑保护，避免左侧椎动脉长时间阻断，近端锚定区处理存在困难，拟行左侧椎动脉开窗，对精准定位要求高。备同期左侧椎动脉-左侧锁骨下动脉转流。

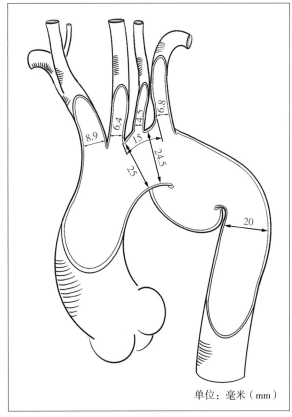

单位：毫米（mm）

图2-11-3　术前测量数据示意

2. 护理方面

（1）患者为偏心性动脉瘤，局部动脉壁薄弱，破裂风险较高，且患者目前存在声音嘶哑、进食吞咽略受限等压迫症状。故术前严格控制血压、心率，定时监测血压、心率变化；避免咳嗽、便秘、剧烈运动及进食坚硬食物，以免引起血压升高、腹压增加及局部直接刺激，而导致动脉瘤破裂。关注患者有无胸背痛、心悸、喘憋、呛咳、发热等不适症状。

（2）患者合并梅毒、HIV感染，分枝杆菌培养阳性，且病变为假性动脉瘤，考虑为感染性动脉瘤可能性大。术前协助完善感染性疾病评估，抽血监测相关指标，明确其活动性及手术耐受性，必要时给予药物对症治疗。注意个人防护，包括所住病房内的个人防护，相关知识健康宣教时注意个人隐私的保护，患者比较随和，沟通顺畅，能很好地交流。

（3）患者吸烟史10年，告知患者吸烟是导致疾病及影响手术效果的重要危险因素，使其认识到戒烟的重要性，主动配合戒烟。

五、手术过程

1. 全身麻醉成功后，患者仰卧位，左上肢外展。

2. 逆行穿刺左侧肱动脉，置入6F微穿鞘；逆行穿刺右侧股总动脉，置入8F血管鞘；逆行穿刺左侧股总动脉，置入6F血管鞘；右侧预埋两把血管缝合器（Perclose ProGlide®，雅培）备用，置换10F血管鞘。

3. 导丝引导下自左侧肱动脉引入VER导管送入右侧髂动脉，自鞘管内引出导管后建立分支支架导丝轨道备用。

4. 自左侧股动脉送入金标猪尾导管至升主动脉，连接高压注射器造影：主动脉弓降部可见动脉瘤形成，瘤体偏向小弯侧。左侧椎动脉直接起源于弓部，位于左侧锁骨下动脉与左侧颈总动脉之间，测量左侧颈总动脉远端、左侧椎动脉远端至左侧锁骨下动脉近端距离分别为10mm、3mm（图2-11-4）。

5. 体外打开胸主动脉支架系统（C282202—2002510，Castor®，微创心脉），释放支架近端1节，于预定位置标记开窗（图2-11-5），再以金标导丝作为标记，用血管缝线缝于窗孔边缘，重新回收支架备用。

6. 右侧股动脉置换鞘管后，自分支支架导丝轨道旁送入导管至升主动脉，并置换为超硬导丝。

7. 右侧股动脉入路送入主动脉分支支架主体至胸降主动脉，分支支架导丝经左侧肱动脉导管内引出，多角度显示主体支架与分支支架的位置关系，尝试解缠绕后送入弓部，分支支架顺利引入左侧锁骨下动脉，造影确认主体支架位于左侧颈总动脉后缘（图2-11-6），撤回

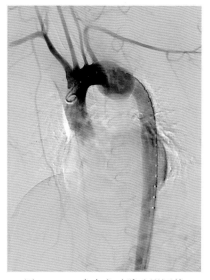

图2-11-4 术中主动脉造影评估

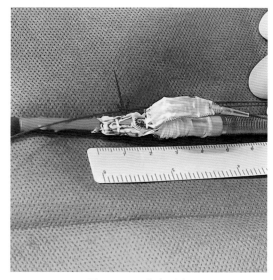

图2-11-5 术中开窗

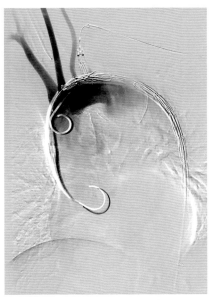

图2-11-6 主动脉支架近端定位

造影导管后,快速释放主体支架直至支架完全打开,继续释放分支支架,完全释放后撤出支架输送系统(图2-11-7),造影示左侧颈总动脉、左侧椎动脉、左侧锁骨下动脉显影良好。

8. 再次复查造影,支架位置良好,左侧锁骨下动脉分支支架内及远端显影良好,左侧椎动脉显影良好(图2-11-8)。

9. 关闭各切口,结束手术。

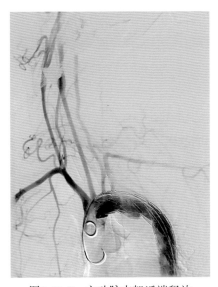

图2-11-7 主动脉支架近端释放

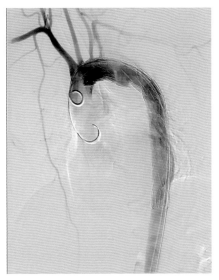

图2-11-8 术毕主动脉造影评估

六、术后处理

1. 医疗方面

（1）常规给予心电监护、氧气吸入24小时。

（2）密切观察生命体征、神经系统症状与体征、胸部症状与体征，双下肢与左上肢穿刺点情况及远端动脉搏动情况。继续严格控制血压，卧床制动，穿刺点加压包扎24小时。

（3）术后前3天每天查血常规、肝肾功能、心肌酶谱、凝血功能、PCT、ESR等指标。

（4）预防性使用抗生素至术后24小时。术后第1天恢复HIV等感染相关用药。患者术后第2、第3天出现发热，体温最高38.7℃，伴畏寒、寒战，予留取外周血需氧菌、厌氧菌、真菌培养，并对症解热。患者第4天体温恢复正常。外周血培养结果均阴性。

（5）术后考虑重建左侧锁骨下动脉及左侧椎动脉，予以氯吡格雷75mg，口服，每天1次，抗血小板治疗。术后第3天开始出现血小板计数降低：PLT 15×10^9/L（术后第3天，输注1治疗量血小板后升至38×10^9/L，停用抗血小板药物）→PLT 18×10^9/L（术后第4天，输注1治疗量血小板后升至41×10^9/L）→PLT 21×10^9/L（术后第5天，输注1治疗量血小板后升至26×10^9/L）→PLT 93×10^9/L（术后第64天）→PLT 93×10^9/L（术后第7天，恢复抗血小板药物）。内科会诊建议完善网织红细胞、血涂片、乳酸脱氢酶、库姆斯试验、巨细胞病毒脱氧核糖核酸、EB病毒脱氧核糖核酸、抗磷脂抗体谱、狼疮抗凝物、ANA 3项、ANCA、补体、免疫球蛋白等检查评估血小板计数降低原因，并完善外周静脉B超评估有无新发血栓形成，结果均为阴性。综合考虑HIT、DIC证据不充分，不除外感染、免疫等因素相关，必要时加用丙种球蛋白，患者因经济原因拒绝使用丙种球蛋白。对症补充血小板，后于术后第7天血小板计数逐渐升高，恢复抗血小板药物。

2. 护理要点

（1）生命体征观察：持续心电监测、氧气吸入，术后保持血压、心率平稳，避免因血压波动导致血液对支架的冲击过大造成支架移位，或支架移位导致内漏的发生。

（2）切口部位观察：双侧腹股沟、左上肢加压包扎，予约束带及支具制动，保证患者处于有效的压迫体位，左上肢处于外展体位；每班关注切口敷料有无出血、渗血、皮肤发绀等情况。定时评估切口疼痛程度，及时发现异常情况。

（3）血运观察：除关注患者穿刺侧肢体皮肤温度、颜色是否改变，还应关注动脉搏动情况，触摸时指腹按压动脉的力量要适中，不可过强或过轻，以免将自己手指的搏动误认为动脉搏动，必要时对动脉搏动处标注标记。①穿刺侧肢体血运观察，因患者行双侧股动脉及左侧肱动脉穿刺，术后关注患者双足及左手皮肤温度、颜色，触摸双足背动脉、胫后动脉搏动情况，触摸患者左侧桡动脉搏动情况。②患者左侧椎动脉直接起源于弓部，且为优势椎动脉，术中行左侧椎动脉开窗，若血供阻断会引起严重的脑部事件。术后评估患者肢体肌力及感觉，有无头晕等不适，以及时发现异常。患者左侧锁骨下动脉植入分支支架，术后评估双上肢肱动脉血压，以评估锁骨下动脉血流状态。

（4）感染性疾病相关护理及观察：患者合并梅毒及HIV感染，影响免疫功能，易导致术后感染等不良反应。①感染，手术当天给予抗生素预防感染，术后3天内每天监测感染相关指标。因HIV感染无静脉一线用药，故需尽快恢复口服药物治疗，患者术后第1天已恢复艾考恩丙替片口服。监测体温变化，患者术后第2、第3天出现发热，体温38.7℃，伴畏寒、寒战，予留取外周血需氧菌、厌氧菌、真菌培养，并予药物降温治疗及抗炎治疗。之后体温恢复正常，血培养结果回报均为阴性。②血小板减少，患者术后予以氯吡格雷抗血小板治疗，并定时监测患者血常规、凝血等指标；术后第3天开始出现血小板计数降低至15×10^9/L，停用抗血小板药物并补充血小板，同时监测血小板变化，直至术后第6天患者血小板计数升至93×10^9/L，第7天PLT计数维持不变。在此期间完善免疫学相关检查，协助完成外周静脉B超检查以评估有无血栓形成，结果均为阴性；同时排除了HIT、DIC，考虑可能与感染、免疫等因素相关。恢复抗血小板药物治疗，并定时监测血小板计数的变化，患者未再出现血小板计数降低现象。血小板计数降低最常见不良反应即为出血，关注患者皮肤、黏膜有无出血，有无血尿或血便，定时监测患者血压，避免血压过高导致颅内出血而危及生命。

（5）健康宣教：加强对患者出院后抗血小板、抗病毒药物的用药指导及健康宣教，嘱患者按时服药，勿私自停药改药，提高患者用药依从性。告知患者若出现牙龈出血、鼻腔出血、便血等情况及时就医。嘱患者定期复查，特别是患者曾经出现过血小板计数降低，以此为例，讲解复查的必要性，加强患者依从性。

七、术后随访

术后定期随访动脉瘤情况，一般术后1个月、3个月、6个月、12个月随访1次，之后1年随访1次，图2-11-9为术后3个月随访CTA结果。

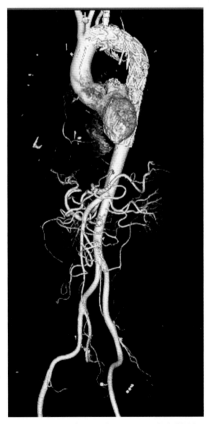

图2-11-9 术后3个月CTA随访结果

八、术后点评及相关指南文献解读

本例患者为中青年男性，表现为体检发现胸主动脉瘤，瘤腔最大横截面约为 4.2cm×2.6cm，为假性动脉瘤，因而手术指征明确。治疗难点主要包括：①动脉瘤病因尚待明确。②动脉瘤破口距离左侧颈总动脉、左侧锁骨下动脉开口位置较近，且优势的左侧椎动脉异常开口于主动脉弓，治疗相对困难。

首先，病因方面，80%的胸主动脉瘤（thoracic aortic aneurysm，TAA）继发于主动脉瘤壁退行性变，15%～20%继发于主动脉夹层。大动脉炎等系统性自身免疫性疾病可破坏主动脉壁，导致动脉瘤形成。近端TAA也可继发于先天性主动脉缩窄。TAA还可继发于感染，常表现为偏心性、囊状病变，多继发于细菌、真菌感染。感染性TAA多见于主动脉粥样硬化斑块上菌群定植后介导主动脉壁局灶性炎症发展，最终形成假性动脉瘤。感染性主动脉瘤的发生机制包括：①细菌定植于现有的内膜损伤部位或动脉粥样硬化斑块；②菌栓栓塞主动脉壁新生血管；③持续感染扩散；④细菌直接定植，如穿透伤。感染性主动脉瘤发生的危险因素与动脉粥样硬化、主动脉创伤、先天性主动脉异常和机体免疫抑制状态均存在关联。70%的感染性动脉瘤常合并至少一种可引起免疫抑制的相关疾病，如糖尿病（33%）、慢性肾功能衰竭（30%）、长期类固醇使用（16%）和类风湿关节炎及淋巴瘤等慢性疾病（16%）。

威廉·奥斯勒于1851年首次使用了霉菌性动脉瘤这个术语。他描述了一位30岁的梅毒患者死于感染性动脉内膜炎继发的多发动脉瘤。梅毒性大动脉炎是心血管梅毒最重要的并发症，常发生于Ⅲ期梅毒，主要表现为主动脉瘤形成，发生部位包括升主动脉（50%）、主动脉弓（35%）和降主动脉（15%）。形态方面表现为囊状（55.6%）、梭状（41.7%）、分叶状（1.4%）和不规则形（1.4%）。少数患者可致主动脉瓣关闭不全或冠状动脉口狭窄。在梅毒性大动脉炎患者中，主动脉瘤瘤体较大时可导致邻近器官的压迫，如肺动脉气管、食管、喉返神经，甚至导致器官受侵或穿孔。梅毒性主动脉瘤的发生机制主要为梅毒螺旋体直接侵犯血管壁内膜和外膜引起的闭塞性动脉内膜炎导致的主动脉中膜结构破坏。近期临床研究也表明HIV感染可增加主动脉瘤患病风险。

感染性动脉瘤的临床表现通常为非特异性，主要取决于感染部位和动脉瘤形态。常见症状包括发热（75%）、胸部和背部疼痛（60%）、腹痛（20%）和寒战（16%），一些患者也可无症状。感染性TAA可引起压迫性症状，如吞咽困难、呼吸困难、声音嘶哑、咳嗽和上腔静脉综合征，可破裂入胸腔，累及支气管、气管或食管。奥德里奇等人描述了锁骨下动脉以远感染性动脉瘤的位置包括肾下（40%）、肾上（11%）、肾旁（4%）、其他内脏旁（13%）、胸腹主动脉（16%）、胸降主动脉（16%）。感染性动脉瘤诊断标准为：①感染症状，如伴胸或背痛的发热；②CT扫描结果，包括囊状动脉瘤伴主动脉周围软组织肿块，主动脉壁水肿或脓肿表现，少部分可见主动脉周围气体；③术中化脓性炎症表现；④动脉瘤壁培养阳性、血培养阳性。

感染性动脉瘤的鉴别诊断取决于其临床症状。如主诉为突发的严重的锐性疼痛，则需与急性主动脉综合征相鉴别，包括主动脉夹层、壁内血肿和穿透性主动脉溃疡。如果病程缓慢，则需与炎性主动脉瘤鉴别，后者的特征是邻近腹膜后明显增厚，外膜粘连紧密，多见于年轻吸烟男性，肾下腹主动脉多见，也可位于升主动脉、降主动脉和主动脉弓。感染性主动脉瘤和炎症性动脉瘤均可引起炎症标志物的升高，如ESR、WBC和hs-CRP的升高。近半数炎性主动脉瘤可见免疫球蛋白G4阳性，提示自身免疫。在CT检查中，两种疾病均观察到主动脉壁增厚伴主动脉周围炎症和纤维化（"套膜征"）。以下特征可以有助于鉴别感染或炎性主动脉瘤：感染性主动脉瘤通常形态欠规则，或主动脉壁可见空气，而炎性主动脉瘤通常为梭状。

患者为中青年男性，全身动脉硬化表现不明显，不优先考虑动脉硬化性主动脉退行性变。患者查体也无马方综合征等先天性结缔组织发育异常表现。结合患者合并梅毒、HIV等多种病原体感染历史及假性动脉瘤特征，初步考虑感染性动脉瘤可能性大。感染性动脉瘤具有较高的致死率，处理也较为棘手，治疗目的是减轻感染和封堵破口。多年来，对于选择原位开放性修复还是腔内修复存在争议。近年来，腔内修复治疗感染性TAA的报道逐渐增多，使得经验得以积累。目前，腔内修复在避免感染区域开放主动脉重建方面具有优势，既可作为最终治疗方法，又可作为稳定急重症患者并为其争取开放性手术时机的桥梁。TEVAR常被用于感染性主动脉瘤的治疗，于1998年首次报道，适合开放性手术高危患者。TEVAR的缺点是存在感染区域放置移植物所致复发性脓毒症、支架感染等风险。最近研究表明，感染性腹主动脉瘤治疗中，腔内修复可提高生存率，在规律使用抗生素的前提下，不会增加再感染或再手术风险。因此，本例患者在基础感染性疾病控制良好后选择TEVAR治疗。

本例患者病变的主要解剖特点为优势的左侧椎动脉支架开口于主动脉弓。经典的主动脉弓形态由3个主要分支组成，从右到左分别是头臂干（分为右侧锁骨下动脉和右侧颈总动脉），左侧颈总动脉和左侧锁骨下动脉及其分支左侧椎动脉，总发生率为80.9%（95%CI：76.3～82.4）。第二常见的是2型牛弓，发生率为13.6%（95%CI：10.9～16.1）。再次是3型迷走左侧椎动脉，发生率为2.9%（95%CI：1.7～4.3）。其中左侧椎动脉变异易发生某些病理过程和手术并发症。TEVAR一般要求至少15mm的正常动脉作为锚定区，而累及或邻近弓上分支动脉的病变如主动脉夹层或胸主动脉瘤进行腔内修复时可能会覆盖弓上分支，造成严重的脑血管意外、支架移位、内漏、夹层逆撕、分支闭塞等并发症，因此，属于高风险手术。目前主流学会提出的TEVAR术中处理指南，提出如有重要脏器灌注存在失代偿风险时，强烈建议重建左侧锁骨下动脉血运。对于本例患者，术前影像学资料提示左侧椎动脉相对优势，采用弓部分支支架，分支前端最短长度为5mm，因而采用"开窗"技术重建左侧椎动脉，利用弓部分支支架的优势保留并重建左侧锁骨下动脉，可以有效增加后循环的储备能力，降低后循环卒中等风险。

近年来，TEVAR因微创等优势已成为治疗TAA、Debakey Ⅲ型主动脉夹层等胸主动脉病变的首选方式。但主动脉弓病变弓上分支重建仍面临挑战。如何重建分支血管以保证充足的近端锚定区为核心问题。目前弓上分支常用的重建方法包括平行支架技术（如"烟囱""潜望镜"技术）、分支支架技术、原位"开窗"技术、体外预"开窗"或"开槽"技术等。

平行支架技术操作相对简单，但容易出现支架缝隙间内漏、支架再狭窄/闭塞，更多适用于急诊情况下的TEVAR手术。分支支架技术是经测量后根据主动脉及分支动脉直径、相对位置定制的一体式支架系统，稳定性强、符合人体正常解剖结构，能有效减少内漏发生，虽然国内外已有成型商用分支支架，但大规模普及前仍依靠自制"开窗"技术进行重建。

"开窗"技术相比平行支架技术的优势在于，可在保留分支动脉的同时减少内漏的发生，符合人体血流动力学，且费用相对较低，但对定位精准度要求较高。相比较平行支架技术，"开窗"技术近远期 I 型内漏及脑血管意外发生率更低、远期通畅率更够。"开窗"的方式包括体外预开窗和原位"开窗"。因本例患者计划行"开窗"技术重建左侧椎动脉，不具备穿刺条件，所以采用体外预"开窗"方案。

本例患者术后出现血小板计数减少，初步筛查除外HIT、DIC等病因，考虑与患者感染性合并症及用药相关。血小板减少症是HIV感染的第二大常见并发症，发生于4%～40%的HIV感染患者。可能机制包括抗体免疫介导血小板破坏、巨核细胞增殖受损/巨核细胞直接感染导致血小板生成减少、脾功能亢进、机会性感染、恶性肿瘤以及HIV药物毒性和骨髓抑制作用。启动高效抗逆转录病毒治疗（highly active anti-retroviral therapy，HAART）可降低患者血小板减少症发生。因此，术后及时恢复HAART可能有助于减少血小板减少症及其后续并发症的发生率。

综上，在我国目前阶段，"开窗"技术联合分支支架技术为延长弓部动脉瘤近端锚定区、保护弓上动脉分支的一种有效的过渡方案，具有广泛的应用基础。对于感染性动脉瘤治疗具有较好效果，但长期效果还待进一步研究。

（医疗作者：李方达　曾　嵘　郑月宏；护理作者：徐雪蕾　王　磊）

参 考 文 献

［1］SIDAWY A N，PERLER B A. Rutherford's Vascular Surgery and Endovascular Therapy［M］. 9th edition. Philadelphia：ELSEVIER，2019.

［2］HØGH J，PHAM M H C，KNUDSEN A D，et al. HIV infection is associated with thoracic and abdominal aortic aneurysms：a prospective matched cohort study［J］. Eur Heart J，2021，42（30）：2924-2931.

［3］POPIELUSZKO P，HENRY B M，SANNA B，et al. A systematic review and meta-analysis of variations in branching patterns of the adult aortic arch［J］. J Vasc Surg，2018 Jul，68（1）：298-306.

［4］YUAN S M. Syphilitic aortic aneurysm［J］. Z Rheumatol，2018，77（8）：741-748.

［5］STEVERLYNCK L，VAN DE WALLE S. Mycotic thoracic aortic aneurysm：review of the diagnostic and therapeutic options［J］. Acta Clin Belg，2013，68（3）：193-198.

［6］SÖRELIUS K，WANHAINEN A，WAHLGREN CM，et al. Nationwide study on treatment of mycotic thoracic aortic aneurysms［J］. Eur J Vasc Endovasc Surg，2019，57（2）：239-246.

［7］GETAWA S，AYNALEM M，BAYLEYEGN B，et al. The global prevalence of thrombocytopenia among HIV-infected adults：A systematic review and meta-analysis［J］. Int J Infect Dis，2021，105（6）：495-504.

主动脉弓部动脉瘤腔内修复

专家点评

医疗方面

本病例提供了左侧锁骨下动脉原位"开窗"治疗近弓部动脉瘤的手段。动脉瘤距离左侧锁骨下动脉小于5.0mm，加上左侧椎动脉相对优势型，使得保护左侧锁骨下动脉成为首选治疗方式，以减少术后椎动脉缺血和椎基底区域梗死的发生。如作者所言，患者主动脉在锁骨下区域相对较平、直径变化不大，且锁骨下动脉与主动脉成角较垂直，原位"开窗"均更为有利，避免体外"开窗"可能增加的对位不准或增加感染的风险。在"开窗"技术上，作者使用刚性导丝的尾部作为穿刺工具，相对报道较少，不知作者对导丝尾部是否做了二次处理。另外，使用可调弯导管鞘，结合双腔取栓导管，以帮助导丝对位，都有一定的创新性和推广价值。最后在"开窗"支架的选择上，作者选择了金属裸支架而非覆膜支架，可以理解是为了更好地保护椎动脉，这些都是值得肯定的。

（上海第九人民医院　陆信武）

护理方面

弓部病变的高龄患者，术后脑血管意外的发生率高，需要严密观察神经系统症状，同时患者肺功能不佳，围手术期对呼吸系统的关注需要加强。从病例分享中看到护理团队全面评估了患者的呼吸功能，也关注到患者长期使用激素，这对肺功能产生比较大的影响。制订呼吸系统护理措施，防止术后患者肺部并发症的发生，这些都需要护理人员非常耐心、有责任心的去照顾患者，才能避免肺部并发症的发生。

（北京医院　罗家音）

一、病历摘要

患者，男性，75岁。主因"检查发现主动脉弓部动脉瘤4个月"入院。

现病史：患者入院前4个月因呼吸困难、憋喘、咳嗽，就诊当地医院，肺部CT示双肺炎症改变、主动脉弓部动脉瘤不除外，考虑诊断间质性肺炎、主动脉瘤，肺炎行保守治疗，具体情况不详。1周前因呼吸困难加重就诊外院，完善胸部CT示双肺间质改变，不除外机化可能，主动脉弓近降主动脉起始处见局部结节状凸起，大小约2.7cm×2.6cm，伴附壁血栓形成，未予治疗（图2-12-1，图2-12-2）。本次病程中，患者诉憋喘，可平卧，活动后加重，无咳嗽、咳痰，否认颈部疼痛、胸痛、腹痛、腹胀、腰背痛，否认一过性黑矇、视物模糊等症状。现为求进一步诊疗来我院，门诊以"主动脉弓部主动脉瘤"收入我科病房。患者自患病以来精神、睡眠可，饮食、二便如常，体重无明显变化。

既往史：患者4个月前于当地医院诊断"冠状动脉粥样硬化性心脏病（简称冠心病）"，予单硝唑异山梨酯20mg每天1次、螺内酯20mg每天1次、阿司匹林0.1g每晚1次、匹伐他汀2mg每晚1次、雷贝拉唑20mg每天1次治疗，患者未规律服药；间质性肺炎目前使用甲泼尼龙24mg每天1次、骨化三醇0.25μg每天1次、碳酸钙0.3g每天3次治疗，自诉服激素后血压升高，最高达135/82mmHg，自服依那普利5mg每天1次，血压可下降至120/70mmHg。头孢过敏，具体表现不详。余既往史无特殊。

查体：双肺中下叶可闻及爆裂音，四肢动脉搏动可及，左侧桡动脉、足背动脉搏动较右侧弱，双上肢血压不对称，右上肢131/71mmHg、左上肢115/59mmHg。

实验室检查：cLac 3.1mmol/L，PT 10.2秒，INR 0.83；TP 59g/L，BUN 9.48mmol/L，Glu 7.6mmol/L，HDL-C 2.04mmol/L，ApoA1 1.85g/L；CK 21U/L；WBC 12.28×10⁹/L；Hb 154g/L；

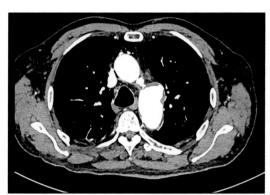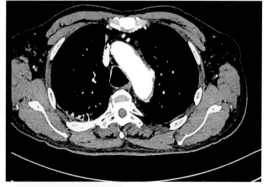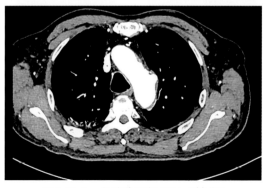

图2-12-1　主动脉弓部CTA（轴位）

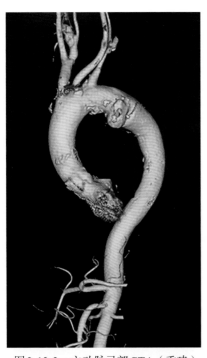

图2-12-2　主动脉弓部CTA（重建）

PLT 247×10⁹/L；免疫球蛋白3项＋补体2项、ESR、ANA谱定量检测6项、抗磷脂抗体谱6项、狼疮抗凝物、系统性血管炎相关自身抗体谱（4项）、促胃液素等均未见明显异常。

二、术前检查

完善超声心动图评估患者心脏功能；血气检查评估患者肺部功能；完善颈动脉及椎动脉彩超评估患者颅内供血情况及优势椎动脉侧别，结果显示双侧颈动脉血流通畅，左侧椎动脉直径更粗（3.3mm），右侧椎动脉直径为3.0mm，左侧椎动脉血流可见收缩期切迹。完善锁骨下动脉彩超，评估锁骨下动脉情况，结果显示左侧锁骨下动脉狭窄，收缩期峰值流速为279cm/s，与CTA提示左侧锁骨下动脉起始段重度狭窄结果一致。

三、术前准备

1. 术前一般准备　入院后完善术前检查，严格控制血压。继续抗血小板、降血脂及扩冠脉治疗冠心病。继续激素治疗间质性肺炎，雾化吸入促进患者排痰。术前禁食禁水12小时，双侧腹股沟区及会阴部备皮，备异体红细胞4U、血浆400ml，术前适当补液、水化，术前0.5小时给予预防性抗生素。

2. 手术专项准备——测量、规划　术前精确测量主动脉及入路各项解剖参数（图2-12-3），包括主动脉各部位直径、主动脉瘤位置、大小，弓上各分支距离主动脉瘤距离、左侧锁骨下动脉开口方向、直径、长度，近端、远端锚定区直径、入路直径、有无迂曲等。精确制订手术计划，并预估使用支架的参数，术前备齐可能所需支架型号及其他所需器械。

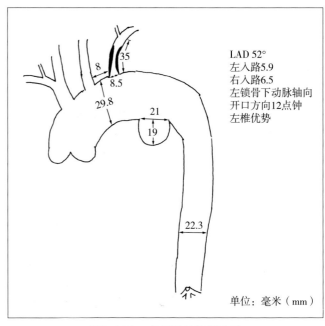

LAD 52°
左入路5.9
右入路6.5
左锁骨下动脉轴向
开口方向12点钟
左椎优势

单位：毫米（mm）

图2-12-3　术前测量数据示意

四、术前科室查房讨论

1. 医疗方面

（1）患者主动脉弓部动脉瘤临近左侧锁骨下动脉，距离小于5.0mm，近端锚定区需延伸至左侧颈总动脉开口。

（2）左侧椎动脉优势型，应重建左侧锁骨下动脉。

（3）左侧锁骨下动脉起始段狭窄，不适合分支支架重建。

（4）考虑预开窗或原位开窗重建左侧锁骨下动脉，并同期处理左侧锁骨下动脉病变。

2. 护理方面

（1）因患者有间质性肺炎，目前激素治疗，遵医嘱指导患者规律服药，避免突然停用激素而导致危及生命的急性肾上腺皮质功能不全；服用激素后可导致骨质疏松，嘱患者补充钙剂和维生素D，定期查血钙、维生素D和尿钙。术后持续关注呼吸功能。

（2）患者有呼吸困难症状，配合医生监测动脉血气分析，必要时给予吸氧，从而改善缺氧的症状。术前嘱患者进行腹式呼吸、缩唇呼吸、对抗阻力呼吸锻炼。

（3）患者术前双肺中下叶可闻及爆破音，白细胞计数高，可能存在肺部感染的风险，指导患者有效咳嗽排痰，激素治疗期间，给予雾化吸入促进患者排痰。密切观察体温变化，若有发热症状，配合医生进行血常规、血培养等相关检查，分析原因并给予降温对症处理，必要时给予抗生素治疗。

（4）因患者有冠心病，应监测心功能，对患者宣教术前持续心功能药物治疗的重要性，指导患者规律服用抗血小板、降血脂、扩冠等药物，准确记录出入量，警惕心肌梗死的发生。嘱患者若有胸闷、前胸不适症状，及时呼叫医护人员，配合完成心电图、心肌酶等检查，及时扩冠治疗。

（5）因患者有高血压病史，严格控制血压在正常范围，嘱患者规律服药，避免血压波动；根据患者术前影像学检查结果，因左侧锁骨下动脉狭窄，应监测右上肢血压，防止测量血压不准确而影响治疗。

（6）患者既往不规律服药，依从性较差，应给予积极有效的健康教育，从根本上让患者了解服药依从性对于安全手术的正向影响，建立良好的医护患关系，促进家庭和社会支持。

五、手术过程

1. 全身麻醉完成后，患者仰卧位，双侧腹股沟及左上肢术野消毒铺巾。右侧腹股沟逆行穿刺进入股动脉，预置血管缝合器2枚。左肘部逆行穿刺进入肱动脉，置入导管鞘，静脉肝素化。经左侧肱动脉入路，导丝、导管配合逆行至升主动脉，造影显示主动脉弓部动脉瘤形成，破口近端邻近左侧锁骨下动脉开口，左侧锁骨下动脉起始部重度狭窄（图2-12-4）。

2. 经右侧股动脉入路，导丝、导管配合逆行进入升主动脉，置入超硬导丝，沿导丝置入覆膜支架（34-30-200mm，Ankura®，先健），支架近端定位左侧颈总动脉开口以远处释放。以5.5#双腔取栓导管及V-18导丝尾端组合为原位开窗系统，左侧肱动脉入路置换为可调弯导管鞘，导丝、导管配合将可调弯导管鞘头端引入到左侧锁骨下动脉近端。调整可调弯导管鞘，使可调弯导管鞘头端垂直指向主动脉内支架。将上述原位开窗系统通过可调弯导管鞘引入到左侧锁骨下动脉开口处，至球囊刚好超过可调弯导管鞘口停止。球囊内充水以固定球囊头端。在主动脉弓的正位及侧位确认球囊头端垂直于支架后，用V-18导丝尾端穿破支架行原位开窗（图2-12-5）。

3. 开窗完毕后依次以4-30mm球囊及4-40mm球囊扩张原位开窗处，再于主动脉支架内至左侧锁骨下动脉近端依次置入8-38mm球囊扩张支架2枚，以完全覆盖左侧锁骨下动脉病变。置入完毕后造影：主动脉支架内及主动脉弓各分支血流通畅，流速满意，主动脉弓部动脉瘤隔绝满意，未见内漏（图2-12-6）。

4. 收紧右侧股动脉穿刺点预置缝线，解剖并缝合左侧肱动脉穿刺点，并放置引流条。右侧股动脉加压包扎，逐层缝合左侧肱动脉切口并包扎。

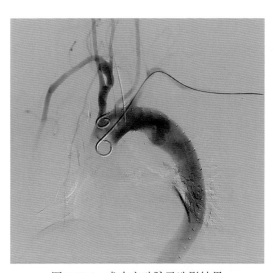

图2-12-4　术中主动脉弓造影结果

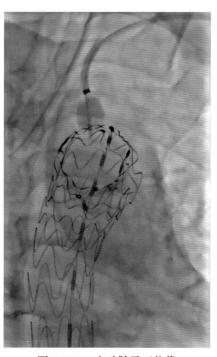

图2-12-5　主动脉弓正位像

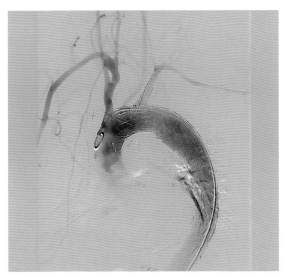

图2-12-6　手术结束造影

六、术后处理

1. 医疗方面　术后患者带气管插管安返ICU。给予预防性抗生素治疗，阿司匹林100mg每天1次口服，以预防锁骨下动脉支架再狭窄，甲泼尼龙24mg每天1次口服，治疗间质性肺炎，阿托伐他汀降血脂，单硝酸异山梨酯扩冠脉，依那普利降血压治疗。术后第1天脱机拔管，返回普通病房。术后3天内密切关注以下方面。

（1）下肢活动正常，二便正常，无截瘫表现。

（2）右侧腹股沟切口加压包扎24小时，右下肢足背动脉搏动好，拆除加压包扎后右侧腹股沟无血肿表现。

（3）左肘部切口引流条放置24小时后拔除，左肘部切口无血肿，左侧桡动脉搏动好。

（4）血红蛋白、血小板、纤维蛋白原及D-dimer水平稳定，无DIC和出血表现。

（5）雾化吸入治疗，患者咳少量白色黏痰，留取痰培养，并予复方氯化铵溶液口服化痰治疗。

（6）无心前区不适症状，心肌酶水平稳定，心电图较术前无明显变化。

2. 护理方面

（1）持续心电监护，严格控制血压在正常范围：测量右上肢血压，防止血压过高、出现穿刺点以及左肘部切口出血情况。

（2）呼吸道管理：应保持呼吸道通畅，给予氧气吸入、雾化吸入、口服复方氯化铵溶液，促进患者及时有效排痰，配合医生留取痰培养。患者既往有间质性肺炎病史，嘱患者可继续练习腹式呼吸、缩唇呼吸、对抗阻力呼吸锻炼。

（3）血运观察：①观察穿刺肢体末梢血运情况，皮肤颜色、温度，足背及胫后动脉搏动，肢体肿胀及疼痛等情况。②观察左上肢的血运，左手皮肤颜色、温度，左侧桡动脉搏动情况，左上肢有无肿胀疼痛。③脊髓缺血观察，因术中支架范围累及胸主动脉，但节段较短，可能会阻断部分肋间动脉，仍有截瘫的风险，所以术后仍需要注意观察双下肢活动情况以及大小便是否正常。④椎动脉、椎基底区域血供观察，及时观察患者是否有头晕、眩晕、头痛、呕吐、复视、共济失调、肢体麻木、乏力、黑矇、步态异常、构音障碍、吞咽困难等症状，警惕术后椎动脉缺血和椎基底区域梗阻的发生。

（4）患者术前有冠心病病史，嘱患者规律服用药物，做到发药到口。重视患者的主诉，有无心前区不适、后背痛等症状，继续密切监测心肌酶变化，准确记录24小时出入量，必要时复查心电图、扩冠治疗，警惕心肌梗死、心力衰竭的发生。

（5）皮肤护理：①骶尾部皮肤，因患者术后穿刺侧肢体需要制动，左上肢切口皮片引流，活动受限，需要观察骶尾部皮肤情况，必要时可应用减压垫保护皮肤，防止压疮发生。②穿刺点周围皮肤，观察穿刺点部位及绷带加压周围皮肤情况，防止压力性损伤，可应用减压垫保护皮肤，防止皮肤破损。

（6）出凝血观察：患者术后阿司匹林100mg口服，防止左侧锁骨下动脉支架再狭窄，应密切观察左肘部切口有无出血、渗血情况，切口及周围有无血肿；还要注意观察有无牙龈出血，皮肤紫癜、瘀斑以及穿刺部位或注射部位渗血，呕血及黑便等消化道出血；监测Hb、PLT、Fbg及D-dimer，观察有无DIC和出血表现。该患者没有发生此类现象。

（7）感染的观察：患者长期使用激素治疗，可能有感染的风险，术后需要密切观测患者体温变化，完善血常规、凝血、生化、血培养等检查，区别于腔内隔绝术后综合征、长期应用激素导致的白细胞计数升高。若体温升高，低于38℃以物理降温为主，高于38.5℃以药物降温为主，必要时给予抗生素治疗，因患者既往有头孢过敏史，用药前要仔细认真核对，防止变态反应的发生。

（8）健康教育：嘱患者定期复查，讲解复查的必要性，加强患者依从性，向患者讲解现有治疗的目的，增加其信心。目前激素治疗，嘱规律服药，勿私自减量、严禁突然停用激素；规律服用冠心病药物，防止心肌梗死、心力衰竭的发生；规律服用抗血小板药物，防止支架狭窄及闭塞发生。

七、术后随访

术后无门诊随诊记录。

八、术后点评及相关指南文献解读

本病例是主动脉弓部动脉瘤。在病例讨论上，主要围绕动脉瘤病因及动脉瘤手术方案两方面来展开。

1. **动脉瘤病因**　从动脉瘤形态来看，为凸向一侧的囊状动脉瘤，考虑为假性动脉瘤的可能性大。假性动脉瘤的原因主要包括自身免疫性、感染性、创伤性、先天发育异常及少见的由穿透性溃疡进展而来的动脉瘤。

（1）患者无口腔溃疡、外阴溃疡表现，术前检查ESR、CRP、抗核抗体、血管炎相关指标不高，考虑自身免疫性动脉瘤可能性小。

（2）患者无反复发热病史、无饲养家畜及进食生肉病史、炎症标志物水平不高，虽有白细胞计数升高，但考虑为长期应用激素引起，目前考虑感染性动脉瘤可能性不大。

（3）患者无胸部创伤史，考虑创伤性动脉瘤可能性不大。患者主动脉弓形态基本正常，无迷走锁骨下动脉，考虑非科梅内尔（Kommerell）憩室，但动脉瘤位置与动脉导管走行基本重合，是否与动脉导管相关仍待进一步研究。患者动脉硬化严重，也不除外为穿透性溃疡进展引起。

2. **动脉瘤手术治疗方案**　本例患者主动脉弓的解剖特点为动脉瘤距离左侧锁骨下动脉开口较近，不足5.0mm。因此近端锚定区需覆盖左侧锁骨下动脉开口才能保证足够的锚定空间。又由于为左侧椎动脉优势型，重建左侧锁骨下动脉为最佳选择。目前，常见的重建左侧锁骨下动脉的方案包括平行支架技术、"开窗"支架技术、分支支架技术及杂交手术重建。

（1）平行支架技术难度最小，但由于支架之间存在缝隙，Ⅰ型内漏的发生率也是最高的。且由于支架之间径向支撑力的不匹配，同时患者合并有锁骨下动脉狭窄，远期锁骨下动脉的通畅率也相对其他技术最低。

（2）分支支架技术发生内漏的概率最小，且为最符合生理条件的重建分支血管技术。目前，国内上市的主动脉弓部分支支架主要为微创公司的Castor®支架产品。患者左侧锁骨下动脉与左侧颈总动脉距离大于5.0mm，应用外分支支架为可行的治疗方案。但考虑到患者锁骨下动脉狭窄，释放锁骨下动脉内的外分支时有可能使得外分支的远端嵌入斑块内，进而造成血栓栓塞事件，故未选择该方案。主动脉弓内分支支架也为可行的治疗方案，但目前国内尚未有成型的上市产品。

（3）患者冠心病且合并间质性肺炎，考虑开放性切开颈动脉-左侧锁骨下动脉重建左侧锁骨下动脉创伤大、手术时间长，且需阻断左侧颈总动脉血运进而脑梗死风险高，故未选用该技术。

（4）"开窗"支架技术也是主动脉弓上动脉重建的常用技术，从"开窗"过程来讲可分为定制"开窗"支架、外科医生术中预制"开窗"和原位"开窗"。目前，国内无主动脉弓定制"开窗"支架。预制"开窗"存在窗位对不准左侧锁骨下动脉开口的风险，且考虑到患者左侧锁骨下动脉从主动脉弓正上方发出，解剖条件较适合原位"开窗"，故我们给该患者选择了原位"开窗"。从原位"开窗"的具体方法来讲，又分为针刺"开窗"、激光"开窗"以及射频"开窗"。激光原位"开窗"技术已经广泛被国内外报道，具有可接受的近期临床效果，其较针刺开窗在窗口的初始直径上更大。但部分研究者仍担心在激光烧灼覆膜支架过程中有支架覆膜碎屑脱落进而造成脑梗死的风险。目前仍需更多的临床数据来探讨这个问题。这里我们选择了针刺原位"开窗"。为了保证穿刺点垂直于主动脉支架，目前主要有"八爪鱼"技术和球囊技术。这里我们应用了可调弯导管鞘和球囊联合保证穿刺点垂直于主动脉。技术细节主要需注意以下方面。①首先主动脉支架的材质并无一定要求，虽然有报道膨体聚四氟乙烯支架原位"开窗"效果更好，但目前仍未有定论。覆膜厚度越薄的主动脉支架，针刺开窗时越方便。"开窗"部位主动脉支架的金属骨架不能过于密集，最好是"大波浪"形骨架，这样分支动脉的支架才能有效打开。主动脉支架释放应使背筋偏离"开窗"部位，支架上的背筋会影响原位"开窗"。②原位"开窗"时在球囊充起固定穿刺针角度后，应在主动脉弓的正位及侧位多角度透视下均看到穿刺针垂直于主动脉支架。尤其是正位，由于正位的活动空间小，应保证穿刺针垂直于支架。进针时，感到阻力的同时应在透视下看到支架因受到针的作用其受力面在下移。穿透后，主动脉支架不再受力移动。进针时避免过于暴力，且时刻紧盯针尖位置，以免刺穿支架对侧壁进而伤及对侧主动脉壁。

（医疗作者：狄　潇　倪　冷　刘昌伟；护理作者：任红艳）

参 考 文 献

［1］Upchurch G R J，ESCOBAR G A，AZIZZADEH A，et al. Society for vascular surgery clinical practice guidelines of thoracic endovascular aortic repair for descending thoracic aortic aneurysms［J］. Journal of vascular surgery，2021，73（1）：S55-S83.

［2］CZERNY M，SCHMIDLI J，ADLER S，et al. Current options and recommendations for the treatment of thoracic aortic pathologies involving the aortic arch：An expert consensus document of the european association for cardio-thoracic surgery（EACTS）& the european society for vascular surgery（ESVS）［J］. European journal of vascular and endovascular surgery，2019，57（2）：165-198.

［3］SIDAWY A N，PERLER B A. Rutherford's Vascular Surgery and Endovascular Therapy［M］. 9th edition. Philadelphia：ELSEVIER，2019.

［4］PRENDES C F，LINDSTROM D，MANI K，et al. A systematic review of experimental and clinical studies reporting on in situ laser fenestration of aortic endografts［J］. Journal of vascular surgery，2022，75：740-752.

［5］SHU C，FAN B，LUO M，et al. Endovascular treatment for aortic arch pathologies：Chimney，on-the-table fenestration，and in-situ fenestration techniques［J］. Journal of thoracic disease，2020，12（4）：1437-1448.

［6］ZENG Q，ZHOU X，HE Y，et al. Experimental analysis of in situ fenestration of endovascular stent-grafts：Comparison between needle and laser puncture［J］. Annals of vascular surgery，2021，77：280-287.

病例13

动脉导管动脉瘤的腔内修复

专家点评

医疗方面

动脉导管残端相关性动脉瘤是相对少见的疾病，但实际上临床上并不罕见，之所以报道较少，多是由于医生对此疾病的不了解和不认识。动脉导管动脉瘤（ductus arteriosus aneurysm，DAA）的远期危害中，最主要的是破裂，但也可能以主动脉夹层为临床表现，临床上如果发现真假腔破口不是在常见的主动脉大弯侧，而是在小弯侧，且患者年龄偏轻，均有怀疑为DAA导致的理由。就本例而言，术者通过精准测量，DAA距离左侧锁骨下动脉开口1.5cm，为标准TEVAR提供充分的安全距离。但仍同意术者做好左侧锁骨下动脉的导管预置，以做好保证左侧上肢血供的预案。临床上，一些医生对于相对简单的TEVAR，不采取左侧锁骨下动脉的预置导管，但笔者认为，除非明确的右侧椎动脉优势型大脑后循环系统，否则均应努力保护左侧锁骨下动脉的血供，减少脑卒中的发生。

（上海第九人民医院　陆信武）

护理方面

本例患者为青年男性，但是围手术期心血管事件属于高危，患者年轻时就需要接受长期的血液透析治疗，生活质量会受到严重影响，护理人员应对其心理护理给予关注，了解患者对手术的顾虑和需求。同时，术后造影剂对肾的损伤也需要护理人员进行预见性思维。针对此类患者，临床上一般采取术前术后增加透析的方式来预防术后高负荷、术后造影剂、麻醉药的积蓄。围手术期的出入量平衡也需要特别关注。

（北京华信医院　邱　菊）

一、病历摘要

患者，男性，37岁。主因"发现胸主动脉瘤1年余"入院。

现病史： 患者1年前因"高血压病"外院行心脏超声检查提示"可疑主动脉弓远端局部瘤样扩张"，无明显呼吸困难、胸痛等不适；行主动脉CTA检查回报"胸主动脉左侧锁骨下动脉开口以远局部瘤样突起，基底部宽约1.0cm，深度1.1cm，双侧肾动脉轻中度狭窄"。同时合并间断呼吸困难、憋气，诊断"冠心病"，进行冠心病二级预防。1个月前患者因"慢性肾功能衰竭尿毒症期"拟于外院行"肾移植"，泌尿外科医生建议患者先行处理胸主动脉瘤，遂于我院就诊。复查主动脉CTA见"左侧锁骨下动脉开口以远胸主动脉局部瘤样突起，基底宽约1.1cm，深约1.4cm，较前有所增长"。为行手术治疗收入我科。

既往史：8年前发现肾功能不全，4年前进展为慢性肾功能衰竭尿毒症期，规律透析（左桡自体动静脉瘘）；高血压病史9年余，血压最高190/120mmHg，控制情况不佳，目前长期口服美托洛尔25mg每天1次、厄贝沙坦75mg每晚1次、硝苯地平30mg每天1次；冠心病史1年，服用单硝酸异山梨酯30mg每天2次、阿托伐他汀钙20mg每晚1次、阿司匹林100mg每天1次。吸烟20余年，平均0.5包/天，已戒2年；社交性饮酒15年，已戒6年。

查体：胸部未见明显局部隆起，心前区、胸背部未及明显血管杂音。双上肢肱动脉、桡动脉搏动好，左上肢可及明显震颤，双侧股动脉、腘动脉、足背动脉、胫后动脉搏动良好。

辅助检查：主动脉CTA示胸主动脉近端、左侧锁骨下动脉开口远端1.5cm处前壁局限性瘤样突起，大小为1.1cm×1.4cm；主动脉及分支管壁多发钙化及非钙化性斑块；双侧肾动脉开口中度狭窄（图2-13-1）。增强CT可见胸主动脉近端近小弯侧瘤样突起（图2-13-2）。

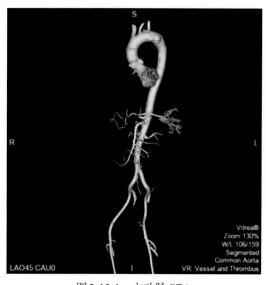

图2-13-1 主动脉CTA

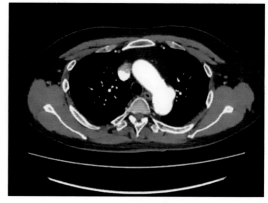

图2-13-2 增强CT轴位

二、术前检查

患者为青年男性，既往肾功能不全、长期透析、高血压、冠心病，长期烟酒史，有动脉硬化高危因素，完善心脑等重要脏器功能评估。

需除外先天性或免疫、感染性疾病所致动脉瘤，如马方综合征、埃勒斯-当洛斯综合征、贝赫切特综合征、结核、梅毒等。

术前行血常规、肝肾功能、凝血指标、血型、感染相关指标等，胸部X线片、心电图、超声心动等常规检查。

三、术前准备

1. 术前基础治疗

（1）控制血压，监测生命体征。

（2）避免咳嗽、便秘、情绪波动及活动等升血压因素。

2. 术前一般准备 术前内科、麻醉科、ICU等科室协同会诊。完善病因筛查，防止遗漏感染、免疫性疾病等。精准测量术前CT详细数据，制订手术方案。术前1天透析，避免术中高负荷；术后酌情尽快安排透析1次，避免造影剂及麻醉药等药物蓄积。双侧腹股沟区、会阴部备皮。备异体红细胞2U、血浆400ml。术前充分交代手术风险及可能的并发症，律师公证。术前禁食、禁水12小时，口服降压药物至术晨。术前慎重补液。术前0.5小时给予预防性抗生素。

四、术前科室查房讨论

1. 医疗方面

（1）患者为青年男性，既往存在高血压、长期烟酒史等动脉硬化高危因素，同时合并主动脉及分支多发斑块、冠心病、肾动脉狭窄以及慢性肾功能衰竭、长期透析，胸主动脉瘤首先考虑动脉硬化性因素。但患者仅表现为胸主动脉局限性瘤样膨出，主动脉及分支其他部位未见明显动脉瘤样改变，不符合动脉硬化性主动脉瘤的常见影像特点，因此还需除外血管炎，如大动脉炎、贝赫切特综合征、巨细胞动脉炎等，以及感染所致动脉瘤可能。术前经风湿免疫科、感染科会诊，结合患者实验室检查结果考虑免疫、感染相关疾病证据不充分，基本可以排除。

（2）术前CT影像提示胸主动脉近端偏心性瘤样膨出，还需要除外主动脉憩室，特别是Kommerell憩室可能。经放射科阅片、心外科会诊，认为患者无双主动脉弓、右弓右降、迷走锁骨下动脉，因而不考虑主动脉憩室，更倾向于动脉导管动脉瘤。动脉导管憩室或动脉瘤是由于动脉导管发出部位的管壁相对薄弱，在长期高血压、动脉硬化的作用下逐渐扩张形成动脉瘤，破裂风险较高，患者动脉瘤1年增长3.0mm，另外为保证肾移植围手术期安全，优先解决主动脉瘤样病变，因而诊断基本明确，且符合手术指征。

（3）患者虽然年轻，但既往长期高血压，血压控制情况不佳，动脉硬化已累及多个重要器官，同时出现冠心病、肾功能衰竭等，属手术高危患者，围手术期注意维持循环稳定，特别是避免容量负荷过重，术后返ICU继续监护治疗，必要时临时床旁透析。

（4）术前精确测量胸主动脉瘤累及范围、距左侧锁骨下动脉开口距离，远端、近端锚定区直径及入路解剖参数，制订手术流程。

（5）左上肢自体动静脉内瘘为透析通路，为避免穿刺并发症如假性动脉瘤、血肿、血栓形成等影响内瘘的后续使用，直接切开上臂肱动脉。

2. 护理方面

（1）患者血压控制不稳定，动脉瘤近期增大明显，瘤壁薄弱，破裂风险高，故术前予持续心电监护及吸氧，严格控制血压、心率变化，嘱患者限制活动，予健康宣教，嘱患者以卧床休息为主；避免剧烈活动或快速改变体位等；保持大便通畅，避免腹压增加；保持情绪稳定等预防动脉瘤破裂。

（2）患者为慢性肾功能衰竭尿毒症期，关注患者透析情况及肾功能情况。①严格记录出入量，避免容量负荷过重。②监测体重：每次透析脱水量不能超过患者体重的5%。③饮食护理：长期透析患者无尿，易发生高钾、高磷等，饮食要控制含磷、含钾高的食物，如香蕉、葡萄、西瓜等。④保护通路：患者左上肢自体动静脉内瘘为透析通路，为保护好内瘘不影响后续使用，左上肢禁止测血压、静脉采血及静脉输液等操作，床头悬挂警示牌予以提醒，术前及术后均要定时观察震颤情况。⑤做好患者术前、术后透析治疗的准备及运送安排工作，保证转移途中患者安全。

（3）患者既往诊断冠心病，曾出现间断呼吸困难、憋气等不适，关注患者心脏功能及血氧饱和度情况，遵医嘱监测患者心肌酶、血气分析，及时反馈结果。

（4）患者既往20余年吸烟史，且入院后医嘱限制活动，患者活动减少，肺部感染发生率高。给予雾化吸入，促进痰液稀释，预防肺部感染。

五、手术过程

1. 全身麻醉成功后，患者仰卧位，左上肢外展。

2. 逆行穿刺右侧股动脉，预埋2把缝合器；同时于左上臂内侧肌间沟处解剖显露左侧肱动脉，直视下逆行穿刺左侧肱动脉，导入6F导管鞘。全身静脉肝素化。

3. 导丝导管配合经右侧股动脉入路上行至升主动脉，左前斜45°造影显示主动脉弓及其分支，未见明显导管动脉瘤（图2-13-3）；正位相造影可见位于主动脉弓前方偏小弯侧瘤样突起（图2-13-4）。

4. 置换超硬工作导丝，引入胸主动脉覆膜支架（38-32-200mm，Ankura®，先健），近端精确定位于左侧锁骨下动脉开口后缘准确释放（图2-13-5）。

5. 左前斜45°造影复查显示支架定位满意，左侧锁骨下动脉血流通畅、流速满意，未见狭窄（图2-13-6）；正位相造影示动脉瘤隔绝良好，无明显内漏（图2-13-7）。

6. 收紧右侧股动脉穿刺点预埋缝线，局部加压包扎。血管线缝合左侧肱动脉穿刺点。

7. 手术顺利，麻醉满意，出血量少，术中心率、血压平稳。术后患者安返病房，触诊右足背动脉搏动良好，左前臂震颤满意。

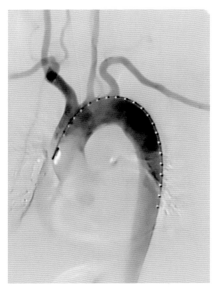 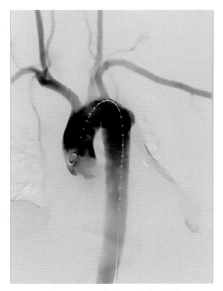

图2-13-3　术中左前斜45°造影　　　　　图2-13-4　术中正位相造影

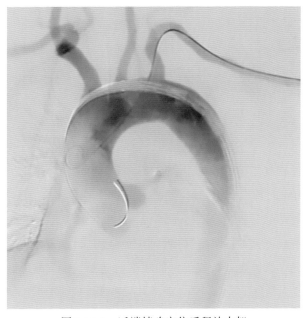

图2-13-5　近端精确定位后释放支架

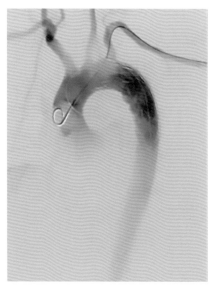 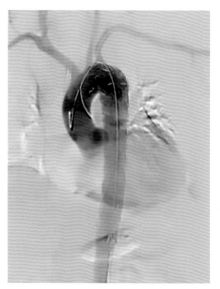

图2-13-6　左前斜45°造影复查　　　　　图2-13-7　正位相造影

六、术后处理

1. 医疗方面

（1）常规给予心电监护、氧气吸入24小时，密切观察生命体征，控制血压平稳。

（2）观察下肢运动、感觉，查右下肢远端动脉搏动、左上肢震颤情况。

（3）卧床制动、穿刺点加压包扎12小时，观察右侧腹股沟穿刺点、左上肢切口等情况。

（4）术后第1天检查血常规、肝肾功能、凝血功能等。

（5）术后第1天常规血液透析，透析中无异常发生。

（6）术后第3天出院。

2. 护理方面

（1）术后给予患者心电监护，监测患者血压、心率变化；为稳定患者血压，术后继续给予静脉药物降压，并逐渐过渡至口服降压药物。

（2）患者行右侧股动脉穿刺，穿刺处加压包扎，嘱制动，给予右下肢适当约束；严密观察切口有无出血或皮下淤血，关注右下肢血运情况，定时观察右足皮肤颜色、温度、足背动脉及胫后动脉搏动情况；指导患者行双足背伸跖屈运动，预防下肢静脉血栓发生；定时协助患者翻身，观察皮肤有无压红，应用泡沫类敷料保护皮肤，预防压力性损伤。

（3）注意观察左上肢切口情况、周围有无肿胀、发绀，警惕血肿发生。定时观察左手皮肤颜色、温度，同时注意观察动静脉瘘震颤情况，保护好左上肢自体动静脉瘘。指导患者左手行握拳活动，促进血液回流，预防动静脉瘘内血栓形成。

（4）患者为慢性肾衰竭尿毒症期，严格记录出入量，因患者需控制输液量，术后协助患者进行透析治疗，同时关注患者血肌酐、电解质等变化。

（5）关注患者心脏功能、血氧饱和度，以及是否有呼吸困难、憋气等不适主诉，遵医嘱监测患者心肌酶变化，及时反馈结果。

（6）患者既往长期吸烟史，故协助早期活动、扣背咳痰，遵医嘱予雾化吸入治疗，预防肺部感染。

（7）患者术前血压控制不稳定，予健康教育，嘱患者定时服药。

（8）嘱患者定期复查，讲解复查的必要性，加强患者依从性，向患者讲解现有治疗的目的，增加信心。规律服用抗血小板聚集药物，防止支架狭窄及闭塞发生；规律服用降压药物，稳定控制血压，预防内漏或动脉瘤复发。

七、术后随访

术后1个月患者如约门诊随访，实验室检查除肾功能外无明显异常。CTA复查结果显示胸主动脉支架位置、形态良好，左侧锁骨下动脉血流通畅，轴位相显示导管动脉瘤腔内血栓化，未见明显内漏（图2-13-8）。此后半年至1年随访1次。

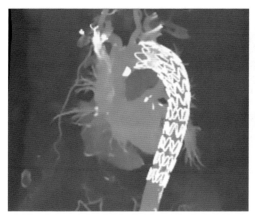 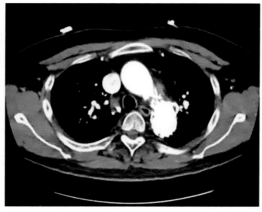

图2-13-8 术后1个月CTA复查

八、术后点评及相关指南文献解读

本例患者为青年男性，以CTA发现主动脉弓远端胸主动脉瘤入院治疗，平素无特殊伴随症状，患者局限性囊性动脉瘤的形态同经典的邻近主动脉弓的胸主动脉瘤并不相同，临床上此类病变屡见不鲜，因此，最终的诊断和治疗策略具有一定的代表性和临床意义。

回顾患者CT影像，除了全身动脉硬化、主动脉弓远端的胸主动脉近小弯侧偏前壁局限性动脉瘤、冠状动脉和肾动脉表现为狭窄改变以外，升主动脉、胸降主动脉及腹主动脉管腔规则，未见明显动脉瘤形成或瘤样扩张。诊断首先需要考虑以下几种情况：结缔组织病、动脉硬化、穿透性溃疡及外伤。

1. 结缔组织病　包括红斑狼疮、类风湿关节炎、结节性多动脉炎、巨细胞动脉炎、变应性血管炎及贝赫切特综合征等，是全身结缔组织广泛受累的疾病，累及心血管系统也可以表现为主动脉弓降部动脉扩张，多发大血管管壁不规则增厚、管腔扩张与狭窄并存，往往还有头臂或内脏分支动脉的狭窄闭塞改变，而该患者的相应免疫实验室筛查结果均提示阴性，内科会诊基本可以除外免疫相关疾病。遗传性或先天性的结缔组织病，包括马方综合征和埃勒斯-当洛综合征，患者也均无相关的体征支持诊断。

2. 动脉硬化　主动脉瘤最常见的病因为动脉硬化，患者多为老年人，常合并高血压、高脂血症等危险因素，动脉瘤最常见的位置为降主动脉，尤其是腹主动脉，动脉瘤形态多为均匀扩张的梭形动脉瘤。本例患者为青年男性，既往虽有高血压、冠心病、肾衰竭、长期烟酒史等危险因素及合并症，但动脉瘤为局限性囊性动脉瘤，其他主动脉未见明显瘤样改变，并非动脉硬化性动脉瘤的典型形态，因此也可排除。

3. 穿透性溃疡及外伤　穿透性溃疡从影像学上同样可以表现为局部隆起或憩室样改变，但大多同时合并壁间血肿，断面为内膜的局部缺损，从病理上更类似于主动脉夹层的特征，而非动脉瘤的全层扩张；外伤如坠落伤或主动脉减速伤也可能在主动脉峡部，即动脉韧带的位置出现内膜挫裂损伤、夹层或局部动脉瘤样病变，但患者无外伤史，且动脉瘤处无内膜损伤表现，因此二者均不能支持诊断。

此外，近主动脉弓的局部瘤样扩张病变还可考虑主动脉憩室和动脉导管动脉瘤两种情况。

主动脉憩室是先天性主动脉弓畸形的一种，因胚胎时期第四对主动脉弓残留导致主动脉弓降部局部扩张，绝大部分患者合并心血管其他畸形，如迷走锁骨下动脉、双主动脉弓、右弓右降等。Kommerell憩室是主动脉憩室最常见的类型，占右弓畸形的60%，术前经心外科和放射科评估认为可以除外该病。

动脉导管是连接胎儿主动脉弓和肺动脉的小血管，由第六对主动脉弓生发而来，在胎儿期将富氧的右心室血液射入降主动脉，从而绕过高阻力的肺循环，实现与母体的养分交换。出生后随着婴儿的第一次呼吸，导管壁中的平滑肌在各种生化刺激下收缩，实现功能关闭，随着纤维组织的不断增殖，最终导致解剖闭合，形成动脉韧带。闭合过程首先出现在导管的肺动脉端，最后在主动脉端完成导管闭合，如果这个自然过程不能正常完成，造成动脉导管未闭（patent ductus arteriosus，PDA）；如果肺动脉端闭合，而主动脉端不能完全闭合，可能会在主动脉弓的小弯侧表现为局部点状或锥形隆起，形成动脉导管憩室（ductus arteriosus diverticulum，DAD）；憩室在动脉血流的持续冲击下，特别是伴有动脉硬化和高血压的情况下，逐渐出现导管壁细胞囊性坏死和中层黏液变性，破坏管壁结构和张力，最终可能演变形成DAA，甚至出现假性动脉瘤或破裂。CTA是确诊的"金标准"，典型的病变影像是憩室或动脉瘤位于远端主动脉弓的小弯侧、左侧锁骨下动脉开口远端，动脉瘤的末端朝向肺动脉。本例患者的动脉瘤开口略偏向前壁，经放射科阅片，动脉瘤的侧壁仍与肺动脉干关系密切，文献中也有类似的影像报道，因此最终诊断考虑为动脉导管动脉瘤。

DAA在成年人中是一种极其罕见的病变，由于症状隐匿、早年受检查手段的限制确诊困难，罕见于报道，2004年以前全世界报道不足40例。然而实际情况下的DAD或DAA的发病率可能要远高于我们现有的认识。有研究通过CT或血管造影检查提示成人DAD的患病率为9%～26%，尸检中发现DAD的比例甚至高于40%。DAA报道更多见于胎儿期或新生儿期，成人的实际发病率并不清楚，然而有学者认为大约有5%的胸主动脉瘤其实是导管憩室来源的DAA。

临床上DAD易与动脉粥样硬化性胸主动脉瘤混淆，结合全主动脉的影像特点鉴别应不困难。如果是点状或细小的DAD可能被误认为穿透性溃疡或主动脉的分支血管，如果是较大的动脉瘤合并附壁血栓或假性动脉瘤甚至可能被误诊为纵隔恶性肿瘤。绝大多数DAA是无症状的，多为胸部CT检查时偶然发现，如果增大到一定限度、压迫临近的组织结构，可引起相应的症状，如压迫左侧喉返神经造成声音嘶哑，临床表现为心脏-声带综合征；侵及支气管、食管表现为呼吸困难、吞咽困难、胸痛等。

动脉瘤破裂是DAA最灾难性的后果，文献报道中DAA的最大径为11.8cm，动脉瘤破裂的平均大小为4.0cm×3.0cm，一旦破裂往往危及生命，因此何时需要积极干预是临床医生面临的问题。目前尚无统一的指南和共识，一种观点是建议成人DAA动脉瘤直径大于3cm、进行性增大或有症状的患者需要积极手术治疗干预；另有学者认为DAA相比动脉粥样硬化更容易破裂，而且通常致命，因而一经发现就可以治疗。本例患者无特殊伴随症状，瘤体最大径为1.4cm，较1年前略有增长，但因后续的肾移植手术需要排除围手术期风险，因此手术指征明确。

早期治疗DAA的方式主要是开放性手术，选择后外侧切口或胸骨正中切开入路，直接缝合破口或补片缝合、人工血管移植。但手术一般在深低温停循环下操作，同时因DAA动脉瘤局部管壁薄弱、血流压力高，直接缝合困难，手术风险相对较高。由于开放性手术的难度和高风险性，腔内修复是一种更合适的治疗选择，目前关于DAA腔内修复的报道逐渐增多。治疗的难点在于动脉瘤距离左侧锁骨下动脉开口较近，术中多会涉及分支重建的问题。提前通过杂交的方法如颈-锁骨下、腋-腋动脉转流，或者同时辅助"烟囱"技术延长锚定区，可以在隔绝动脉瘤的同时保留左侧锁骨下动脉血运，实现良好的临床结果。目前，国内外都有成型的一体式主动脉分支支架系统，对于DAA应是最理想的治疗方法。

本例患者因长期透析，左上肢自体动静脉内瘘是宝贵的透析通路，因此势必要保护左侧锁骨下动脉血流，术前测量锚定区距离1.5cm左右，在备有Cuff结合烟囱支架等后备手段的情况下，可行标准的TEVAR手术。另外，因瘤体位于主动脉弓小弯侧偏前壁，因此，在支架释放过程中定位分支动脉和评价瘤腔隔绝效果时需要多个角度进行。

（医疗作者：邵 江 刘 暴；护理作者：刘文静 王 磊）

参 考 文 献

［1］WONG H L，LIEW C J Y，POH A C C. Saccular Kommerell aneurysm，a potential pitfall on MDCT imaging - A review of imaging features and potential mimics［J］. Eur J Radiol Open，2017，4：89-94.

［2］KISE Y，KUNIYOSHI Y，HIGA S，et al. Open Repair for Patent Ductus Arteriosus Aneurysm in an Adult［J］. Ann Vasc Dis，2021，14（4）：415-418.

［3］SAITO N，KIMURA T，TOMA M，et al. Successful endovascular repair of an aneurysm of the ductus diverticulum with a branched stent graft：case report and review of literature［J］. J Vasc Surg，2004，40（6）：1228-1233.

［4］VOGLER T，SCHULZ F，HEYER C，et al. Diverticulum of the ductus arteriosus：Cause of traumatic aortic ruptures?［J］. Chirurg，2007，78：47-51.

［5］VOGLER T，SCHULZ F，HEYER C，et al. Ductus-arteriosus-Divertikel. Ursache traumatischer Aortenrupturen?［Diverticulum of the ductus arteriosus. Cause of traumatic aortic ruptures?］［J］. Chirurg，2007，78（1）：47-51.

［6］PSATHAS E D，KATSARGYRIS A，LIOUDAKI S，et al. Treatment paradigms for ductus arteriosus aneurysms in adults［J］. Vascular，2014，22：297-301.

［7］THAMPY R，TAMMISETTI V S，THUPILI C R. Thrombosed aneurysm of the ductus diverticulum mimicking malignancy on 18F-FDG PET/CT［J］. BMJ Case Rep，2018，11（1）：e227751.

［8］DE FREITAS S，CONNOLLY C，NEARY C，et al. Ductus arteriosus aneurysm presenting as hoarseness：successful repair with an endovascular approach［J］. J Surg Case Rep，2016，2016（4）：rjw060.

［9］LUND J T，JENSEN M B，HJELMS E. Aneurysm of the ductus arteriosus. A review of the literature and the surgical implications［J］. Eur J Cardiothorac Surg，1991，5（11）：566-570.

贝赫切特综合征相关性胸主动脉假性动脉瘤的腔内修复

专家点评

医疗方面

腔内修复是主动脉假性动脉瘤的常用治疗方式，具有创伤小、手术时间短、围手术期死亡率和并发症发生率低的优势，大多数外科医生面对假性动脉瘤通常都会首选腔内修复，此例患者整个外科治疗的顺利完成可以验证上述观点。但外科医生在面对主动脉假性动脉瘤时，需首选考虑假性动脉瘤的病因。感染、炎性血管病、外伤以及主动脉真性动脉瘤破裂是最常见的病因。其中，感染和炎性血管病是需要高度重视的。对于上述两种病因，都建议尽量充分进行内科药物治疗，前者需要使用充分、有针对性的抗生素，后者需要应用足量的糖皮质激素、免疫抑制剂甚至生物制剂治疗。但是这种药物治疗，需要外科医生和内科医生的密切配合，密切观察患者动脉瘤的疼痛或压迫症状，如有加重趋势，需考虑尽快手术。笔者在临床工作中，也有相应的经验或教训需要吸取。本例虽然在治疗方式上没有太多的难点，但体现了北京协和医院的多学科协作条件，体现了综合实力。

（中国医学科学院阜外医院　舒　畅）

护理方面

对于贝赫切特综合征导致的血管病变，患者往往需要术前经免疫内科药物治疗后再继续外科的诊治，针对这例年轻患者，全面整体的评估是护理的第一步，护理思维在护理程序的实践中应用得淋漓尽致。术前护理人员注意到免疫抑制剂及曾经的咯血导致患者需要肺部管理，需要在术前就预见性地给予措施。贝赫切特综合征患者深静脉血栓的问题也需要进行关注，积极控制血管炎也可以控制深静脉血栓的发生。由于患者术后对长期应用免疫抑制剂的依从性和术后复发有关，所以术后随访及患者的宣教尤为重要。

（北京大学人民医院　金珊珊）

一、病历摘要

患者，男性，34岁。主因发作性咯血、发现胸主动脉假性动脉瘤1月余，加重1天入院。

现病史： 入院前5周出现自发性咯血，以痰中带部分血丝为主要表现，同时伴发热、咳嗽。我院急诊科行胸部CT提示左下肺胸主动脉旁软组织密度影，假性动脉瘤可能，进一步行CTA，提示胸主动脉可见凸出状不规则瘤样肿块，瘤腔内可见部分造影剂充盈，与胸主动脉相通，瘤腔内另见环周稍高强化影，最大直径为6.7cm（图2-14-1），急诊科进行抗生素等治疗后，发热、咯血等逐渐缓解。结合既往贝赫切特综合征病史，口服甲泼尼龙48mg每天1次＋环磷酰胺100mg每天1次。血管外科和介入科会诊，考虑假性动脉瘤有一定破裂风险，但患者当时无明显胸痛症状，且处于急性炎症期，急诊手术可能会导致急性炎症加重，建议免疫内科强化治疗。免疫内科加用阿达木单抗40mg每2周1支，同时叮嘱患者密切关注症状变化。本次入院前1天，患者晨起时出现头痛伴恶心、呕吐，呕吐物中有鲜血，后再次咯血4口，均为鲜血，同时伴有胸背钝性疼痛，持续不缓解。急诊科检查提示白细胞计数显著升高，血红蛋白水平无显著下降，急查CTA提示左侧胸腔内肿块较1个月前显著增加，直径约10.0cm，且周边强化增加（图2-14-2）。血管外科会诊考虑假性动脉瘤有增大趋势，且胸背痛持续不缓解，假性动脉瘤有破裂风险，有急诊手术指征。收入院拟急诊手术。

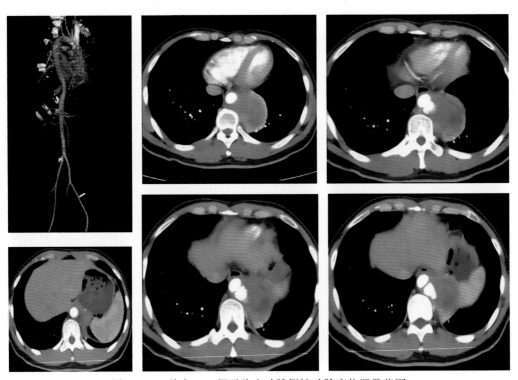

图2-14-1　首次CTA提示胸主动脉假性动脉瘤位置及范围

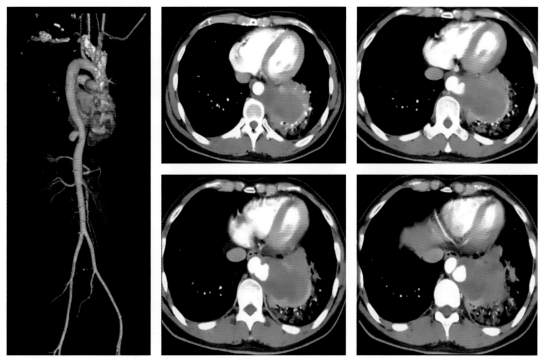

图 2-14-2　入院前 1 天 CTA 提示假性动脉瘤显著增大

既往史： 入院前 5 年反复发生口腔溃疡，未规律治疗，入院前 5 个月于我院免疫内科诊断为贝赫切特综合征，口服沙利度胺 3 个月后患者出现乏力、肌肉酸痛，后自行停药。

查体： 痛苦面容，四肢动脉搏动有力，上腹部轻压痛。

辅助检查：（入院前 1 天）WBC 10.11×10^9/L，Hb 149g/L，PLT 198×10^9/L，肝肾功能正常，ESR 17mm/h，hs-CRP 786.2mg/L。

二、术前检查

因急诊手术且患者年轻，既往无显著心肺功能障碍性疾病，未进行相关心脏和肺功能检查，仅完成一般实验室检查，包括血常规、肝肾功能、凝血指标、血型、感染相关指标和动脉血气分析。结合患者贝赫切特综合征病史，完成 ESR、CRP 等检测。除前述情况外，余无异常。

三、术前准备

1. **术前一般准备**　入院后完善术前检查，严格监测、控制血压与心率。术前禁食、禁水 12 小时，双侧腹股沟区及会阴部备皮，备异体红细胞 2U、血浆 400ml，术前适当补液、水化，术前 0.5 小时给予预防性抗生素。

2. **手术专项准备——测量、规划**　术前精确测量主动脉及入路各项解剖参数，包括

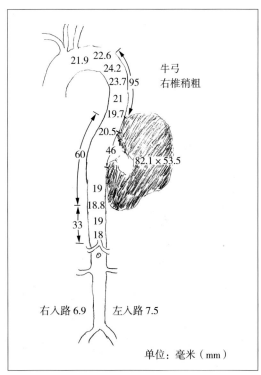

右入路6.9　　左入路7.5

单位：毫米（mm）

图2-14-3　主动脉假性动脉瘤各分段测量结果示意

假性动脉瘤范围、直径，破口位置，近端、远端锚定区直径，入路直径、有无迂曲等（图2-14-3）。精确制订手术计划，并预估使用支架的参数，术前备齐可能所需型号支架及其他所需器械。

四、术前科室查房讨论

1. 医疗方面　患者为假性动脉瘤急性加重，有破裂风险，急诊手术指征明确，术前对主动脉假性动脉瘤数据测量提示手术难度不大，选择直行胸主动脉支架可以成功完成。考虑到患者仍为贝赫切特综合征活动期，一方面，在术前获得免疫内科的有效会诊，给予强化治疗，另一方面，术后需坚持相关治疗。动脉瘤支架的直径选择上，注意放大率≤10%。

2. 护理方面

（1）患者既往有咯血的症状，嘱患者保持呼吸道通畅，不要屏气，应尽量将血块咳出，避免血块咳出时引起窒息。若出现大咯血，嘱患者应采取头低脚高位、侧卧位，如平卧位头需偏向一侧，防止窒息。

（2）患者为假性动脉瘤急性加重，有胸背部疼痛症状，密切观察生命体征、疼痛情况，防止假性动脉瘤破裂。

（3）患者既往有贝赫切特综合征病史，现在仍为贝赫切特综合征活动期，目前免疫强化治疗，嘱患者遵从医嘱，切忌随意减量、自行停药，并向患者讲解药物的治疗目的、作用及不良反应。患者入院前有恶心、呕吐等药物不良反应，若入院后出现不良反应，积极应对，遵医嘱给予相应处理，以此来减少患者的不适症状，保证患者的药物治疗。

（4）因患者术前有发热、咯血症状，存在陈旧性肺部感染的可能，注意观察体温变化，若有发热症状，配合医生完成血常规、血培养等检查。分析原因，遵医嘱给予物理、药物降温等对症处理，必要时抗生素治疗。同时指导患者有效咳嗽排痰，必要时给予雾化吸入促进排痰。

（5）患者既往不规律服药，依从性差，可能与用药后出现不良反应有关，嘱患者及时与医护人员沟通，及时给予应对措施，以减轻不良反应。同时给予积极有效的健康教育，纠正态度和信念，建立良好的医护患关系，促进家庭和社会支持。

五、手术过程

1. 全身麻醉完成后，患者仰卧位，双侧腹股沟消毒铺巾。右侧腹股沟入路，预置血管缝合器。

2. 导丝、标记导管配合上行达降主动脉中段，造影显示降主动脉远端、腹主动脉近端可见主动脉破口，造影剂外溢，提示假性动脉瘤破口为主，破口直径约1.5cm（图2-14-4），破口下缘距离腹腔干约3.0cm。

3. 交换置入20F导管鞘，置入超硬导丝，沿导丝置入26-100mm覆膜支架（TAG®，GORE），支架下缘瞄定腹腔干水平以上约1.0cm处释放。撤去支架输送系统，置入猪尾导管，造影显示支架位置良好，提示假性动脉瘤破口消失，胸腹主动脉假性动脉瘤隔绝满意，未见造影剂外溢（图2-14-5）。

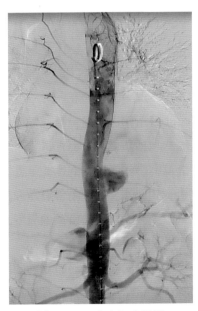 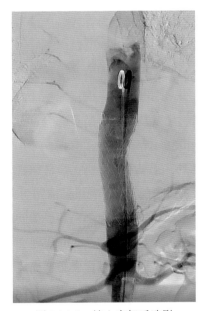

图2-14-4　术中初次造影　　　　图2-14-5　植入支架后造影

六、术后处理

1. **医疗方面**　术后患者带气管插管返回ICU，进行呼吸机支持治疗，免疫内科会诊，在术后第1天开始给予甲泼尼龙44mg每天1次、环磷酰胺100mg每天1次治疗，同时给予预防性抗生素治疗。术后第2天逐渐脱机拔管，返回普通病房。术后3天内密切关注以下情况。

（1）下肢活动正常，无截瘫表现。

（2）腹股沟切口加压包扎24小时，无血肿出现。

（3）血常规和凝血功能提示无DIC和出血表现。

（4）雾化吸入治疗，除术后前2天有陈旧性血液在气管插管中出现外，后未再有新鲜出血表现。

（5）下肢足背动脉搏动好，无下肢缺血和下肢静脉血栓表现。

（6）术后第3天免疫内科建议静脉使用注射用甲泼尼龙琥珀酸钠80mg每天1次，连续7天，后序贯为口服甲泼尼龙48mg每天1次，同时增加秋水仙碱0.5mg每天2次、阿达木单抗40mg每2周1次、环磷酰胺100mg每天1次。给予口服补钙、维生素D。

（7）术后10天，患者完成静脉使用注射用甲泼尼龙琥珀酸钠后出院。

2．护理方面

（1）持续心电监护，密切监测生命体征，患者既往除贝赫切特综合征外，无其他基础疾病，所以血压、心率在正常范围即可。

（2）穿刺点观察：因患者长期使用免疫抑制剂，可能会影响穿刺点愈合，定时观察穿刺点情况，敷料有无渗血、出血，穿刺点周围有无血肿。

（3）体位摆放：穿刺侧肢体制动，给予约束带约束，保持穿刺点持续、有效的压迫。定时协助患者轴线翻身，穿刺侧保持下肢制动，使用软枕垫后背、下肢，保持舒适。

（4）呼吸道管理：①应保持呼吸道通畅，患者术后仍有咯血的可能，因术后穿刺侧肢体需要下肢制动，出现咯血时，应采取侧卧位或者平卧位头偏向一侧，防止咯血时窒息。②因患者术前有咯血、发热症状，警惕陈旧性肺部感染，术后指导患者有效咳嗽排痰，必要时可给予雾化吸入排痰。

（5）血运观察：①观察穿刺侧肢体末梢血运情况，皮肤颜色、温度，足背及胫后动脉搏动，肢体肿胀及疼痛等情况。②脊髓缺血是胸腹主动脉瘤外科治疗的常见并发症，因术中支架范围累及胸主动脉，可能会阻断部分肋间动脉，有截瘫的风险，所以术后应观察下肢活动情况、二便是否正常，警惕患者出现截瘫。

（6）皮肤护理：①骶尾部皮肤，因患者术后需要穿刺侧肢体制动，活动受限，需要观察骶尾部皮肤情况，必要时可应用减压贴膜保护皮肤，防止压疮发生。②穿刺点周围皮肤，观察穿刺点部位及绷带加压周围皮肤情况，防止发生压力性损伤，可应用减压贴膜保护皮肤，防止皮肤破损。③踝关节皮肤，注意观察约束带部位及周围皮肤，切忌太松，否则起不到制动作用；同样切忌太紧，否则约束带部位及周围皮肤可能会出现压力性损伤。

（7）出凝血观察：患者术中肝素化，术后抗凝治疗，所以需要配合医生监测血常规、凝血功能，防止DIC和出血。术后应注意观察有无牙龈出血，皮肤紫癜、瘀斑以及穿刺部位或注射部位渗血，有无呕血及黑便等消化道出血症状；配合医生定期监测Hb、PLT、Fbg及D-dimer。

（8）感染的观察：患者术前有咯血、发热的症状，术后仍需密切观测患者体温变化。若体温升高，低于38℃以物理降温为主；高于38.5℃配合医生完善血常规、凝血功能、生化、血培养等检查，遵医嘱给予药物降温，必要时给予抗生素治疗。

（9）健康教育：①贝赫切特综合征是长期自身免疫性疾病，术后需要长期使用糖皮质激素和免疫抑制剂，停用糖皮质激素类药物是主动脉支架植入术后复发的最主要原因，嘱患者勿自行减量，甚至私自停药，遵医嘱定期免疫内科、血管外科随诊。②叮嘱患者定期监测生化指标和血常规、ESR、hs-CRP，复查CT。

七、术后随访

术后1个月返院随访，生化指标和血常规检查正常，ESR 1mm/h，hs-CRP 7.1mg/L，无新发咯血发生，复查CT提示左侧胸腔内占位较术前显著减少，且周围无新发炎症表现，支架位置满意（图2-14-6）。免疫内科会诊建议甲泼尼龙逐渐减量，每2周减2mg，阿达木单抗改为每3周1次40mg，同时继续环磷酰胺100mg每周5次和秋水仙碱0.5mg每天2次。叮嘱患者每月复查血常规、生化、ESR，术后6个月、12个月、24个月复查CT/CTA。

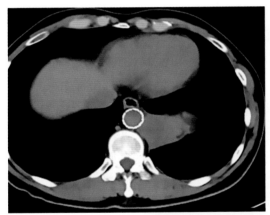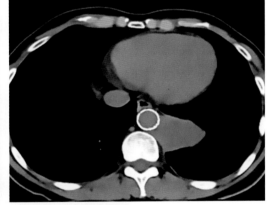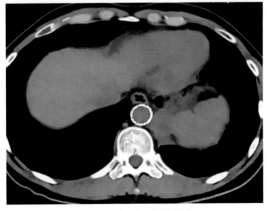

图2-14-6　术后1个月复查CT

八、术后点评及相关指南文献解读

本病例是比较典型的贝赫切特综合征合并主动脉假性动脉瘤，故在病例讨论上，主要围绕以下两方面展开。

1. 贝赫切特综合征合并主动脉假性动脉瘤的内科治疗和外科干预时机 贝赫切特综合征是一种自身免疫性疾病，临床表现以口腔溃疡、外阴溃疡或皮肤针刺反应为最常见，但同时，消化系统、关节、视觉、中枢神经系统都可能被累及。累及血管的贝赫切特综合征占20% ~ 30%，临床可表现为以血栓为主要表现形式的静脉疾病、以假性动脉瘤为主要形式的动脉疾病，或两者合并存在，其中又以主动脉假性动脉瘤预后最差。

贝赫切特综合征的内科药物治疗因患者的临床表现不同而有所差异，对于以皮肤病变或口腔溃疡为主要表现形式者，通常给予沙利度胺口服治疗，但对于病情较严重者，尤其是血管性贝赫切特综合征，通常会建议给予标准的糖皮质激素和免疫抑制剂治疗，糖皮质激素如果按泼尼松计算剂量，多以1mg/kg每天1次起步，缓慢减量，逐渐减至维持量，10mg每天1次。免疫抑制剂以环磷酰胺为首选，多建议长期使用。近年来，对于以主动脉假性动脉瘤或严重反复血栓性疾病为主的患者，单克隆抗体的使用逐渐被重视，多被应用于重症、难治性贝赫切特综合征的治疗，生物制剂的治疗主要选择肿瘤坏死因子-α（tumor necrosis factor α，TNF-α）抑制剂，达到减少炎症的目的。

贝赫切特综合征合并主动脉假性动脉瘤的手术干预过程是非常因人而异的，根据从发现动脉瘤到实施手术的时间分为急诊、亚急诊和择期三种不同情况。急诊手术多见于患者假性动脉瘤出现严重疼痛或出现严重相关占位症状、更严重的患者出现假性动脉瘤二次破裂导致低容量性休克等情况。亚急诊手术多见于在首次出现症状性假性动脉瘤后，一方面给予相关内科药物，另一方面密切观察症状和动脉瘤发展速度，恰如本例患者在药物治疗中出现症状复发且加重，伴有假性动脉瘤显著增大，选择手术治疗。此时的患者又可能有两种可能，一种是糖皮质激素和免疫抑制剂尚未开始或刚开始足量治疗；另一种是相关治疗已经进行相当长时间甚至已进入维持剂量。无论何种情况，都建议糖皮质激素恢复到全治疗剂量，对于介入手术建议继续免疫抑制剂治疗，对于开放性手术患者，可考虑暂停免疫抑制剂，直至切口完全愈合。同时，在有经济条件的患者中，建议生物制剂治疗。如果患者属于择期手术病例，即伴随药物治疗剂量为维持剂量，患者ESR和CRP水平稳定，假性动脉瘤无显著增大，提示贝赫切特综合征的炎症活动处于稳定阶段，此时进行假性动脉瘤外科干预，可以考虑糖皮质激素从半量开始，逐渐减量。不常规推荐生物制剂治疗。

2. 腔内修复贝赫切特综合征合并主动脉假性动脉瘤的技术要点 外科干预治疗贝赫切特综合征合并主动脉假性动脉瘤的方法分为两种，即外科开放性手术和腔内修复手术。前者一般对相关主动脉进行切除，同时进行人工血管置换，后者一般是使用主动脉覆膜支架通过腔内置入，覆盖假性动脉瘤破口，达到治疗假性动脉瘤的目的。外科开放性手术创伤大、累及脏器多，已逐渐被腔内修复代替。

假性动脉瘤的腔内修复与标准的真性动脉瘤腔内修复有一定的相似之处，包括使用的覆膜支架材料、基本的手术操作技术等，但有其特殊之处。

（1）支架材料的考虑：虽然覆膜支架的植入要求是尽量锚定于健康的主动脉壁处，但考虑到贝赫切特综合征炎性活动对于主动脉的侵袭可能不局限于假性动脉瘤破口周边的主动脉壁，甚至无法预测健康主动脉壁的具体位置，为了减少远期新发假性动脉瘤的发生，建议选择没有倒钩、甚至没有大的外向型裸区设计的主动脉覆膜支架。对于位于腹主动脉分叉部位的假性动脉瘤，建议使用一体式覆膜支架。

（2）支架直径的选择考虑：如前所述，考虑到覆膜支架的锚定区可能不如术者想象的那样健康，覆膜支架的直径选择也不建议如真性动脉瘤腔内修复选择放大率达到20%的，一般建议控制放大率＜10%，同时对于支架的外扩力选择上也建议选择相对低外扩力的覆膜支架。综合以上条件，本例选择的TAG覆膜支架基本符合上述条件。

（3）支架植入的技术细节：支架植入时，应尽可能多地覆盖假性动脉瘤破口两端的主动脉壁。对于常见的腹主动脉假性动脉瘤，远端锚定区尽量延伸到髂动脉，而对于本例患者而言，假性动脉瘤破口距离腹腔干动脉3.0cm以上，基本符合要求，如具体病例此距离不足3.0cm，应考虑覆盖腹腔干动脉，甚至必要时应考虑延长锚定区至肠系膜上动脉以远，同时对肠系膜上动脉进行开窗治疗。

（4）支架植入术后的随访和药物：贝赫切特综合征是长期自身免疫性疾病，术后需要长期使用糖皮质激素和免疫抑制剂。相关文献提示，停用糖皮质激素类药物是主动脉支架术后复发的最主要原因。复发部位多位于支架的两端锚定区，一旦出现复发，应积极考虑二次干预，且恢复全剂量激素治疗。

（医疗作者：叶　炜　宋小军；护理作者：郭玉颖　王　磊）

参 考 文 献

［1］DORIAN H. Behcet's disease［J］. Medicine，2006，34：493-495.

［2］ISCAN Z H，VURAL K M，BAYAZIT M，et al. Compelling nature of arterial manifestations in Behçet disease［J］. J Vasc Surg，2005，41（1）：53-58.

［3］郑文洁，张娜，朱小春，等. 白塞综合征诊疗规范［J］. 中华内科杂志，2021，60：860-867.

［4］SOTA J，RIGANTE D，LOPALCO G，et al. Biological therapies for the treatment of Behçet's disease-related uveitis beyond TNF-alpha blockade：a narrative review［J］. Rheumatol Int，2018，38（1）：25-35.

［5］LIU C W，YE W，LIU B，et al. Endovascular treatment of aortic pseudoaneurysmin Behçet disease［J］. J Vasc Surg，2009，50（5）：1025-1030.

弓部开窗技术修复贝赫切特假性动脉瘤

✎ 专家点评

医疗方面

本病例属于罕见病例，存在贝赫切特综合征、既往血管重建病史，同时股动脉单入路选择，不是单纯的主动脉弓部"开窗"手术病例。围手术期脑梗死是主动脉弓部"开窗"或分支支架植入术后常见并发症，常见有两个原因，一是术中颈动脉、椎动脉的缺血时间过长，二是主动脉斑块扰动后脱落。针对前者，术者选择使用有特点的临时转流，值得读者学习和仿效。主动脉弓部"开窗"的另一难度是支架本身材料的影响，术者在本例中使用的主动脉支架在临床上常被用于"开窗"，因为其具有支架孔径大、覆膜相对较薄等优点，但其较独特的背筋有时需要考虑做一些调整，以避免直接正对颈动脉和锁骨下动脉，确保"开窗"支架的有效血流，这也是本款支架应用时需要注意的细节。

（北京大学人民医院　张小明）

护理方面

弓上疾病手术后脑血管事件发生率高，术后护理人员需要时常关注患者神经系统的评估，及早发现问题，特别是患者术后意识清醒后的评估非常重要，要和麻醉后的行动、意识恢复期的症状相区别。该患者术前虽然没有心脏功能的变化，但是不能忽略术前室性期前收缩的发生，要加强监测，以防止手术等事件影响下发生恶性心脏事件。患者术后常规抗凝，关注出血和抗凝的平衡。患者的抗凝方案都是个性化的，没有完全一致性、路径性的方案，一定是结合出血情况来制订抗凝方案。感谢北京协和医院血管外科护理团队给我们带来了这样一个贝赫切特综合征患者的血管诊疗和护理案例。

（北京医院　罗家音）

一、病历摘要

患者，男性，33岁。主因"无名动脉瘤术后2年，胸痛半年"入院。

现病史：2年前患者无明显诱因出现突发左颈部粗大、面部轻度肿胀、胸背疼痛、干咳、呼吸困难，于外院急诊就诊，行CT检查考虑无名动脉假性动脉瘤伴附壁血栓形成可能大，气管受压变扁，头臂干夹层形成，遂全身麻醉下行"大动脉造影，无名动脉覆膜支架置入"。因支架植入失败，改行"开胸探查，无名动脉假性动脉瘤切除，颈-颈动脉自体大隐静脉转流术"，术后恢复顺利，规律复查。半年前患者无明显诱因出现胸痛，平躺后可自行缓解，未予特殊处理。后上述症状逐渐加重，伴后背疼痛，低热，体温最高37.8℃。3周前患者再次就诊于外院，行主动脉CTA检查，提示主动脉弓无名动脉残端动脉瘤并纵隔血肿，无名动脉开口受压，几近闭塞。右侧髂总、右侧髂外动脉弥漫闭塞。冠脉CTA示前降支近端极重度狭窄几近闭塞，余各支冠状动脉未见狭窄性改变，考虑不除外合并血管炎性病变，建议风湿免疫科继续就诊。患者随即就诊于我院，追问病史，口腔溃疡20余年，频率＞3次/年，针刺曾有红色丘疹，否认外阴溃疡、多发毛囊炎样皮疹、眼炎、关节肿痛等其他症状。查hs-CRP 54.81mg/L，白介素-6 18.5pg/ml，ESR、T-SPOT.TB、TNF-α抑制剂及系统性血管炎相关自身抗体未见异常。考虑贝赫切特综合征可能，予以阿达木单抗、秋水仙碱片、醋酸泼尼松片、复方环磷酰胺片及钙剂等治疗。现考虑"无名动脉假性动脉瘤"诊断明确，有再发破裂、出血风险，为行进一步诊治收入我科病房。

既往史：贝赫切特综合征情况见现病史；2年前曾因右侧腹膜后占位，累及右侧髂动脉、髂静脉，行"开腹检查＋腹膜后肿瘤切除＋右侧髂血管切除＋左侧髂静脉切除＋部分下腔静脉切除术"，术后病理检查提示纤维组织增生及炎性肉芽组织形成，倾向于血管源性病变伴出血、血肿及血栓形成。余无特殊。

查体：颈部可见陈旧手术瘢痕，另可见一横行隆起的旁路移植血管，闻及血管杂音，可触及搏动及震颤。胸、腹部可见一纵行手术瘢痕，右大腿内侧见陈旧性手术瘢痕。腹平、软，无压痛，未及包块。双上肢肱动脉、桡动脉搏动好。右侧股动脉、腘动脉、足背动脉、胫后动脉未触及搏动，左侧股动脉、腘动脉、足背动脉、胫后动脉搏动良好。四肢血压：右上肢127/86mmHg，左上肢121/80mmHg，右下肢未测出，左下肢119/66mmHg。

影像学检查：主动脉CTA提示主动脉弓无名动脉残端动脉瘤并纵隔血肿，无名动脉开口受压，几近闭塞。降主动脉、腹主动脉管壁增厚，右侧髂总动脉、右侧髂外动脉弥漫闭塞。双侧颈总动脉之间旁路移植血管通畅（图2-15-1～图2-15-3）。

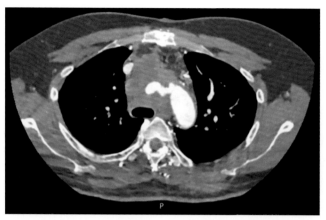

图2-15-1　主动脉CTA（主动脉弓轴位表现）

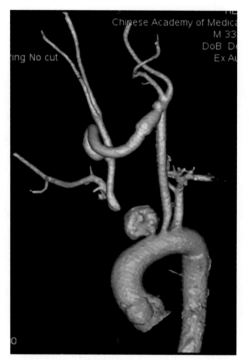

图2-15-2　主动脉CTA三维重建（主动脉弓）

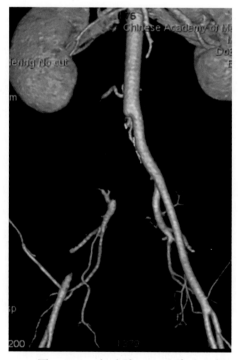

图2-15-3　主动脉CTA重建（双侧髂动脉）

二、术前检查

术前完善常规检查

（1）一般实验室检查

血型（ABO＋RhD）：ABO O型，RhD 阳性。

全血细胞分析：WBC $8.29×10^9$/L，NEUT% 60.1%，Hb 151g/L，HCT 45.5%，PLT $192×10^9$/L。

肝肾功能＋血脂：K^+ 4.0mmol/L，Na^+ 141mmol/L，Ca^{2+} 2.52mmol/L，Alb 47g/L，ALT 60U/L，Cr（E）66μmol/L，LDL-C 2.57mmol/L，TG 2.49mmol/L，TC 5.44mmol/L。ESR 1mm/h。

hs-CRP：0.15mg/L。

输血8项：（－）。

凝血功能：PT 10.8秒，Fbg 2.26g/L，APTT 24.1秒，D-dimer 0.54mg/L FEU。

（2）肺功能评估

动脉血气分析：pH 7.43，PCO_2 35mmHg，PO_2 101mmHg，SO_2 98.3%。

胸部CT：可见纵隔占位，考虑血肿可能性大，肺部未见明显异常。

（3）心脏情况评估

心肌酶谱：CK 24U/L，cTnI＜0.017μg/L，NT-proBNP 60pg/ml，CK-MB-mass＜0.18μg/L。

12导联心电图：可见室性期前收缩，未见明显心肌缺血表现。

超声心动图：心脏各房室内径正常；左、右心室收缩功能及室壁运动未见异常；各瓣膜形态结构及启闭未见异常；无心包积液；彩色多谱勒血流显像及频谱多谱勒显示各瓣膜血流速度未见明显增快，未见异常反流束，左心室舒张功能减低（Ⅰ级）。

（4）术前会诊：因患者假性动脉瘤位置特殊，位于主动脉弓，手术难度大，且合并贝赫切特综合征、冠脉病变等合并症，病情复杂，术前组织多学科会诊，协助诊治，相关会诊意见如下。

风湿免疫科：①术前、术后停用阿达木单抗各2周。②术前停用秋水仙碱、环磷酰胺，术后2周若无感染可恢复。③手术当天停口服糖皮质激素，麻醉前2小时予甲泼尼龙琥珀酸钠（甲强龙）40mg静脉注射；术程若较长（＞10小时），可12小时后补充甲泼尼龙琥珀酸钠（甲强龙）20mg。术后第2、第3天各给予甲泼尼龙琥珀酸钠（甲强龙）40mg，后可改为口服泼尼松10片/天。④围手术期监测ESR、CRP。

心内科：动态心电图未发现明确心肌缺血证据，多源室性早搏，术中警惕恶性心律失常，可备除颤仪及电极贴，维持循环平稳，交代术中ACS，我科严密随诊，贵科若无禁忌证，首选双联抗血小板治疗。

神经内科：我科无绝对手术禁忌证，充分交代围手术期新发脑血管事件风险。建议术中密切监测血压、容量、二氧化碳分压，避免低灌注、低碳酸血症等诱发脑血管事件。围手术期密切关注神经系统症状体征，如有变化，及时复查CT，神经科急会诊。术后遵贵科抗血小板抗凝需要，严格控制血压，避免过高、过低或过度波动。

输血科：①术前血常规、凝血功能基本正常。②因手术复杂，难度大，合并冠脉病变，围手术期充分备血，输血阈值适当调高。③备异体红细胞4U、血浆800ml。

外科手术室护理团队：①患者为复杂杂交手术。术中需行左侧颈动脉及锁骨下动脉逆行破膜开窗及支架植入，备腋－股动脉旁路移植，手术室充分准备手术用物，合理安排手术铺单等保证手术顺利进行。②患者有贝赫切特综合征病史，围手术期使用糖皮质激素，手术时间长，术中使用减压泡沫敷料，保护受压皮肤，注意术前预保温及术中体温检测。③患者冠脉缺血病史，警惕围手术期脑梗死风险及室性心律失常，配合麻醉师做好围手术期监测及预置体外除颤板，备好抢救车，警惕围手术期风险。

麻醉科：①患者冠脉前降支重度狭窄，尽管临床心功能可，但手术复杂、时间长、创伤大，围手术期心肌梗死、心力衰竭、恶性心律失常风险极高，术中加强监测，尽量减少糖皮质激素、维持充分灌注、维持电解质及内环境稳定，术中备除颤电极，根据心内科会诊意见，术中如有必要可请心内科联合手术。②患者右侧无名动脉近端闭塞、颈－颈动脉自体静脉旁路移植术后，术中可能同时阻断左侧颈内动脉及锁骨下动脉，仅通过转流管全脑供血，围手术期脑血管事件极高危，交代风险，术中加强监测（脑电双频指数、脑氧含量），必要时可准备冰帽低温脑保护，术中监测ACT 200～300秒，避免微血栓形成。③患者患有贝赫切特综合征，目前应用大量糖皮质激素，根据风湿免疫科会诊意见进行围手术期激素治疗。④因患者曾行多处血管手术，可能存在动静脉穿刺困难等风险，备超声引导。⑤手术创伤大，充分备血，术中注意血液保护，体温保护。⑥手术风险高，医务处备案，律师公证。⑦术后回ICU。

重症医学科：①患者拟行无名动脉瘤残端动脉瘤手术，未解决冠脉前降支重度狭窄，围手术期新发急性心肌梗死、心源性休克、脑梗死、脑缺血水肿、术后意识障碍、脱机拔管困难高风险，建议律师公证，医务处备案。②术后可返ICU。

三、术前准备

1. 术前一般准备　入院后完善术前检查，相关会诊，严格监测、控制血压与心率，严格遵风湿免疫科意见进行原发病控制。术前禁食、禁水12小时，双侧腹股沟区及会阴部、颈部备皮，备异体红细胞4U、血浆800ml，术前适当补液、水化，术前0.5小时给予预防性抗生素。

2. 手术专项准备——测量、规划　术前精确测量主动脉及入路各项解剖参数，包括假性动脉瘤部位与范围、锚定区情况、主动脉弓部分支位置和角度、入路情况等（图2-15-4、图2-15-5）。精确制定手术计划，并预估使用支架参数，术前备齐可能所需支架型号及其他所需器械。

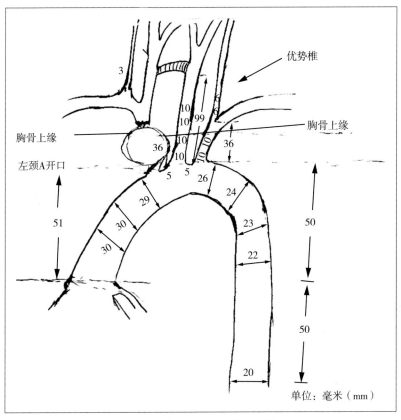

图2-15-4 术前测量结果示意

四、术前科室查房讨论

1. 医疗方面 患者病变位置特殊，为无名动脉
残端假性动脉瘤，位于主动脉弓部位，既往开胸手
术病史，治疗困难，手术风险极高，涉及主要问题
如下。

（1）开放性手术与腔内修复的选择问题：患者既
往开胸手术病史，二次开胸手术风险高；同时无名动
脉假性动脉瘤及血肿直接位于胸骨后，开胸后难以控
制出血；患者有基础疾病贝赫切特综合征，开放性手
术在吻合口等部位再发假性动脉瘤等风险较高。故对
该患者我们首选腔内修复。

（2）腔内修复手术弓上分支重建问题：如行腔内
修复，覆膜支架需覆盖所有弓上分支，故需行相应血
管重建，涉及重建分支包括左侧颈总动脉、左侧锁骨

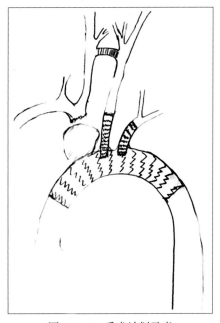

图2-15-5 手术计划示意

177

下动脉。因左侧颈总动脉距离无名动脉残端较近，体外开窗支架导入体内后，存在一定内漏风险，故考虑原位开窗，开窗位置与无名动脉残端支架位置关系控制更为精确，有利于预防内漏发生。左侧锁骨下动脉可一并采用原位开窗。

（3）术中脑保护问题：在覆膜支架释放至弓部分支开窗重建完成前，脑血流会被阻断，在此过程中需采用转流方式保证脑部血供，因患者右侧髂动脉已闭塞，而左侧髂动脉需作为入路侧，故转流建立存在困难。考虑通过左侧锁骨下动脉置入长鞘，完全跨过覆膜支架，以此作为血流来源，进而与左侧颈总动脉间建立转流（图2-15-6）。同时，术中使用脑氧监测，随时监测脑部有无缺血继发改变。术后早期唤醒，观察有无脑梗死并发症。

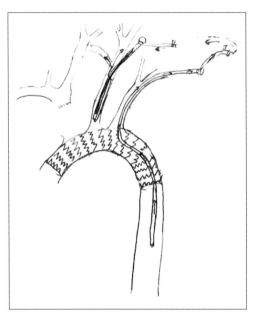

图2-15-6　术中脑转流计划示意

（4）合并冠脉问题：患者合并前降支动脉重度狭窄，因合并无名动脉假性动脉瘤及纵隔血肿，心内科介入治疗存在一定风险，心外科开胸旁路移植术存在困难，故围手术期以保守治疗、加强监测为主。

（5）合并贝赫切特综合征问题：贝赫切特综合征患者血管壁广泛存在病变可能性大，术中及术后，在手术部位、锚定区、穿刺点，乃至其他部位并发症风险高，需重点关注，支架选择注意适当控制放大率，穿刺点妥善缝合、包扎，围手术期及远期继续维持糖皮质激素及其他相关药物治疗。

2. 护理方面

（1）因患者有贝赫切特综合征，目前免疫强化治疗，嘱患者遵从医嘱，切忌随意减量、自行停药，服药时间要按时按量，并向患者讲解药物的目的、作用、不良反应等，注意休息，因药物对胃肠道有刺激性，建议饭后服用，同时观察患者大便情况以及大便隐血情况。

（2）因患者有胸痛症状呈进行性加重，密切观察生命体征、疼痛情况，防止假性动脉瘤破裂。患者四肢血压差异大，术前、术后测量右上肢血压，严格控制血压在正常范围内，避免过高、过低或过度波动。嘱患者保持情绪稳定，避免因情绪波动引起血压波动，从而诱发动脉瘤破裂。

（3）患者ECG提示多源室性期前收缩，应监测心功能，维持生命体征、水及电解质稳定，保证组织脏器灌注，准确记录出入量，警惕心血管事件发生。

（4）因患者有发热症状，注意观察体温变化，若有发热症状，配合医生完成血常规、血培养等检查，予物理、药物降温等对症处理，必要时抗生素治疗。

五、手术过程

1. 全身麻醉成功后，患者仰卧位，颈部、双侧腹股沟常规消毒铺巾。

2. 取左颈部弧形切口，逐层切开皮肤、浅筋膜、深筋膜，游离左侧颈总动脉套带备控，游离左侧锁骨下动脉套带备控。

3. 左侧腹股沟区逆行穿刺进入左侧股动脉，置入导管鞘，造影明确穿刺点位于左侧股总动脉，预埋两把缝合器，更换10F导管鞘；全身静脉肝素化。

4. 经左侧股动脉入路，导丝、导管配合上行，达升主动脉，造影显示主动脉弓假性动脉瘤发自无名动脉开口附近，无名动脉闭塞（图2-15-7）。

5. 导丝、导管配合，选择进入假性动脉瘤瘤腔内，以弹簧栓行瘤腔填塞（图2-15-8）。

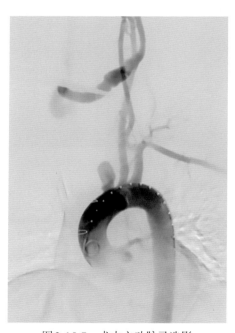
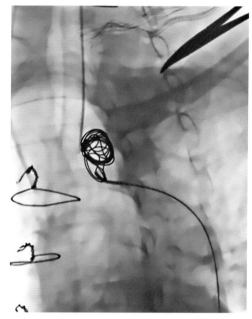

图2-15-7　术中主动脉弓造影　　　　图2-15-8　无名动脉假性动脉瘤栓塞

6. 直视下穿刺左侧颈总动脉，置入10F血管鞘；直视下穿刺左侧锁骨下动脉，置入6F血管鞘。

7. 透视下自左侧锁骨下动脉血管鞘向降主动脉内导入导丝，将6F鞘置换为55cm 8F长鞘。

8. 以连接管、转换器，将左侧颈动脉血管鞘与降主动脉长鞘的侧孔相连，建立转流（降主动脉远端→左侧颈总动脉，图2-15-9）。

9. 经左侧股动脉入路引入超硬导丝，导入主动脉覆膜支架主体（32-24-200mm，Ankura®，先健），近端定位于升主动脉（假性动脉瘤近端3.0cm处），远端位于降主动脉内，快速释放（图2-15-10）。

10. 经左侧颈总动脉血管鞘以肝穿针向近心端穿刺主动脉弓内覆膜支架主体（图2-15-11），导入0.018英寸（0.457mm）导丝（图2-15-12），随即以直径4mm球囊扩张破膜处，交换直径7mm球囊继续扩张（图2-15-13）。

11. 随即于左侧颈总动脉近端导入9-50mm覆膜支架（Viabhan®，GORE），近端位于主动脉内，横跨破膜处，远端位于左侧颈总动脉内，快速释放（图2-15-14）。

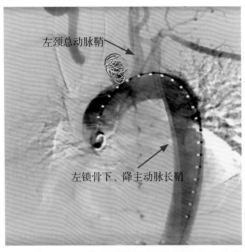

图2-15-9　降主动脉远端至左侧颈总动脉鞘管转流

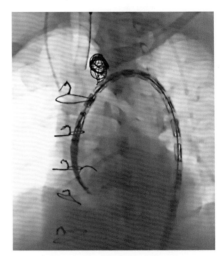

图2-15-10　主动脉支架定位

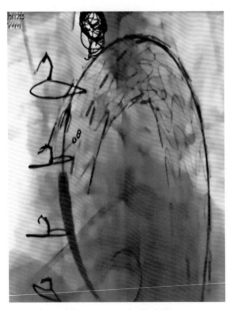

图2-15-11　穿刺破膜

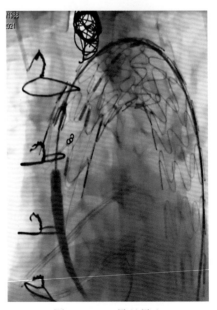

图2-15-12　导丝导入

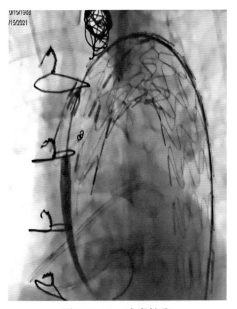
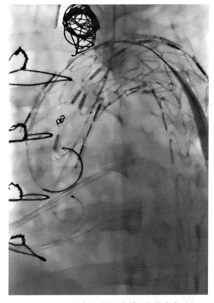

图 2-15-13　球囊扩张　　　　　　　图 2-15-14　左侧颈总动脉覆膜支架植入

12. 将左侧锁骨下动脉长鞘更换为可调弯鞘（Fustar®，先健），随即以 0.018 英寸（0.457mm）导丝（V-18®，波科）破膜，后以直径 4.0mm、7.0mm 球囊逐级扩张，扩大破膜处，后导入 9-37mm 球扩支架（Express LR®，波科），横跨破膜处释放（图 2-15-15）。

13. 缝合左侧颈总动脉、左侧锁骨下动脉穿刺点。

14. 复查造影示主动脉弓假性动脉瘤隔绝良好，无明显内漏，左侧颈总动脉、左侧锁骨下动脉血流通畅，颅内动脉显影良好，未见栓塞表现（图 2-15-16）。

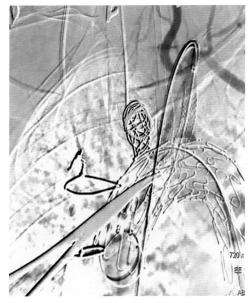
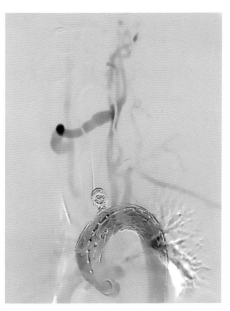

图 2-15-15　左侧锁骨下动脉支架植入　　　　图 2-15-16　术毕主动脉弓造影

15. 逐层关闭颈部切口，取出左侧股动脉血管鞘，收紧穿刺点预埋缝线，加压包扎。

16. 术毕，手术顺利，出血量约200ml，清点器械、纱布无误，术后暂时唤醒患者，可睁眼、四肢可活动，后再次加深镇静，带气管插管安返ICU。

六、术后处理

1. **医疗方面**　术后患者带气管插管返回ICU，进行呼吸机支持治疗，维持呼吸、循环稳定，给予普通肝素抗凝，APTT目标值为35～40秒，同时予阿司匹林0.1g每天1次口服抗血小板治疗。贝赫切特综合征方面，给予甲泼尼龙琥珀酸钠（甲强龙）40mg每天1次静脉输液；质子泵抑制剂预防应激性溃疡；同时给予预防性抗生素治疗。术后第2天逐渐脱机拔管，返回普通病房。

术后注意密切观察：①神志、语言、肢体感觉与运动等情况，警惕脑梗死风险。②腹股沟切口加压包扎24小时，警惕穿刺点出血、血肿。③颈部切口换药，观察引流，警惕切口出血、感染等。④关心心脏症状，监测心电图、心肌酶谱，警惕心脏不良事件。⑤雾化呼吸治疗，预防肺部并发症。

药物方面，早期给予肝素泵入抗凝，切口引流拔除、出血风险降低后，改为双联抗血小板治疗。贝赫切特综合征控制方面，静脉糖皮质激素逐步过渡为口服，并遵风湿免疫科意见，逐步恢复其他相关用药。

2. **护理方面**

（1）生命体征监测：持续心电监护，关注患者血压、心率变化，血压控制在正常范围内，避免过高、过低或过度波动。

（2）警惕脑血管意外：弓部手术术后患者脑血管意外发生率高，每班密切关注患者神志是否清楚，语言表达能力是否正常，四肢活动有无障碍，感觉有无异常，护理人员需要细心评估，区分麻醉未完全清醒时的感觉运动障碍。

（3）警惕恶性心血管意外：关注患者心脏情况，监测心电图及心肌酶谱变化，准确记录24小时出入量。

（4）血运情况：患者腹股沟穿刺处加压包扎，密切关注患者穿刺点情况。因患者使用免疫抑制剂，可能会影响穿刺点愈合，定时观察穿刺点情况，切口敷料有无渗血、出血，穿刺点周围有无血肿、皮肤发绀情况，评估肢体的末梢血运情况，包括皮肤颜色、温度，足背动脉搏动情况，肢体水肿及疼痛，重视患者主诉，区分由于加压包扎引起的不适。

（5）观察有无出血倾向：密切观察颈部引流管引流量及性质，警惕切口出血，保持切口敷料清洁干燥。监测血常规、凝血功能，注意观察患者有无牙龈出血、皮肤紫癜、瘀斑以及穿刺部位或注射部位渗血，有无呕血及黑便等消化道出血症状，防止DIC和出血发生。

（6）呼吸道管理：患者穿刺处切口加压包扎期间严格卧床，应保持呼吸道通畅，促进患者有效咳嗽排痰，必要时可给予雾化吸入治疗，促进排痰，避免发生坠积性肺炎。

（7）皮肤护理：因患者术后需要穿刺侧肢体制动，活动受限，需要观察骶尾部皮肤情况，必要时可应用减压贴膜保护皮肤，防止压疮发生；观察穿刺点部位及绷带加压周围皮肤情况，防止压力性损伤，可应用减压贴膜保护皮肤，防止皮肤破损。定时协助患者轴线翻身，可使用软枕垫后背、下肢等。

七、术后随访

术后1个月、3个月、6个月、12个月定期随访，包括血管外科、风湿免疫科，血管外科方面主要警惕假性动脉瘤复发、腔内修复术后内漏、分支动脉再狭窄、其他部位再发假性动脉瘤等情况。风湿免疫科随诊贝赫切特综合征控制情况，并及时调整用药。患者术后3个月复查ESR 2mm/h，hs-CRP 0.48mg/L。头颈部CTA提示假性动脉瘤隔绝良好，无明显内漏，分支动脉血流通畅，无明显狭窄、闭塞（图2-15-17～图2-15-19）。

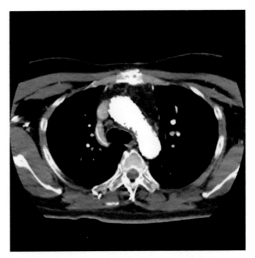

图2-15-17 术后复查CTA（轴位）

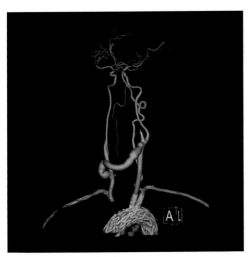

图2-15-18 术后复查CTA（主动脉弓重建）

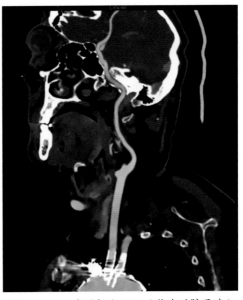

图2-15-19 术后复查CTA（分支动脉重建）

八、术后点评及相关指南文献解读

本例患者为一例特殊的无名动脉残端假性动脉瘤，既往开胸手术病史，且基础疾病为贝赫切特综合征，手术方式较为复杂，风险较高，以下仅就贝赫切特综合征、弓部分支重建、脑保护等方面做一简要讨论。

贝赫切特综合征为一种特殊类型的血管炎，可广泛累及肢体动静脉，在静脉多表现为血管内皮损伤继发的血栓形成；在动脉可表现为动脉血栓形成、血管闭塞，也可表现为假性动脉瘤形成。假性动脉瘤可以在贝赫切特综合征基础上自然发生，也可继发于外伤、医疗操作。对贝赫切特综合征血管受累者的治疗，首先在于原发病控制，需请风湿免疫科专科会诊，给予规范的激素及免疫抑制剂等相关治疗。如患者血管病程相对缓和，以原发病控制后再行手术治疗为宜；对病情急骤者，如假性动脉瘤破裂出血、急性肢体缺血等情况，则需急诊手术，同时尽快开始相应内科治疗。

对主动脉弓部病变，处理难度主要在于分支动脉重建及脑保护问题，目前重建方式包括"开窗"技术、"烟囱"技术以及分支支架技术等。开窗技术又分为体外开窗和原位开窗。原位开窗技术又可采用0.457mm导丝尾端、激光导管以及肝穿针等方式进行破膜。对于术中脑保护问题，常用方式为股－颈转流，复杂患者可以考虑体外膜肺氧合、体外循环等方式。此患者为一例特殊的手术后无名动脉残端假性动脉瘤，为降低内漏发生可能性并最大限度缩短"开窗"时间，进而降低脑血流阻断时间，采用肝穿针穿刺破膜的方式进行原位"开窗"。因其一侧髂动脉已闭塞，另一侧需作为支架入路，股－颈转流难以实现，故采用变通性的降主动脉至左侧颈总动脉转流；术中使用脑氧监测随时观察脑部血供；术后早期唤醒，观察有无脑梗死等表现。患者手术过程顺利，术后亦未发生脑梗死等并发症，随访情况良好，获得了较为满意的治疗效果。

总之，对于主动脉弓部分支病变，因部位特殊，既要考虑病变本身的处理，又要考虑弓上分支重建问题，充分理解每个病例特点和各种治疗措施的优劣，合理选择最合适的治疗方案，对于治疗效果的保证十分关键。

（医疗作者：宋希涛　陈跃鑫；护理作者：郭玉颖）

参 考 文 献

［1］OHKI T, MAEDA K, BABA T, et al. Early clinical outcomes of retrograde in situ branched stent grafting for complex aortic arch aneurysms［J］. J Vasc Surg, 2022, 75（3）: 803-811.

［2］LI Y, HE C, CHEN X, et al. Endovascular In Situ Fenestration Technique of Aortic Arch Pathology: A Systematic Review and Meta-Analysis［J］. Ann Vasc Surg, 2021, 76: 472-480.

［3］LUO M, FANG K, FAN B, et al. Midterm Results of Retrograde In Situ Needle Fenestration During Thoracic Endovascular Aortic Repair of Aortic Arch Pathologies［J］. J Endovasc Ther, 2021, 28（1）:

36-43.

[4] LI C, XU P, HUA Z, et al. Early and midterm outcomes of in situ laser fenestration during thoracic endo-vascular aortic repair for acute and subacute aortic arch diseases and analysis of its complications [J]. J Vasc Surg, 2020, 72（5）: 1524-1533.

附　录

当胸腹主动脉瘤修复术（1956年，Debakey ME）首次报道时，早期死亡率是惊人的50%。经过六十余年的尝试和探索，开放手术、腔内技术、杂交手术等新技术、新方法被不断应用和改进，在降低围术期死亡率和并发症率方面取得了稳步的进展。在这一过程中，外科医生一直在与缺血相关的并发症（截瘫、肾功能衰竭等）作斗争，如何最好地保护脊髓和肾脏仍然是我们探索的主要命题。今天，我们正处在主动脉修复技术前沿的尖端。本章节回顾了近30年TAAA的重要文献，希望读者了解并吸收前人的宝贵经验，以启发后续更多更高质量的临床研究和技术创新。

题目：经股动脉人工血管腔内移植治疗腹主动脉瘤

年份：1991

作者：Parodi JC，Palmaz JC，Barone HD.

杂志：Ann Vasc Surg

摘要：这项研究报告了在动物实验和初步临床试验中，在局部或区域麻醉下，通过逆行插管股总动脉，放置腔内支架锚定涤纶人工血管治疗腹主动脉瘤的可行性。实验表明，将球囊可膨胀支架缝合到管状针织涤纶移植物的部分重叠端时，会产生摩擦密封，将移植物的端部固定到血管壁上。通过这种方式隔绝动脉瘤，并允许正常血流通过移植腔。本文描述了5例有严重合并症患者的初步治疗。每位患者都有定制的球囊直径和涤纶移植物的直径和长度。术中使用标准支架，通过超声、CT和动脉造影确定支架移植物的直径。其中三例使用了头部支架，但未使用远端支架。另外两名患者使用三分之一的支架重叠将涤纶管状支架的两端连接到支架上。在后两种情况下，一旦到达动脉瘤的近端颈部，就取出鞘，用生理盐水/造影剂溶液对头部球囊进行充气。将导管朝着穿刺点入口处缓慢移除，以保持移植物的张力，第二个球囊充气以释放第二个支架。我们对这一早期经验感到鼓舞，但相信在这项技术得到广泛应用之前，还需要进一步的发展和更多的临床试验。

题目：1509例胸腹主动脉手术治疗体会

年份：1993

作者：Lars G. Svensson, MD, PhD, E. Stanley Crawford, MD, 1-Kenneth R. Hess, MS, Joseph S. Coselli，MD，and Hazim J. Sail，MD，Houston，Texas

杂志：Journal of Vascular Surgery

摘要：目的：本研究的目的是回顾性地确定与接受胸腹主动脉手术的患者的早期死亡和术后并发症相关的变量。方法：对1960年至1991年间接受1679次胸腹主动脉修复术的1509例患者的资料进行回顾性分析。中位年龄为66岁（范围1.5至86岁），276名（18%）患者存在主动脉夹层。首次修复的范围包括378例（25%）Ⅰ型（近端降主动脉至上腹主动脉）、

442例（29%）Ⅱ型（近端降主动脉至肾动脉下方）、343例（23%）Ⅲ型（远端降主动脉和腹主动脉）和346例（23%）Ⅳ型（大部分腹主动脉）。中位主动脉阻断时间为43分钟。结果：30年期间的30天生存率为92%（1386/1509）。在多变量分析中，与死亡相关的术前和手术变量包括（$P < 0.05$）年龄增加、术前肌酐水平、并发近端主动脉瘤、冠状动脉疾病、慢性肺病和主动脉钳夹时间。当术后变量也包括在逐步逻辑回归模型中时，心脏并发症、中风、肾衰竭和胃肠道出血变得显著（$P < 0.05$）。截瘫或截瘫的总发生率为16%（234/1509）。通过逐步逻辑回归分析，截瘫或截瘫发生的显着预测因素（$P < 0.05$）是主动脉阻断时间、主动脉修复范围、主动脉破裂、患者年龄、近端主动脉瘤和肾功能障碍史。肾衰竭（术后肌酐水平 > 3 mg/dl或透析）发生在18%（269/1509）的患者；9%（136/1509）需要透析。7%（101/1509）的患者出现胃肠道并发症。

结论：虽然存活率有所提高，但截瘫/截瘫和肾功能衰竭仍然是令人头疼的问题，需要进一步研究。

题目：远端主动脉灌注和脑脊液引流用于胸腹和降主动脉修复：十年器官保护

年份：2003

作者：Hazim J. Safi，MD，Charles C. Miller Ⅲ，PhD，Tam T. T. Huynh，MD，Anthony L. Estrera，MD，Eyal E. Porat，MD，Anders N. Winnerkvist，MD，Bradley S. Allen，MD，Heitham T. Hassoun，MD，and Frederick A. Moore，MD

杂志：Annals of Surgery

摘要：目的：报告我们在降主动脉和胸腹主动脉修复中使用脑脊液引流和远端主动脉灌注的经验的长期结果。摘要背景数据：通过传统的"钳夹即走"技术修复胸腹和胸主动脉瘤会导致几个主要器官系统出现大规模缺血性损伤。十年前，我们开始使用远端主动脉灌注和脑脊液引流（辅助手段）来减少终末器官缺血。方法：在1991年1月至2003年2月期间，我们进行了1004次胸腹或降胸修复。1004人中有741人（74%）使用了辅助手段。通过Cox回归分析了多变量数据。需要治疗的人数计算为风险差异的倒数。结果：在741人中有18人（2.4%）有直接神经功能缺损，在263人中有18人（6.8%）无（$P < 0.0009$）。在高危程度Ⅱ型动脉瘤中，167例中的11例（6.6%）有附加，38例中的11例（29%）没有。辅助治疗可提高长期生存率（$P < 0.002$）。在调整年龄、Ⅱ型动脉瘤和术前肾功能后，长期生存结果仍然存在。结论：长期使用辅料取得了良好的效果；总体而言，每20次使用辅助手段可节省大约1个神经功能缺损。在效果最大的Ⅱ型动脉瘤中，每5次使用可节省1次。辅助治疗也与长期生存有关，这与缺血性终末器官损伤的减轻是一致的。这些长期结果表明，脑脊液引流和远端主动脉灌注是降低胸腹主动脉修复术后发病率和死亡率的安全有效的辅助手段。

题目：象鼻技术：新的适应症和用途

年份：2004

作者：Svensson LG，Kim KH，Blackstone EH，Alster JM，McCarthy PM，Greenberg RK，Sabik JF，D'Agostino RS，Lytle BW，Cosgrove DM.

杂志：Ann Thorac Surg

背景：象鼻技术已在降主动脉和胸腹主动脉瘤中得到应用，本研究评估了其安全性、新的适应症以及二期手术对生存率的影响。方法：回顾1990年11月至2003年2月期间94例连续接受该手术的患者（年龄67±11岁，男性占47%）的资料。在94名患者中，83名（88.3%）患者将象鼻作为升主动脉和主动脉弓移植物的延伸植入，8名患者（8.5%）植入远端主动脉弓，3名患者（3.2%）植入左锁骨下动脉远端。主动脉夹层37例（39.4%），马凡综合征7例（7.4%），二次手术23例（24.5%）。在9例患者中，象鼻手术是辅助性的，为第二次手术做准备。15例患者完成了左锁骨下动脉和颈总动脉之间的吻合。36例（38.4%）行冠状动脉旁路移植术，55例（58.5%）行主动脉瓣手术。结果：有2例30天内早期住院死亡（2.1%），5例永久性卒中（5.3%）。11人在二期手术前死亡。47例（57%）接受二期手术；40例采用开胸手术，7例采用支架植入术，其中2例采用内脏旁路修复胸腹动脉瘤，4例早期死亡（8.5%）。无二期手术的5年生存率为34%，而有二期手术的3年生存率为75%。结论：象鼻技术具备安全性，应在降主动脉或胸腹主动脉修复之前，在首次心脏手术中更多地使用。

题目：降动脉瘤和胸腹动脉瘤修复分析：血管内和开放技术的比较

年份：2008

作者：Roy K. Greenberg，MD；Qingsheng Lu，MD；Eric E. Roselli，MD；Lars G. Svensson，MD，PhD；Michael C. Moon，MD；Adrian V. Hernandez，MD，MSc，PhD；Joseph Dowdall，MD；Marcelo Cury，MD；Catherine Francis，BS；Kathryn Pfaff，BS；Daniel G. Clair，MD；Kenneth Ouriel，MD；Bruce W. Lytle，MD

杂志：Circulation

摘要：背景：胸腹动脉瘤腔内修复术已被证实有较低的死亡率和脊髓缺血（SCI）风险，但很少有关于胸腹动脉瘤腔内修复的大型系列报道发表，而且缺乏与类似开放手术的准确比较。方法和结果：对2001年至2006年间选择腔内修复（ER）或外科修复（SR）治疗的胸腹动脉瘤患者进行分析。采用单变量分析评价修复技术与SCI的相关性。在多变量分析中，还对潜在混杂因素和接受ER或SR的倾向进行了调整。共纳入724名患者（352名ER，372名SR），平均年龄67岁，65%为男性。ER患者平均年龄大9岁（$P < 0.001$），有更多合并症，并且更经常进行远端修复（$P < 0.001$）或进行Ⅰ型或Ⅳ型修复。SR患者多为慢性夹层或需要Ⅱ型或Ⅲ型修复（$P < 0.001$）。30天（5.7% ER vs 8.3% SR，$P = 0.2$）和12个月（15.6%

ER vs 15.9% SR，$P = 0.9$）死亡率相似。修复技术之间SCI存在临界差异：4.3%的ER和7.5%的SR患者（$P = 0.08$）患有SCI。在ER患者中，在单变量分析中，先前的远端主动脉手术与SCI的发展相关（优势比4.1，95%可信区间1.4至11.7）。多变量分析表明，动脉瘤分型（Ⅰ、Ⅱ、Ⅲ或Ⅳ型）是ER和SR患者SCI发展的主要相关因素。结论：ER和SR技术在死亡率或SCI发生率方面无显著差异。与SCI相关性最强的因素仍然是动脉瘤分型。需要进一步的研究将ER与符合SR条件的患者进行比较。

题目：气囊锚定式主动脉瘤修复术的初步临床经验

年份：2011

作者：Donayre CE，Zarins CK，Krievins DK，Holden A，Hill A，Calderas C，Velez J，White RA.

杂志：Journal of Vascular Surgery

摘要：目的：目前所有的主动脉腔内移植物都依赖于近端和远端固定来防止移位，然而移位和破裂仍有可能发生，尤其是对于主动脉颈较短或成角或两者兼有的患者。我们介绍了一种新的囊锚定内假体的初步临床经验，用于在动脉瘤囊内锚定和密闭装置。方法：回顾了首次使用新型内支架治疗主动脉瘤的全球经验（Nellix Endovascular，Palo Alto，Califa）。内支架由双球囊可膨胀的内支架组成，内支架周围有聚合物填充的内袋，用于闭塞动脉瘤囊并保持内移植物的位置。回顾30天、6个月和12个月的临床结果和随访CT。结果：21例肾下主动脉瘤患者成功植入，动脉瘤直径5.7±0.7 cm（范围4.3～7.4 cm）。两名髂总动脉瘤患者接受了气囊锚定延长剂治疗，该延长剂保持了髂内动脉的通畅性。将71±37 mL聚合物（范围19～158 mL）注入主动脉内膜袋，所有患者均能完全隔绝动脉瘤。平均植入时间为76±35分钟，透视时间为33±17分钟，对比剂为180±81毫升；估计失血量为174±116 mL。一名患者在术后死亡（30天死亡率，4.8%），一名患者在10个月时死于非器械相关原因。平均随访8.7±3.1个月，中位数6.3个月，无晚期动脉瘤或装置相关不良事件，无二次手术。6个月和1年的CT显示，动脉瘤大小没有增加，装置没有移位，也没有新的内漏。一名患者在30天时出现有限的近端Ⅰ型内漏，60天时消失并保持密闭。一名患者在髂分叉附近存在远端Ⅰ型内漏，12个月时动脉瘤大小无变化。结论：这种新型囊内锚定假体的初步临床经验是有希望的，成功地隔绝了动脉瘤，短期效果良好。这种新的设备平台有可能解决现有内移植物的解剖限制和局限性。还需要随访期更长的进一步的研究。

题目：杂交技术治疗胸腹主动脉病变

年份：2011

作者：Moulakakis KG，Mylonas SN，Avgerinos ED，Kakisis JD，Brunkwall J，Liapis CD.

杂志：Circulation

摘要：背景：许多使用杂交去分支策略治疗胸腹主动脉病变的作者报告了令人失望的结果，最初对该技术的热情已被批评和模棱两可所取代。本荟萃分析研究的目的是评估该技术在胸腹主动脉瘤或其他主动脉病变患者中的安全性和有效性。方法和结果：对所有描述杂交技术的文章进行多重电子搜索。分别对技术成功率、内脏移植物通畅率、脊髓缺血症状、肾功能不全和其他并发症以及30天/住院死亡率进行荟萃分析。分析了19份出版物，共507名患者。主要技术成功率和内脏移植通畅率的合并估计值分别为96.2%（95%CI，93.5% ～ 98.2%）和96.5%（95%CI，95.2% ～ 97.8%）。整体脊髓缺血症状的合并率为7.5%（95%CI，5.0% ～ 11.0%）；而对于不可逆性截瘫，合并率为4.5%（95%CI，2.5% ～ 7.0%）。肾功能衰竭的合并估计值为8.8%（95%CI，3.9% ～ 15.5%）。合并30天/住院死亡率为12.8%（95%CI，8.6% ～ 17.0%）。在平均34.5（95%CI，31.5 ～ 37.5）个月的随访期间，111名患者（22.7%）共发现119例内漏。结论：对于手术条件较差的患者，通过杂交技术修复胸腹病变仍然与显著的发病率和死亡率相关。未来的研究可能证实这项技术是否可以改进。

题目：使用袖状分支支架技术进行胸腹主动脉瘤腔内修复的疗效和持久性

年份：2012

作者：Linda M. Reilly，MD，a Joseph H. Rapp，MD，b S. Marlene Grenon，MD，b Jade S. Hiramoto，MD，a Julia Sobel，BS，a and Timothy A. M. Chuter，DM，a San Francisco，Calif

杂志：Journal of Vascular Surgery

目的：本研究使用统一的手术技术确定了多分支血管内胸腹腔（TAAA）和肾旁主动脉瘤（PRAA）修复的早期和中期结果。方法：81名患者（平均年龄73±8岁，19名［23.5%］女性）在一项前瞻性试验中接受了血管内TAAA修复，该试验使用自扩张覆膜支架将轴向、尾部导向的袖带连接到目标主动脉分支。平均动脉瘤直径为67±10 mm。39个TAAA(48.1%)为Crawford Ⅱ、Ⅲ或Ⅴ型；42（51.9%）为Ⅳ型或肾旁型。进行了33次手术（40.7%）。主动脉组件的插入方法是股骨，分支组件的插入方法是肱骨。在1、6和12个月以及此后每年进行一次随访评估。结果：所有设备（n＝81）和分支（n＝306）均已成功插入和部署，没有转换为开放式修复。总死亡率为6.2%（n＝5），包括3例围手术期（3.7%）和2例晚期治疗相关死亡（2.5%）。3例患者（3.7%）发生永久性截瘫,16例（19.8%）发生一过性截瘫/截瘫。4名患者（4.9%）需要术后透析，3名永久性透析，1名暂时性透析。女性占截瘫的67%，围手术期透析的75%，围手术期或治疗相关死亡的60%。在平均21.2个月的随访期间，没有动脉瘤破裂，但有4例（4.9%）增大：2例治疗成功，1例治疗失败，1例未治疗。未出现迟发性脊髓缺血症状。在随访期间开始透析的5名患者中，有2名是肾分支阻塞所致。16个分支闭塞（9个肾动脉、2个腹腔动脉）或出现狭窄（4个肾动脉、1个肠系膜上动脉），需要支架置入术。初级通畅率为94.8%，初级辅助通畅率为95.1%。32名患者（39.5%）接受了42次再干预。在25例早期再干预（＜45天）中，10例用于治疗通路或插入并发症，5例用于内漏。在17例晚期再干预中，8例用于内漏，5例用于分支狭窄/闭塞。随访期间，两名患者出现新的内漏。总体而言，81名患者中有73名（90.1%）接受了治疗，没有与手术相关的死亡、透析、瘫痪、动脉瘤破裂或转为开放修复。结论：使用袖带分支支架的腔内TAAA/PRAA修复在中期是安全、有效和持久的。最常见的晚期衰竭形式，肾动脉闭塞，很少有临床意义的后果（透析）。女性预后更差的趋势需要进一步研究。

题目：慢性B型夹层的胸腹主动脉瘤修复长期结果

年份：2014

作者：Mohamad Bashir1，Matthew Shaw2，Matthew Fok1，Deborah Harrington1，Mark Field1，Manoj Kuduvalli1，Aung Oo1

杂志：Ann Cardiothorac Surg

摘要：简介：慢性主动脉夹层的开放修复仍然是一个具有挑战性的手术选择。不同的中心报告了与慢性B型夹层的胸腹主动脉瘤修复（TAAAR）有关的不同经验和结果。我们强调我们中心在已发表文献和当前证据的背景下的经验和结果。方法：我们回顾了1998年10月至2014年2月期间进行的214例开放式TAAAR。其中，62例（29.0%）患者存在慢性B型夹层。我们根据人口统计学、手术特征和结果对这些患者进行了审查。13名（21.0%）患者接受了胸降主动脉［类别A＝2（3.2%），B＝0（0%），C＝11（17.7%）］和49（79.0%）例胸腹主动脉手术［Crawford范围Ⅰ＝5（8.1%），范围Ⅱ＝39（62.9%），范围Ⅲ＝4（6.5%），范围Ⅳ＝1（1.6%）］。12名（19.4%）患者使用了左心搭桥术。结果：在28次（45.2%）手术后发生了复合住院终点、不良结果——定义为手术死亡、出院时需要透析的肾功能衰竭、中风或永久性截瘫或截瘫。有14人（22.6%）手术死亡。43名择期患者中有7名（16.3%）住院死亡率，19名非择期患者中有7名（36.8%）。2例（3.2%）后发生永久性截瘫或截瘫，7例（11.3%）后发生中风，16例（25.8%）后发生需要透析的肾功能衰竭。平均随访时间为3.2年，精算5年死亡率为27.4%［9名（14.5%）择期患者和8名（12.9%）非择期患者］。结论：慢性B型夹层中的TAAAR具有早期不良后果的重大风险。如果案件针对专门的区域和超区域中心，结果可以很好地缓解。尽管血管内方法的死亡率和发病率相对较低，但缺乏有关其使用的长期数据和指南。胸腹主动脉瘤和夹层的管理需要一个多学科的国际注册机构。这将为相关的临床和手术判断和结果提供一定程度的指导。

题目：24年开放式胸腹修复术中的器官保护

年份：2015

作者：Anthony L. Estrera，MD，Harleen K. Sandhu，MD，MPH，Kristofer M. Charlton-Ouw，MD，Rana O. Afifi，MD，Ali Azizzadeh，MD，Charles C. Miller Ⅲ，PhD，and Hazim J. Safi，MD

杂志：Annals of Surgery

摘要：简介：胸腹主动脉瘤（TAAA）仍然是一个具有挑战性的问题。我们试图检查我们在24年期间进行胸和胸腹主动脉修复的经验。方法：在前瞻性数据库中收集患者信息并进行回顾性分析。进行了单变量和多变量分析。结果：在1991年1月至2014年12月期间，我们在1795名患者中修复了1896例降胸（DTAA）或TAAA。平均年龄为64.2±13.8，其中702（37%）为女性。在1896次手术中，646次（34.1%）为DTAA，316次（16.7%）TAAA范围Ⅰ，310（16.4%）TAAA范围Ⅱ，187（9.9%）TAAA范围Ⅲ，348（18.4%）TAAA范围Ⅳ和112（5.9%）TAAA范围Ⅴ. 78.4%使用了辅助［脑脊液引流（CSFD）＋远端主动脉灌注（DAP）］。平均术前肾小球滤过率（GFR）为75.1×14.9 mL/min/1.73 m^2。461例（24.3%）发生肾功能不全。79人（4.2%）发生即时神经缺陷（IND），104人（5.5%）发生延迟。其中，47/104（45%）通过出院康复。术后卒中为95/1896（5%）。早期死亡率为302/1896（15.9%）。$GFR > 95.3$的死亡率为28/457（6.1%），$GFR < 48.3$的死亡率为131/432（30.3%）（$P < 0.0001$）。早期死亡率的预测因素是年龄（$P < 0.02$）、GFR（$P < 0.0001$）、TAAA2或3（$P = 0.001$）、冠状动脉疾病（$P = 0.001$）和紧急情况（$P < 0.0001$）。结论：开放式DTAA和TAAA修复可以在可接受的早期和晚期结果中进行。本研究提供了关于开放修复的重要早期和长期数据，可以更好地对DTAA和TAAA患者进行风险分层。现在可以针对高风险亚组进行腔内技术。

题目：3309例胸腹主动脉瘤修复结局

年份：2016

作者：Joseph S. Coselli，MD，Scott A. LeMaire，MD，Ourania Preventza，MD，Kim I. de la Cruz，MD，Denton A. Cooley，MD，Matt D. Price，MS，Alan P. Stolz，MEd，Susan Y. Green，MPH，Courtney N. Arredondo，MSPH，Todd K. Rosengart，MD

杂志：Journal of Thoracic and Cardiovascular Surgery

摘要：目标：自E. Stanley Crawford开创性时代以来，我们的胸腹主动脉瘤（TAAA）修复多模式策略已经发展。我们描述了我们近3年关于3309 TAAA修复的单次实践经验，并确定了早期死亡和其他不良术后结果的预测因素。方法：我们分析了从患者（2043名男性；中位年龄，67［59～73］岁）获得的回顾性（1986～2006）和前瞻性数据（2006～2014），这些患者接受了914 Crawford范围Ⅰ、1066范围Ⅱ、660范围Ⅲ，以及669例Ⅳ TAAA修复，其中723例（21.8%）是非选择性的。进行修复以治疗退行性动脉瘤（64.2%）或主动脉夹层（35.8%）。检查的结果包括手术死亡（即，30天或院内死亡）和永久性中风、截瘫、截瘫和需要透析的肾功能衰竭，以及不良事件，这些结果的复合。结果：手术死亡249人（7.5%）。永久性截瘫和截瘫分别发生在97例（2.9%）和81例（2.4%）修复后。在189例（5.7%）永久性肾功能衰竭患者中，107例在医院死亡。永久性中风相对少见（$n=74$；2.2%）。复合不良事件的发生率（$n=478$；14.4%）在Ⅱ区修复后最高（$n=203$；19.0%），在Ⅳ区修复后最低（$n=67$；10.2%；$P<.0001$）。预计术后1年生存率为83.5%±0.7%，5年为63.6%±0.9%，10年为36.8%±1.0%，15年为18.3%±0.9%。结论：修复TAAA存在很大风险，尤其是在整个胸腹主动脉（Ⅱ区）被替换时。尽管如此，我们的数据表明，在经验丰富的中心进行TAAA修复可以产生可观的结果。

题目：肾动脉方向影响血管内胸腹主动脉瘤修复的肾脏结局

年份：2018

作者：Enrico Gallitto*，Gianluca Faggioli，Rodolfo Pini，Chiara Mascoli，Stefano Ancetti，Mohammad Abualhin，Andrea Stella，Mauro Gargiulo

杂志：Eur J Vasc Endovasc Surg

摘要：目的：评估肾动脉（RA）解剖对胸腹主动脉瘤（TAAA）的有孔分支内移植物（FB-EVAR）肾脏结果的影响。方法：前瞻性收集2010年至2016年间所有接受FB-EVAR治疗TAAA的患者。对解剖、手术和术后数据进行了回顾性分析。通过专用软件（3Mensio）对RA解剖结构进行体积绘制、多平面和中心线重建评估。评估了内脏旁主动脉的RA直径、长度、开口狭窄/钙化、方向和主动脉角。RA方向分为四种类型：A（水平）、B（向上）、C（向下）、D（向下＋向上）。考虑通过开窗或分支进行RA血运重建。评估了RA无法插管和支架置入（RA丢失）、早期RA闭塞（三个月内）和复合RA事件（RA丢失、术中RA病变、RA相关的再干预、RA闭塞中的一个）。结果：73名患者（男性77%；年龄73±6岁）有39名（53%）Ⅰ、Ⅱ、Ⅲ型和34名（47%）Ⅳ型TAAA，接受了FB-EVAR，共128次RA．平均RA直径和长度分别为6±1 mm和43±12 mm。A、B、C和D型方向分别为51（40%）、18（14%）、48（36%）和11（10%）RA。14例（19%）的内脏旁主动脉成角＞45°。分别在20（16%）和16（13%）例RA中检测到开口狭窄和钙化。分支和开窗分别用于43个（34%）和85个（66%）RA。有4个（3%）术中RA病变（2个破裂，2个夹层）。由于无法置管和支架置入术，10个（8%）RA在术中丢失。在单变量分析中，B型RA方向（$P=.001$；OR 13.2；95% CI 3.2～53.6），内脏旁主动脉角＞45°（$P=.02$；OR 4.9；95% CI 1.3～18.5）和分支（$P=.003$；OR 9.0；95% CI 1.9～46.9）是术中RA丢失的危险因素；C型RA方向是一个保护因素（$p=.02$；OR 0.1；95% CI 0.01～0.9）。在多变量分析中，B型RA方向（$P=.03$；OR 5.9；95% CI 1.1～31.1）和分支（$P=.03$；OR 7.3；95% CI 1.1～47.9）是术中的独立危险因素RA损失。14名患者术后肾功能恶化（＞基线的30%）。平均随访时间为19±12个月。3

名患者发生了4次（3%）早期RA闭塞（2名单肾患者需要永久血液透析）。D型RA方向（P=.00；RR 17.8；8.6～37.0）和分支（P=.004；RR 3.2；2.4e4.1）是单变量分析中早期RA闭塞的危险因素。5名患者（7%）需要早期RA相关的再干预（再通＋重新衬里3；支架移植物延伸1；实质栓塞1）。随访期间未报告晚期RA闭塞或重新干预。17例（13%）病例发生复合RA事件。B型（P=.05；OR 3.9；95% CI 1.1～15.7）或D（P=.006；OR 10.9；95% CI 2.3～50.8）RA方向和分支（P=.006；OR 5.7；95% CI 1.6～20.3）是多变量分析中复合RA事件的独立预测因子。结论：肾动脉方向显着影响FB-EVAR对TAAA的早期RA结果。术中RA丢失由B型RA方向和分支预测，而早期RA闭塞由D型方向和分支预测。目前的数据表明，在TAAA中，开窗应该是B型和D型RA方向肾脏血运重建的首选。

题目：开放手术胸腹主动脉瘤修复：海德堡经验

年份：2018

作者：Sabreen Mkalaluh，MD，Marcin Szczechowicz，MD，Bashar Dib，MD，Alexander Weymann，MD，PhD，Gabor Szabo，MD，PhD，and Matthias Karck，MD，PhD

杂志：Journal of Thoracic and Cardiovascular Surgery

摘要：目的：胸腹主动脉瘤的开放手术修复仍然是一种重要的治疗选择，并且仍然具有挑战性。本研究的目的是调查在当代非高容量中心集体中开放修复胸腹主动脉瘤后的结果。方法：2007年8月至2017年4月，共收治38例胸腹主动脉瘤手术患者。患者合并主动脉瘤合并慢性主动脉夹层。大多数患者之前已经接受过主动脉介入治疗。结果：平均年龄为54.4±13.4岁（范围为29～72.5岁），22名患者（57.9%）为女性。最常见的是，患者（57.9%）出现Crawford Ⅱ型动脉瘤。平均体外循环时间为159±65分钟。手术死亡率为10.5%（n=4）。截瘫率和卒中发生率为7.9%（n=3）。术后，4名患者（10.5%）需要临时血液透析。4名患者（10.5%）因出血而需要重新探查。4名患者（10.5%）出现脓毒症。术前肾功能不全被确定为死亡率的预测因子。患者在中位住院时间为21.5天后出院。1年生存率为83%。结论：尽管开放式胸腹主动脉修复术具有侵入性和重大并发症的显着风险，但手术修复可以在非高容量中心完成，并获得可接受的结果。

题目：胸腹和肾旁主动脉瘤多分支血管内修复术的长期耐久性

年份：2019

作者：Joy Walker，MD，Smita Kaushik，BS，Megan Hoffman，BS，Warren Gasper，MD，Jade Hiramoto，MD，Linda Reilly，MD，and Timothy Chuter，MD，San Francisco，Calif

杂志：Journal of Vascular Surgery

摘要：目的：本研究的目的是通过检查晚期（超过30天）并发症的发生率来评估多分支

血管内修复胸腹主动脉瘤（TAAAs）和肾旁主动脉瘤的持久性。方法：146例患者接受支架移植血管内TAAA修复术，共有538个尾侧自扩支。4例患者在围手术期死亡并被排除，剩下142例患者（平均年龄73 6 8岁；35名［24.7%］女性）。随访包括1个月、6个月和12个月以及之后每年的临床检查和CT血管造影。结果：平均动脉瘤直径为67 6 9 mm。67个TAAA（47.2%）为Crawford Ⅰ、Ⅱ、Ⅲ或Ⅴ型；75（52.8%）为Ⅳ型或肾旁型。3名患者（2.1%）在术后30天以上死于围手术期并发症。在36个月（628个月）的平均随访期间，有4例额外的动脉瘤相关死亡：1例（0.7%）由于存在无法治疗的Ⅰ型内漏的动脉瘤破裂，1例（0.7%）是在转换后支架移植感染开放修复，1例（0.7%）肠系膜上动脉和腹腔分支闭塞，1例（0.7%）双侧肾分支闭塞。支架移植物感染增加了1次开放转换（0.7%）。19例（13.3%）患者因晚期并发症接受了20次再介入治疗，其中肾分支闭塞或狭窄11例（7.7%），肠系膜分支狭窄1例（0.7%），移植肢体闭塞4例（2.8%），移植肢体闭塞1例（2.8%）。ⅠB型内漏（远端支架移植物迁移）为0.7%，Ⅲ型内漏（织物侵蚀）为1（0.7%）；2例（1.4%）为支架移植物感染进行了开放转换。没有晚期ⅠA型内漏。通过Kaplan-Meier分析，5年时无动脉瘤相关死亡的率为91.1%，无动脉瘤相关死亡或再次干预的率为76.8%。49.1%的5年总生存率反映了心肺合并症的高发生率。尽管肾分支阻塞（256个肾分支中的23个阻塞［8.9%］）是最常见的晚期并发症，但只有5名患者需要永久透析。结论：使用袖式分支支架技术对TAAA和肾旁主动脉瘤进行腔内修复是安全、有效且长期耐用的。

题目：接受血管内胸腹主动脉瘤修复术的女性在术前和术后与男性有显着差异

年份：2019

作者：Miranda Witheford, MD, PhD, FRSCS, a Debra S. T. Chong, MBBS, PhD, FRCSC, a, b Teresa Martin-Gonzalez, MD, PhD, a Katrien Van Calster, MD, c Meryl Davis, MBBS, FRCS, a Anna Prent, MD, a Stephan Haulon, MD, PhD, d and Tara M. Mastracci, MD, MSc, FRCSC, FACS, FRCS, a, b London, United Kingdom；and Lille and Paris, France

杂志：Journal of Vascular Surgery

摘要：目的：主动脉瘤疾病管理的合理方法依赖于权衡动脉瘤破裂的风险与手术修复的并发症和持久性。在男性中，对肾下主动脉瘤疾病及其血管内治疗的开创性研究可以为手术的时机和方式提供合理的论据，然后将其外推至胸腹主动脉瘤（TAAAs）的治疗。相比之下，对女性TAAA病的自然史及其对治疗的反应的评价较少。方法：我们使用了女性、所有男性和匹配男性的回顾性队列设计，适合在两个大型主动脉中心进行复杂的血管内胸腹动脉瘤修复。我们控制了术前解剖和合并症的差异，并评估了技术成功、术后肾功能不全、脊髓缺血和早期死亡率。在随访中重新评估了女性和匹配的男性的长期持久性和生存率。结果：我们评估了接受复杂血管内主动脉重建术的女性和所有男性，我们证明这些组在干预前在合并症、动脉瘤范围和动脉瘤大小方面是不同的；女性患近端Crawford 1、2和3级动脉瘤的比例较高。将男性和女性的人口统计学和解剖学差异进行匹配后，我们发现与匹配的男性（6%）相比，接受血管内胸腹动脉瘤修复的女性（16%）的围手术期死亡率持续升高；然而，在3年的随访中，两组的生存率相同。此外，与匹配的男性相比，女性对动脉瘤排除表现出更有利的解剖学反应，具有良好的耐久性和更大的动脉瘤囊消退。结论：在动脉瘤范围和合并症方面，患有TAAA疾病的女性和无与伦比的男性在术前存在差异。控制这些差异，在复杂的血管内动脉瘤修复后，与匹配的男性相比，女性的早期死亡率增加。这些观察结果支持对接受血管内胸腹动脉瘤治疗的女性进行仔细的风险分层，与女性良好的长期生存率和血管内动脉瘤修复的持久性相平衡。

题目：在单一机构对开窗和平行分支内移植物治疗近肾、肾上和胸腹动脉瘤的两年评估

年份：2020

作者：Mohsen Bannazadeh，MD，William E. Beckerman，MD，Adam H. Korayem，MD，PhD，and James F. McKinsey，MD，New York，NY

杂志：Journal of Vascular Surgery

摘要：目的：尽管最近有许多关键性和小规模试验，但在没有达成共识的最佳实践的情况下，真实世界的近肾动脉瘤（JRA）、肾上动脉瘤（SRA）和胸腹主动脉瘤（TAAA）的血管内治疗仍然具有挑战性。本研究评估了复杂主动脉瘤修复中开窗和平行内移植物的死亡率、移植物通畅性、肾功能、并发症和再干预率。方法：这项回顾性回顾了从2014年8月到2017年3月在一个高容量机构接受复杂血管内修复的连续纳入的JRA、SRA或TAAA患者。治疗方式是由外科医生根据患者的解剖结构和修复的紧迫性做出的决定。分析了患者的人口统计资料、医院病程和包括影像学在内的随访。排除了破裂的动脉瘤。使用Kaplan-Meier方法和对数秩检验确定存活率和结果。结果：进行了70次复杂的血管内主动脉修复；38例TAAA患者接受了通气管/夹心平行内移植物（21条腹腔动脉、28条肠系膜上动脉、58条肾动脉）治疗，32例JRA/SRA患者接受了开窗血管内动脉瘤修复术（FEVAR）治疗，总共94例开窗术（2处腹腔动脉、30 SMA、62肾）。患者平均年龄为74.8 6 10.0岁。60%为男性，平均主动脉瘤直径为6.0 6 1.4 cm。FEVAR的围手术期死亡率为3.1%（1/32），而平行内皮移植的围手术期死亡率为2.6%（1/38）（$P = .9$）。FEVAR组的全因再干预率为15.6%（5/32），平行内移植组为23.6%（9/38；$P = .4$）。FEVAR的每个分支内移植物的分支再介入率为4.3%（4/94；2例肾支架闭塞，1例结肠缺血，再介入时未发现技术问题，1例肾周血肿），而平行内移植物为3.7%（4/107；2肾和1个腹腔支架血栓形成，以及1个肾支架扭结；$P = .41$）。FEVAR（2/94）的内移植分支血栓形成率为2.1%，平行内移植为2.7%（3/109；$P = .77$）。在

FEVAR中，5名患者（2名Ⅰ型、2名Ⅲ型和1名排水沟内漏；13.1%）因内漏而进行了再干预，在FEVAR中使用平行移植物与没有内漏再干预。FEVAR组24个月时的总生存率和无动脉瘤相关死亡率分别为78%和96.9%，而平行内移植组分别为73%和93.4%（$P=.8$和$P=.6$）。中位随访时间为12个月（范围1～32个月）。结论：在JRA、SRA和TAAA的血管内治疗中，平行和有孔内移植物具有可接受且可比较的死亡率和通畅率。这项研究重申，尽管经常治疗更紧急的患者和无法用FEVAR治疗的更复杂的解剖结构，但平行内移植物是用于复杂主动脉瘤疾病的有孔装置的安全且可行的替代方案。

题目：1114例Ⅱ型胸腹主动脉瘤开放修复后的脊髓损伤

年份：2020

作者：Joseph S. Coselli，MD，a，b，c，d Susan Y. Green，MPH，a，e Matt D. Price，MS，RHIA，a，e Qianzi Zhang，MPH，e Ourania Preventza，MD，a，b，c，d Kim I. de la Cruz，MD，a，b，c，d Richard Whitlock，MD，f Hiruni S. Amarasekara，MS，a，e Sandra J. Woodside，BA，a，e Andre Perez-Orozco，BS，g and Scott A. LeMaire，MD"

杂志：Journal of Thoracic and Cardiovascular Surgery

摘要：目的：Crawford Ⅱ型修复是最广泛的胸腹主动脉瘤手术，术后脊髓缺损的风险最大。我们试图检查开放Ⅱ型胸腹主动脉瘤修复后的脊髓缺损，以确定最严重类型的预测因素：持续性截瘫或截瘫。方法：我们纳入了1991年至2017年进行的1114例Ⅱ型胸腹主动脉瘤修复术。肋间/腰动脉再附着（$n=959$，86.1%）和脑脊液引流（$n=698$，62.7%）用于降低术后风险脊髓缺损。我们使用单变量和多变量分析来检查脊髓损伤并确定持续性截瘫或截瘫的预测因子，定义为早死或出院时出现截瘫或截瘫。结果：151（13.6%）次修复后出现脊髓损伤：86（7.7%）例持续性截瘫或截瘫（51例截瘫；35例截瘫）和65（6.1%）例短暂性截瘫或截瘫。脊髓缺损患者年龄较大（中位数68岁 vs 65岁，$P<.001$），破裂次数较多（6.6% vs 2.2%，$P=.002$）和紧急/紧急修复（25.2% vs 16.9%，$P=.01$）比那些没有。47名患者（4.2%）立即出现持续性截瘫或截瘫，39名患者（3.5%）延迟出现。紧急/紧急修复（相对风险比，2.31；$P=.002$）、冠状动脉疾病（相对风险比，1.80，$P=.01$）和慢性症状（相对风险比，1.76，$P=.02$）独立预测持续性截瘫或截瘫。重新连接肋间/腰动脉（相对风险比，0.38，$P<.001$）和遗传性疾病（相对风险比，0.36，$P=.01$）具有保护作用。持续性截瘫或下肢轻瘫患者的早期和晚期生存率低于无持续性截瘫患者。结论：Ⅱ型胸腹主动脉瘤修复术后的脊髓功能障碍仍然值得关注；持续性截瘫或截瘫患者的生存率较差。脊髓缺损和持续性截瘫或截瘫的复杂性值得进一步研究。

题目：壁血栓和年龄的结合提高了分支腔内修复后全因死亡率的识别

年份：2020

作者：Ryan J. Patrick，Stephen Gent，PhD，Taylor Suess，MS，Valerie Bares，PhD，Angela Vandenhull，Katie Pohlson，Kelly Steffens，MD，Patrick Kelly，MD

杂志：Journal of Vascular Surgery

摘要：简介：胸腹主动脉瘤腔内修复术（TAAA）的住院死亡率和30天死亡率比开放手术有显著改善，尽管我们在一年内没有看到显著差异。我们评估了这样一个假设，即主动脉内更大的附壁血栓比率可以作为术后死亡率的指标。方法：评估2012年至2019年间来自单个中心接受内脱支术的100名连续患者的附壁血栓比率和术前合并症。逻辑回归、生存分析和决策树方法被用来检查每个变量与一年内死亡的关联。结果：在分析时，73名受试者有一年的结果和足够的影像学来评估参数。一年时，所有受试者的总生存率为71.2%（21人死亡，52人幸存）。对于具有良好附壁血栓比率的患者（$n = 36$），总的一年生存率为86.1%（5人死亡，31人存活）。具有不利附壁血栓比率的受试者（$n = 37$），总体1年生存率为56.8%（16人死亡，21人幸存）。在具有不利附壁血栓率的受试者之间唯一具有统计学意义的术前死亡率因素是患者的年龄。>75岁且附壁血栓比率不利的受试者的存活率为90%（1人死亡，9人存活），而<75岁且附壁血栓比率不利的受试者的存活率仅为44.4%（15人死亡，12人存活）。结论：本研究检查了患者的附壁血栓率是否可能是一年生存率的指标。这些发现表明，患者主动脉壁血栓比率和年龄的结合可以作为其潜在心脏储备的术前指标。由于在进行主动脉修复之前对广泛的主动脉支架移植的生理反应，识别出心脏储备低且适合处理增加的心脏需求的患者，可以修改术前患者咨询和术后护理指南，以更好地治疗该患者人口。

题目：一种用于修复肾旁、内脏旁、Crawford Ⅳ型胸腹主动脉瘤、翻修动脉瘤的新型医生组装的内移植物

年份：2020

作者：Benjamin D. Jorgensen，MD，a Mathew Malek，MD，a Angela VandenHull，RVT，b Tyler Remund，PhD，b Khang-Christopher Truong，BS，b Katie Pohlson，BS，b and Patrick W. Kelly，MD，c Sioux Falls，Sdak

杂志：Journal of Vascular Surgery

摘要：目的：在本研究中，我们回顾了使用研究性单一歧管（UM）支架移植系统（Sanford Health，Sioux Falls SDak）修复Crawford Ⅳ型、肾旁、内脏旁、肾旁和短颈肾下动脉瘤（<10 mm）的30天和1年临床结果。方法：本研究是一项单中心、多组、前瞻性回顾，对前44名使用医师修改的UM进行Crawford Ⅳ型、肾旁、肾旁和短颈肾下动脉瘤（<10 mm）修复的患者进行了回顾。根据医生赞助的研究设备豁免。主要终点是30天时无主要不

良事件，包括全因死亡率、心肌梗死、中风、截瘫、肠缺血、呼吸衰竭和肾衰竭。结果：所有44名患者（100%）均取得了技术成功，其中大部分患者曾接受过主动脉修复术（44名患者中的20名；45.5%）。所有预期的170条内脏血管（100%）均已成功插管和支架移植。没有记录到截瘫或院内死亡事件。一名患者死于动脉瘤相关的缺血性卒中（2.3%）。短暂的非临床显着脊髓缺血的发生率为4.5%。在最后一次随访中，由于血栓事件导致分支通畅，需要再次干预。在170个桥接覆膜支架中，169个通过平均8.8个月的随访（范围，0～36个月）保持专利。研究设备中未发生Ⅰ型或Ⅲ型内漏、迁移或组件分离。结论：使用UM的早期和中期结果表明，它可能是修复Crawford Ⅳ型、肾旁、内脏旁、肾旁和短颈肾下动脉瘤（＜10mm）的可行选择，而不会使患者暴露于开放性胸腹主动脉瘤修复导致永久性脊髓缺血、肾功能衰竭、内脏血管缺血或动脉瘤相关死亡率的风险增加。高技术成功率支持将该装置用作血管内动脉瘤修复失败或先前主动脉修复后疾病近端扩展的救助技术。然而，经验是有限的，这种方法需要进一步研究才能被广泛采用。

题目：降主动脉瘤、胸腹主动脉瘤修复术后长期生存率

年份：2021

作者：Mitri K. Khoury，MD，a Charles Acher，MD，a Martha M. Wynn，MD，b and Charles W. Acher，MD，a Madison，Wisc

杂志：Journal of Vascular Surgery

摘要：目标：降主动脉瘤（dTAA）或胸腹主动脉瘤（TAAA）患者通常有多种内科合并症。那些被认为可以接受干预的患者会经历复杂的修复，并具有良好的早期结果。本研究的目的是确定随时间推移与死亡率相关的变量。方法：这是对1983年至2015年在我们机构前瞻性维护的数据库的回顾性审查。如果患者接受了dTAA或TAAA的开放或血管内修复，则纳入研究。如果患者因创伤性横断而受到干预，则被排除在外。该研究的主要结果是长期生存。次要结局包括主动脉相关死亡率。我们有所有患者的死亡率和生存数据。结果：共有946名患者符合我们的研究标准，中位随访时间为102.8个月（四分位距［IQR］，58.9～148.2个月）。该队列的中位年龄为71岁（IQR，63～77岁），大多数患者为男性（58.1%）。TAAA病理程度如下：Ⅰ型（14.2%）、Ⅱ型（21.2%）、Ⅲ型（17.1%）、Ⅳ型（26.2%）和dTAA（21.2%）。共有147名患者（15.5%）曾进行过解剖。动脉瘤的中位直径为6.4厘米（IQR，6.0～7.0厘米）。在研究期间，共有158名患者（16.7%）接受了血管内修复。随着时间的推移，与死亡率相关的变量包括年龄、手术时代、急性病理学、解剖、术前肌酐和Ⅳ型TAAA。此外，在术后期间出现以下并发症与随时间推移的死亡率相关：神经、心脏和肺部并发症。在研究期间，主动脉相关死亡率为2.1%（n＝20）。与开放修复相比，因急性病接受血管内修复的患者具有更好的长期生存率。然而，对于非急性病例，开放式和血管

内修复的长期生存率没有差异。此外，更现代的修复与提高生存率有关。结论：TAAAs可以修复，围手术期死亡率合理。一旦患者接受动脉瘤修复，主动脉相关死亡率仍然很低。血管内治疗的增加极大地改变了dTAA和TAAA患者的管理。此外，血管内修复与降低围手术期死亡率和显着提高急性患者的长期生存率有关。接受TAAA修复的患者通常被认为是高风险的，因此需要进行广泛的长期随访以管理其合并症和并发症，因为这些是随着时间推移导致死亡率的主要因素。

后　记

　　每一次写书都是一个困难而享受的过程，恰如每一例胸腹主动脉瘤的腔内治疗都是对手术团队合作的挑战，图书编写工作则是对整个科室协作能力的挑战和检验。由北京协和医院血管外科团队编写的《主动脉介入治疗实战病例解析》一书于2021年出版后，受到广泛关注，如今我们将过去一年新收治的胸腹主动脉病变腔内治疗病例再次进行了总结并编纂成书，以飨读者。这个过程既是对团队向心力、动员能力的检阅，也是对以病历为传家宝的"协和三宝"之一进行回溯性总结。这对于科室的每一位参与者都是难能可贵的经验。

　　胸腹主动脉瘤的腔内治疗，是每一家大型医院血管外科的关注重点和难点，本书总结的15例病例，数量上看似不多，但通过每个病例不同的病因、术前药物准备、术前测量准备和术中精心手术，以及术后密切观察随访的分析，展现出这些成功的来之不易，也可以看到其中经过的坎坎坷坷。我们并不怯于展示不足，我们也愿意通过不足来展示TAAA腔内治疗这个困难学习曲线中的每一点进步。实际上，这是过去一年我们走过的道路，当我们今天在不经意看到成书后科室进行的一些病例，我们会发现，实际上我们已经在挑战更多、更难的病例，比如累及弓部的Ⅱ型TAAA全腔内治疗、累及升主动脉的Ⅰ型TAAA腔内治疗等，我们希望在未来还有机会向大家展示。

　　同时，医护配合与联动也是本书的一大特色。由此可以看到，只有通过医护协作、不同角度解析事物、互相查遗补缺，才有这些手术的成功，这也是北京协和医院血管外科多年来秉持的精神。

　　再次感谢每一位编者付出的努力，感谢中国协和医科大学出版社编辑老师给出的细心指导和极为高效的协助，才使得本书能够这么快展现。

　　同时再次感谢外单位各专家组成的主审小组，他们用自己的经验和知识，从更高维度去解读这些病例，使得我们自己也受益良多，当然，也希望他们提出的这些"高光"意见能帮助读者有更大收获。

叶　炜　王　磊

2022年4月11日于北京协和医院血管外科病房